U0284329

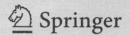

人乳头状瘤
病毒感染与头颈癌
HPV Infection in Head and Neck Cancer

主编　Wojciech Golusiński

　　　　René Leemans

　　　　Andreas Dietz

主译　于振坤

译者及其单位（以姓氏笔画为序）

　　　　于振坤　南京医科大学附属明基医院

　　　　刘　凯　南京医科大学附属明基医院

　　　　张海东　南京医科大学附属明基医院

　　　　姜寰宇　南京医科大学附属明基医院

　　　　龚单春　南京医科大学附属明基医院

秘书

　　　　姜寰宇　南京医科大学附属明基医院

人民卫生出版社

·北　京·

First published in English under the title
HPV Infection in Head and Neck Cancer
edited by Wojciech Golusiński, René Leemans and Andreas Dietz
Copyright © Springer International Publishing Switzerland, 2017
This edition has been translated and published under licence from
Springer Nature Switzerland AG.

图书在版编目（CIP）数据

人乳头状瘤病毒感染与头颈癌 /（波）沃伊切赫·戈
卢欣斯基（Wojciech Golusinski），（德）勒内·莱曼斯
（Rene Leemans），（荷）安德烈亚斯·迪茨
（Andreas Dietz）主编；于振坤主译 . —北京：人民
卫生出版社，2022.10
　　ISBN 978-7-117-33547-8

　　Ⅰ. ①人… 　Ⅱ. ①沃… ②勒… ③安… ④于… 　Ⅲ.
①乳头状瘤病毒 – 诊疗 ②头颈部肿瘤 – 诊疗 　Ⅳ.
①R373.9②R739.91

中国版本图书馆 CIP 数据核字（2022）第 172303 号

人卫智网	www.ipmph.com	医学教育、学术、考试、健康，
		购书智慧智能综合服务平台
人卫官网	www.pmph.com	人卫官方资讯发布平台

图字：01-2021-1344 号

人乳头状瘤病毒感染与头颈癌
Renrutouzhuangliu Bingdu Ganran yu Toujing'ai

主　　译：	于振坤
出版发行：	人民卫生出版社（中继线 010-59780011）
地　　址：	北京市朝阳区潘家园南里 19 号
邮　　编：	100021
E - mail：	pmph @ pmph.com
购书热线：	010-59787592　010-59787584　010-65264830
印　　刷：	廊坊一二〇六印刷厂
经　　销：	新华书店
开　　本：	889×1194　1/32　　印张：8.5　　字数：229 千字
版　　次：	2022 年 10 月第 1 版
印　　次：	2022 年 10 月第 1 次印刷
标准书号：	ISBN 978-7-117-33547-8
定　　价：	99.00 元

打击盗版举报电话：**010-59787491**　**E-mail: WQ @ pmph.com**
质量问题联系电话：**010-59787234**　**E-mail: zhiliang @ pmph.com**
数字融合服务电话：**4001118166**　**E-mail: zengzhi @ pmph.com**

主译简介

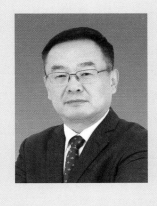

于振坤

南京医科大学附属明基医院　院长
耳鼻咽喉头颈外科　主任
主任医师　教授
南京医科大学　博士研究生导师
东南大学医学院　博士研究生导师

社会兼职：中国非公医疗机构协会副会长
　　　　　江苏省医师协会耳鼻咽喉科分会副会长
　　　　　江苏省医学会耳鼻咽喉科分会常委、头颈组组长
　　　　　江苏省医院协会副会长
　　　　　江苏省双创团队 - 领军人才，江苏省突出贡献中青年专家
学术情况：发表论文 200 余篇，SCI 收录 21 篇，编写专著 16 部。学术
　　　　　奖励、专利及课题 30 余项。担任《中华耳鼻咽喉头颈外科
　　　　　杂志》《中华解剖与临床杂志》《中国耳鼻咽喉头颈外科杂
　　　　　志》《临床耳鼻咽喉头颈外科杂志》《临床误诊误治》等 10
　　　　　种期刊编委。

译者前言

20世纪70年代末，人乳头状瘤病毒(human papilloma virus，HPV)第一次被认为与头颈癌的发生相关。自此，头颈癌的诊断与治疗进入了一个新的里程碑。自21世纪初以来，关于HPV和头颈癌的研究大大增加，科学家们逐渐认识到HPV在头颈癌中的重要性。2009年美国国立综合癌症网络(National Comprehensive Cancer Network，NCCN)指南首次将HPV检测加入口咽癌的常规检查中。并且，2017年美国癌症联合会(American Joint Committee on Cancer，AJCC)第8版TNM分期标准与2018年NCCN诊治指南将HPV相关口咽癌作为独立疾病制定了新的标准。至此，HPV和头颈癌的研究已经取得了重大进展。这几十年来的工作，迫切需要进行系统整理和总结。

HPV Infection in Head and Neck Cancer 由波兰波兹南医科大学波兰癌症中心头颈外科 Wojciech Golusiński 教授联合多位长期从事HPV感染与头颈肿瘤相关性研究的国际知名专家共同撰写。本书从HPV感染头颈癌的流行病学、分子生物学到HPV的检测进行了全面介绍，并对HPV阳性头颈癌的治疗方法进行了系统总结和对比。值得一提的是，书中还对最新的研究进展及疫苗的接种进行了梳理与展望，这对临床和基础科研意义非凡。本书参考了近几十年来有关HPV与头颈癌研究的大量文献资料，众多的数据和表格展示出其内容的极致详尽。同时图文并茂、生动地展现了临床与科研的智慧结晶。我们认为此书是近年来有关HPV与头颈癌的著作中不可多得的精品。

此书的英文版在2017年出版，同年在 Wojciech Golusiński 教授等长期从事HPV感染与头颈肿瘤相关性研究的专家们一致建议下，第8版AJCC口咽癌TNM分期新增了HPV这一重要指标。我们有幸在 2018 年时拜读了此书,遂萌发将其翻译成中文的想法,以供中国耳鼻咽喉科同道及从事该研究的科学家们共同学习。

我们对 HPV 与头颈癌的了解,是一代代临床科研人员们长期勤奋工作的劳动结晶。感谢前人为我们铺下的路,同时也感谢我团队的年轻人为本书翻译所付出的努力。翻译过程中的偏差之处,恳请读者海涵并指正!

于振坤

南京医科大学附属明基医院

2022 年 9 月于南京

原著编者

Stina Syrjänen

Kari Syrjänen

Marisa Mena

Ruud H. Brakenhoff

Jens P. Klussmann

Pawel Golusinski

Łukasz Szylberg

Gunnar Wichmann

Jens Peter Klussmann

Damian T. Rieke

Johannes A. Langendijk

Andreas Dietz

Wojciech Golusiński

Ehab Y. Hanna

B. Kansy

René Leemans

Barbara Wollenberg

Stina Syrjänen

Jaana Rautava

Xavier Castellsagué

Laia Alemany

Steffen Wagner

Ernst Jan M. Speel

Andrzej Marszałek

Max Robinson

Claus Wittekindt

Jan B. Vermorken

Ulrich Keilholz

Roel J.H.M. Steenbakkers

Susanne Wiegand

Neil D. Gross

S. Lang, S. Mattheis

Michelle M. Rietbergen

Jochen Hess

Hisham Mehanna

目录

第一章
HPV 阳性的头颈部鳞状细胞癌流行病学及分子生物学

第一节　头颈癌中的 HPV——30 年的历史

Stina Syrjänen, Jaana Rautava, Kari Syrjänen

摘要

乳头状瘤病毒（papilloma virus, PV）的研究历史早已被熟知。1901 年,头颈部人乳头状瘤病毒（human papilloma virus, HPV）的历史篇章开启,当时发现通过口交可以使传染性的疣状物在口内传播,但直到 1907 年才确认其病毒病原学。Ullman 第一次把人类疣病毒与喉疣联系在一起。1942 年 Parsons 和 Kidd 描述了兔口腔 PV 病毒感染的自然史。但直到最近,这方面研究结果才在人类中得到证实。1956 年 Koss 和 Durfee 发现了挖空细胞,这种细胞在 1976—1977 年间被公认为是宫颈癌前病变 HPV 感染的标志物（Meisels, Fortin; Purola, Savia）。20 世纪 70 年代末,挖空细胞的检测才作为头颈部病变的系统性预测指标,同时其作者也第一次提出 HPV 与部分头颈癌的发生相关。1989 年 Brandsma 和 Abramson 在扁桃体鳞状细胞癌中发现了 HPC16 DNA。从 21 世纪初开始,在头颈部鳞状细胞癌（head and neck squamous cell carcinomas, HNSCC）中 HPV 的研究得到了突飞猛进的发展,并证实特定的解剖学部位决定了 HPV 感染的敏感性。与 HPV 相关最可能发生癌变的部位是舌根和腭扁桃体,其次是口腔、喉以及鼻窦黏膜。与 HNSCC 相关的 HPV 存在明显的区域性差异。

与非 HPV 相关的 HNSCC 相比，HPV 相关的 HNSCC 患者更年轻，存活率更高。

关键词

历史、人乳头状瘤病毒（HPV）、头颈部鳞状细胞癌（HNSCC）

一、概述

目前我们对乳头状瘤病毒（PV）的了解，要归功于一代代科学家们长期勤奋的工作，这是他们的重要创新和贡献成果的结晶。过去的 PV 研究历史是由基础的病毒学研究和对人乳头状瘤病毒（HPV）的深入了解所组成的。从 20 世纪 70 年代末开始，HPV 被认为是人类疾病的一个重要原因。在 PV 研究历史上，出现了一些优秀的综述，例如：Syverton et al., 1950；Bäfverstedt, 1967；Grodzicker et al., 1989；Lancaster et al., 1982；Gross, 1983；Orth, 1986；Oriel, 1989；zur Hausen et al., 1994；Lowy et al., 2006；Syrjänen et al., 2008；zur Hausen, 2009。自 21 世纪初以来，关于 HPV 和头颈癌的研究大大增加。

本章简要概述了 HPV 研究的主要里程碑，该研究已经影响到人们对 HPV 可引起头颈部鳞状细胞癌（HNSCC）的认识。需要注意的是，列表中的著作代表了作者的个人偏好，而列表中没有列出的著作并不意味着作者的工作缺乏重要性。这里讨论的头颈区域包括许多不同的解剖部位，包括口腔、鼻腔、鼻窦、鼻咽、口咽、喉咽和喉。特别指出，在这篇关于 HPV 在头颈癌中作用的综述里，所涉及的论文是在最初观察之后的 10 年里发表的早期论文，总结于表 1-1-1～表 1-1-4 中。

二、里程碑

疣在古希腊时期就已经为人所知，但直到有了 Payne（1891）和 Jadasson（1896）的研究结果之后，才对皮肤疣的传染方式有所了

表 1-1-1　在最初报告后的 10 年内口腔肿瘤中 HPV 的检测结果

参考文献	病理类型	病例数	方法	HPV 阳性比例 (百分比)	检测类型
Syrjänen et al.,1983abcd	SCC	40	ICH	8/40 (20%)	
Syrjänen et al.,1983abcd	SCC	1	ICH	0/1 (0%)	
Syrjänen et al.,1983a bcd	SCC	6	ICH	0/6 (0%)	
Jin et al.,1984	Verrucous Ca	7	ICH	0/7 (0%)	
Löning et al.,1985	SCC	6	SB	3/6 (50%)	2,16
de Villiers et al.,1985	SCC	7	SB	3/7 (43%)	2,16
Adler-Storthz et al.,1986	Verrucous Ca	9	ISH	1/9 (11%)	2
Syrjänen et al.,1986	SCC	2	ISH	1/2 (50%)	16
de Villier et al.,1986	SCC	11	SB	4/11 (36%)	2,16
Löning et al.,1986	SCC	6	ISH	3/6 (50%)	11,16
Milde et al.,1986	SCC	7	ISH	4/7 (57%)	16
Mailland et al.,1987	SCC	15	SB	7/15 (47%)	16,未知
Lookingbill et al.,1987	SCC	1	DB	1/1 (100%)	11,16
Löning et al.,1987	SCC	13	DB	5/13 (38%)	6/11,16/18
Ostrow et al.,1987	SCC	3	SB	1/3 (33%)	16
Dekmezian et al.,1987	SCC	4	ISH	4/4 (100%)	16

续表

参考文献	病理类型	病例数	方法	HPV 阳性比例（百分比）	检测类型
Gassenmaier et al., 1988	SCC	68	ISH	16/68 (23%)	2, 6, 11, 16
Lee et al., 1988	SCC	2	SB	1/2 (50%)	
Syrjänen et al., 1988	SCC	51	ISH	6/51 (12%)	16, 18
Brandsma et al., 1989	SCC	39	SB	2/39 (5%)	
Chang et al., 1989	SCC	17	SB	13/17 (76%)	
Maitland et al., 1989	SCC	50	PCR	25/50 (50%)	16
Demetric et al., 1990	SCC	1	ISH, SB	1/1 (100%)	16
Ishibashi et al., 1990	SCC	6	SB	0/6 (0%)	
Kashima et al., 1990	SCC	29	SB, ISH	6/29 (21%)	
Greer et al., 1990a,b	SCC	2	DB	2/2 (100%)	6/11, 16/18
Greer et al., 1990a,b	Verrucous Ca	20	ISH	4/20 (20%)	6/11, 16/18
Chang et al., 1990	SCC	40	ISH, PCR	11/40 (28%)	16 (69%)、6, 18
Kulski et al., 1990	SCC	5	SB	1/5 (20%)	6/11, 16/18
Niedobitek et al., 1990	SCC, 扁桃体	21	ISH	6/28 (21%)	16
Arndt et al., 1991	SCC	11	SB	7/11 (64%)	6/11, 16/18
	SCC, 扁桃体	9	SB	5/9 (56%)	6/11, 16/18

续表

参考文献	病理类型	病例数	方法	HPV 阳性比例（百分比）	检测类型
Tsuchiya et al., 1991	SCC	23	ISH, SB	3/23（13%）	未知
Abdelsayed et al., 1991	SCC	36	ISH	2/36（6%）	6/11, 16/18
Palefsky et al., 1991	SCC	25	PCR	8/25（32%）	
Yeudall et al., 1991	SCC	39	SB	3/39（8%）	4, 16, 18
*	SCC	39	PCR	18/39（46%）	
Watts et al., 1991	SCC	23	SB, PCR, E6	16/23（70%）	6/11, 16/18
*	Verrucous Ca	49	SB, PCR	27/49（55%）	16/18
Shroyer et al., 1993	SCC	10	ISH, PCR	1/10（10%）	16/18
*	Verrucous Ca	3	ISH, PCR	0/3（0%）	
Zeuss et al., 1991	SCC	15	ISH	0/15（0%）	
Young et al., 1991	SCC, Verrucous Ca	27	ISH	0/27（0%）	
Adler-Storthz et al., 1992	Verrucous Ca	9	ISH	3/9（33%）	2
Brachman et al., 1992	SCC	11	PCR	1/11（9%）	
Howell et al., 1992	SCC	8	SB	1/8（13%）	16
*	SCC, 转移	2	SB	1/2（50%）	16
Honig, 1992	SCC	12	ISH	7/12（60%）	6, 11, 16, 18

续表

参考文献	病理类型	病例数	方法	HPV 阳性比例(百分比)	检测类型
Shindoh et al., 1992	SCC	24	SB	8/24 (33%)	16,18
Holladay et al., 1993	SCC	37	DB	7/37 (19%)	16,18
*	Verrucous Ca	2	DB	0/2 (0%)	
Noble-Topham et al., 1993	Verrucous Ca	25	PCR	12/25 (48%)	6/11,16,18
Woods et al., 1993	SCC	18	PCR,L1	14/18 (78%)	6,11,16,18
*	SCC,转移	5	PCR	5/5 (100%)	6,11,16,18
Cox et al., 1993	SCC	8	SB	4/8 (50%)	16
Guitart et al., 1993	Verrucous Ca	1	ISH	1/1 (100%)	6

注:Verrucous Ca. 疣状癌;SCC. 鳞状细胞癌;ICH. 免疫组化;PCR. 聚合酶链反应;ISH. 原位杂交;SB,DB. 免疫印迹法。*.原著未注明。

表 1-1-2　在最初报告后的 10 年内腭扁桃体癌中 HPV DNA 的检测结果

方法	总病例/非阳性病例(非阳性病例百分比)	6/11	16	18	16/18	16/33	31	33	X	第一作者,年
SB	2/7 (29%)		1	1	16/18	16/33	31	33	X	Brandsma et al., 1989

续表

方法	总病例/非阳性病例(非阳性病例百分比)	6/11	16	18	16/18	16/33	31	33	X	第一作者,年
SB	1/1 (100%)		1[a]							Ishibashi et al., 1990
ISH	6/28 (21%)		6							Niedobitek et al., 1990
SB	1/1 (100%)		1							Bercovitch et al., 1991
ISH	5/14 (36%)				5					Arndt et al., 1992
PCR	10/10 (100%)		4			1		3	2	Snijders et al., 1992
PCR	12/14 (86%)		7			1		2	2	Snijders et al., 1994
PCR	2/3 (67%)									Brachman et al., 1992

方法	非阳性病例/总病例(非阳性病例百分比)	6/11	16	18	16/18	16/33	31	33	X	第一作者，年
PCR, SB, Virapap	3/6 (50%)		3							Watanabe et al., 1993
SB+PCR	1/4 (25%)		1							Ogura et al., 1993
PCR	2/4 (50%)		2							Lewensohn-Fuchs et al., 1994
PCR	3/7 (43%)								ND	Brandwein et al., 1994
PCR + SB	9/15 (60%)		8						1	Paz et al., 1997
SB + PCR	1/1 (100%)		1							Turazza et al., 1997
PCR + SB	11/21 (52%)		8					1	2	Andl et al., 1998
PCR + SB	19/44 (43%)	3	40							Schwarz, 1998
PCR	14/22 (63%)		11					1	2	Wilczyski, 1998

续表

方法	非阳性病例/总病例（非阳性病例百分比）	6/11	16	18	16/18	16/33	31	33	X	第一作者，年
PCR	2/2(100%)	1[a]			1[a]					Badaracco et al., 2000ab
PCR	6/13? (46)?						6[b]			Lopez-Lizarraga et al., 2000
SB	1/1(100%)		1							Ishiji et al., 2000
PCR	2/4(50%)	1			1					Badaracco, 2000
PCR	32/52(62%)		26							Gillison et al., 2000[c]
PCR	26/60(43%)				1			1		Mellin et al., 2000
PCR	12/22(55%)		11							
Total	221/432 (51%)	7(3%)	186(84%)	7(3%)	3(1.4%)	6(2.8%)	9(4.6%) 13(6%)			

注：^a 表示三重感染 6,16,18；^b 表示一次感染了几种 HPV 类型 6,18,31,35；^c 表示包括舌扁桃体肿瘤。

表 1-1-3　在最初报告后的 10 年内鼻咽癌中 HPV DNA 的检测结果

病理类型	技术类型	编号	检测的 HPV 基因型							合计 HPV 阳性	作者，年
			6	6/11	11	16	16/18	18	其他		
SCP	IH	1								100%	Syrjänen et al., 1983a
IP	ISH	14	1	5	5[c]					79%	Syrjänen et al., 1987a
SCC	ISH	3		3						100%	
SCC	ISH	40		4		1		1		2.5%	Furuta et al., 1991
SCC		2		1						50%	
SCC	PCR	8	1							12%	Judd et al., 1991
SCC	PCR	24				1				4%	Kashima et al., 1992
SCC	PCR	49		6		1				14%	Furuta et al., 1992
SCC	ISH[b]	35	1	1		3				—	Sarkar et al., 1992
SCC	PCR	3		1					33	—	Tyan et al., 1993
SCC	ISH[b]	22							57b[a]	86%	Wu et al., 1993

注：IP. 乳头状瘤；SCC. 鳞状细胞癌；IH. 免疫组化；ISH. 原位杂交；PCR. 聚合酶链反应；ND. 没有明确定义的鳞状细胞癌和乳头状瘤 ISH+PCR。[a] 表示 19 例 57 HPV b- 阳性；[b] 表示 13 例双重感染 HPV6/11 和 HPV16；[c] 表示 3 例双重感染 HPV11 和 HPV16；

表 1-1-4　在最初报告后的 10 年内喉鳞状细胞癌 HPV 检测的研究

| 方法 / 组织学类型 | | HPV 阳性 | | | 作者，年 |
检测方法	组织学类型	HPV 亚型	阳性数 / 总数	百分比	
IHC	SCC	ND	13/36	36.1%	Syrjänen et al., 1982
SB	VCA	16	5/5	100%	Abramson et al., 1985
DB, SB	VCA	16	6/6	100%	Brandsma et al., 1986
SB	SCC	30	0/41	0%	Kahn et al., 1986
SB	SCC	16	1/36	3%	Scheurlen et al., 1986
SB	SCC	16	1/1	100%	Stremlau et al., 1987
DB	SCC	ND	0/4	0%	Löning et al., 1987
ISH	SCC	6,11,16	15/116	13%	Syrjänen et al., 1987
SB, DB	SCC	6	1/1	100%	Zarod et al., 1988
IHC, SB	AOP, SCC	6	1/1	100%	Kashima et al., 1988
SB	SCC	11,16	6/60	10%	Brandsma et al., 1989
PCR	SCC	16,18	4/10	40%	Kiyabu et al., 1989

续表

方法 / 组织学类型		HPV 阳性			作者，年
检测方法	组织学类型	HPV 亚型	阳性数 / 总数	百分比	
SB	JOP, SCC	6	4/4	100%	Ward et al., 1989
ISH	JOP, AOP, SCC	11	2/4	50%	Lindeberg et al., 1989
SB	SCC	NA	0/3	0%	Ishibashi et al., 1990
PCR	SCC	6,16	7/34	20.5%	Hoshikawa et al., 1990
FISH	SCC	6,11,16,18	5/50	10%	Kulski et al., 1990
PCR	SCC	16	26/48	54%	Perez-Ayala et al., 1990
PCR	VCA	16	3/3	100%	Perez-Ayala et al., 1990
DB	SCC	6,11,16,18	3/3	100%	Vonka et al., 1990
SB	SCC	16	3/6	50%	Hong et al., 1991
SB	SCC	16	1/1	100%	McCullough et al., 1991
PCR	SCC	6,11,16,33	5/10	50%	Morgan et al., 1991
PCR	SCC	16,18	4/28	14.3%	Ogura et al., 1991
SB	SCC	16	3/6	50%	Wang et al., 1991

续表

方法 / 组织学类型		HPV 阳性			作者，年
检测方法	组织学类型	HPV 亚型	阳性数 / 总数	百分比	
PCR	SCC	16	3/4	75%	Watts et al., 1991
ISH	SCC	16,18	12/27	44%	Arndt et al., 1992
PCR,SB	SCC	16	11/16	68.8%	Yao et al., 1992
DB,PCR	SCC	11,16,18	16/43	37.0%	Anwar et al., 1993
PCR	SCC	16	3/40	8%	Brandwein et al., 1993
PCR	VCA	ND	17/20	85%	Kasperbauer et al., 1993
ISH	SCC	16,18	1/1	100%	Makowska et al., 1993
PCR,SB	SCC	16,18	2/16	13.2%	Ogura et al., 1993
PCR	SCC	11,16,18	2/10	20%	Tyan et al., 1993
IHC,ISH	SCC	7	1/10	10%	Van Rensburg et al., 1993

解。10年后,在生殖器尖锐湿疣中也证实了这种传染方式,当时Heidingsfield描述了一个妓女,她因为口交而在舌头上感染了湿疣(Heidingsfield,1901)。几年后,Ciuffo用一个普通疣的细胞滤液转染方法证实了这些病变的病毒病因学(1907)。后来证实人疣病毒与喉疣密切相关(Ullman,1923)。1942年,Parsons和Kidd发表了他们里程碑式的研究结果,发现兔的口腔乳头状瘤是一种病毒性疾病。他们还描述了口腔黏膜中最有可能感染乳头状瘤病毒的部位。此外,还发现刺激/创伤也可能激活潜在的乳头状瘤病毒感染,同时病毒也可以通过唾液传播。这一开拓性研究的数据非常及时,即使在今天,也没有类似关于人类口腔乳头状瘤自然史的研究。

1949年,Ayre JE和Ayre WB在巴氏涂片和子宫颈活检中描述了"光晕细胞"的形态,最初称它们为癌前细胞复合体。随后,他们的一个患者发现了原位癌(carcinoma in situ,CIS)病灶,因此,在1951年将这个细胞学异常重新命名为"近癌"。在研究子宫颈癌前病变筛选过程中所收集的细胞学涂片时,Koss和Durfee也证实了Ayre的发现。他们在1956年发表了经典论文,并将这种异常细胞命名为挖空细胞(koilocytotic atypia)(Kosset al.,1956)。然而,Koss后来承认,在1956年时他并没有觉得挖空细胞的病毒病因学有可疑之处,尽管有类似于疣状上皮细胞的变化也指向了这一方向(Koss,1987)。

从临床的角度来看,两个研究小组发现了一项重大突破,他们在彼此未知的情况下都描述了巴氏涂片中的挖空细胞来自扁平上皮病变,常与宫颈癌前病变(发育异常)相关(Meisels et al.,1976;Purola et al.,1977)。这两份报告从一个全新的角度引起了许多细胞病理学家的兴趣,他们意识到通过观察病毒在光学显微镜下的细胞病理效应,很可能会"看到"宫颈癌前病变的病原体。这也促使我们开始系统地调查头颈部的病变中是否有挖空细胞的出现,并将其作为病毒感染的标志。一开始HPV的概念只是被定义为一种性传播疾病,这引起了我们的质疑,因为口腔和喉部的乳头状瘤经常出现在儿童身上。

如今,HPV的研究在很大程度上要归功于Harald zur Hausen博士,他在 20 世纪 70 年代初就将兴趣投向了 HPV。1974—1976 年,他完成了四项经典工作,其中的第一项试图在人类肿瘤中检测病毒特异性 DNA,并完成了与人疣病毒互补 RNA 的核酸杂交实验(zur Hausen et al.,1975)。1980 年,Gissmann 和 zur Hausen 分离并描述了一种新的病毒,被证明是典型的生殖器疣的病原体,并将这种新病毒命名为 HPV6(Gissmann et al.,1980)。第一种生殖器人乳头状瘤病毒类型的鉴定促进了与其有近亲关系的第二种病毒类型的分离,这种病毒来源于喉乳头状瘤,标记为 HPV11(Gissmann et al.,1982)。在当时,所有检测喉部鳞状细胞癌同源 DNA 的尝试都失败了(Gissmann et al.,1982)。20 世纪 80 年代早期的一个绝对的亮点是,Dürst 和他的同事(Dürst et al.,1983)在 1983 年从子宫颈癌中分离和鉴定了一种新的 HPV 类型,后来证明这是最重要的 HPV 类型,即 HPV16。1984 年,HPV18 从子宫颈癌中被分离和鉴定(Boshart et al.,1984)。

目前,已有超过 200 个 PV 被测序,并根据基因组的表征顺序编号。PV 自 2004 年起被归类为一种有自己分类家族的病毒群(de Villiers et al.,2004)。α 乳头状瘤病毒包含大多数黏膜 HPV 基因型。很明显,不同的 HPV 会导致皮肤常见的疣和生殖器疣。在同一时期,zur Hausen 提出了 HPV 是子宫颈癌病因的假说(zur Hausen et al.,1975,1976),后来也因此被提名为 2008 年诺贝尔生理学或医学奖得主。

在生殖道和皮肤 HPV 病变成为研究热门的同时,另外两种病变的 HPV 来源也被证实:首先是青少年型喉乳头状瘤,然后是成年型喉乳头状瘤。Quick 和同事描述了这些病变的上皮异型性,可能对已知的恶性转化风险有影响(Quick et al.,1978,1979,1980)。很快,临床和病毒学证据证明了生殖器尖锐湿疣和喉乳头状瘤的相似之处(Quick et al.,1980)。在接下来的两年内,根据它们的形态特征和通过免疫组织化学法(immunohistochemistry,IHC)检测 HPV 抗原,认为 HPV 参与喉部鳞状细胞癌的发生(Syrjänen et al.,1981;Syrjänen et al.,1982)。

1983 年,Syrjänen 等提出了鼻腔／鼻窦内翻性乳头状瘤的 HPV

病原学概念(Syrjänen et al., 1983abcd)。即使这些病变比较少见,但这个概念对临床至关重要,因为它可引起内翻性乳头状瘤的复发,以及增加恶变的概率。

同一时期内,HPV 的研究又扩展到了另一组鳞状细胞病变中,随后取得了重要的临床意义,即:第一次有证据表明 HPV 参与良性(Jenson et al., 1982)和恶性(Syrjänen et al., 1983abcd)口腔黏膜鳞状细胞肿瘤的发生,还首次证明了 HPV 可能是口腔鳞状细胞癌亚群的病因。

最后,通过 Kirnbauer 等(1992)发现了如何使病毒样粒子(virus-like particles, VLP)进入体外这种技术,为至少两个重要的 HPV 研究领域开辟了全新的视野:①HPV 血清学;②HPV 疫苗接种。作者用杆状病毒载体成功地在昆虫细胞中表达了 BPV1(牛乳头状瘤病毒 1)和 HPV16 的 L1 主要衣壳蛋白,并分析了它们的结构和免疫原性。L1 蛋白呈现高水平表达,令人惊讶的是,它们被组装成与天然 PV 病毒粒子相似的结构(Kirnbauer et al., 1992)。这些自组装的 BPV L1 VLPs 模拟完整的牛 PV(BPV)病毒粒子,并在兔子体内诱导中和抗血清,具有与真正的病毒颗粒相似的免疫原性。很明显,VLPs 是检测抗体水平的良好候选对象,同时也可能是用于预防 HPV 感染的抗原(Kirnbauer et al., 1992)。后来的研究引导了第一代抗 HPV6、HPV11、HPV16、HPV18(Gardasil®, Merck 公司)或抗 HPV16 和 HPV18(Cervarix®, GSK 公司)预防性疫苗的发展。

三、HPV 和口腔癌

早在 1983 年,我们提出了一个原始的观察和假设,即 HPV 存在于一部分口腔癌中,因此也是这些癌症的一种病原学因素(Syrjänen et al., 1983abcd)。在这个开拓性的研究中有 40 例病变组织,16/40(40%)在光学显微镜下显示有 HPV 的提示性变化,其中又有 8/16(50%)通过免疫组织化学法(IHC)检测到有 HPV 结构蛋白的表达(Syrjänen et al., 1983b)。这种常见的抗 HPV 血清是针对有 HPV 感染的病变中的

HPV 而制成的(Pyrhönen,1978)。几年后,同样的活检样本被重新检测,使用 ISH 和 PCR 法检测 HPV DNA 的存在,12/40 发现 HPV11、16 或 18 DNA 的存在(Chang et al.,1990)。根据我们的原始报告,其他研究组织也对 HPV 与口腔癌的联系产生了兴趣。在我们的原始报告之后的 10 年里发表的研究结果均总结于表 1-1-1。1985 年,两个研究小组在口腔癌样本中发现了 HPV DNA:①Löning 等报道了 3/6 口腔癌中有 HPV11 和 HPV16 的 DNA;②de Villiers 等发现,7 个舌癌中 1 个有 HPV2 的 DNA,2 个有 HPV16 的 DNA。通过原位杂交(in situ hybridization,ISH),能够在肿瘤细胞中定位 HPV DNA。在 6/51 口腔鳞状细胞癌和 6/21 的口腔癌前病变中发现了 HPV6、11、16 和 18 的 DNA(Syrjänen et al.,1988)。

Snijders 等(1996)研究了 221 个上呼吸消化道的鳞状细胞癌标本。用 HPV GP5+/6+ 通用引物介导的 PCR 方法,发现 32% 的样本呈现阳性。HPV 的患病率在扁桃体鳞状细胞癌中为 70%,在下咽鳞状细胞癌中下降为 10%(Snijders et al.,1996)。大约 60% 的口腔癌被证实为 HPV 阳性,而 HPV16 是所有位点中最常见的类型。此外,也检测到少量的 HPV 6、7、33、35 和 59。后来发现,在 60 岁以下的口腔癌患者中,HPV 的患病率较高(Syrjänen et al.,1988;Balaram et al.,1995;Cruz et al.,1996)。

Miller 和 Johnstone(2001)首次进行了一个基于非对照研究的合并数据的荟萃分析,这些研究数据来源于 1982—1997 年之间,用来评估 HPV 在癌前病变、口腔癌和正常口腔黏膜中的发病率。他们发现正常口腔黏膜中 HPV 检出率(10.0%;95% CI:6.1%~14.6%)显著低于口腔黏膜白斑病(22.2%;95%CI:15.7%~29.9%)、上皮内瘤变(26.2%;95%CI:19.6%~33.6%)、疣状癌(29.5%;95%CI:23%~36.8%)和口腔鳞状细胞癌(46.5%;95%CI:37.6%~55.5%)。对正常黏膜和口腔鳞状细胞癌中 HPV 的患病率进行直接比较,发现其研究子集的合并优势比(odds ratio,OR)为 5.4,证实了总体样本中观察到的趋势(Miller et al.,2001)。然而,这种分析结论并不是基于病例对照研究。在 Kreimer 等人的综述中,口腔鳞状细胞癌的 HPV 患病率为 23.5%(Kreimer et al.,2005)。HPV16 是目前最常见的一种类型,在 16% 的口腔鳞状细胞癌以及在近 70% 的 HPV 阳性病例中均能被检测到。其次,最常见的致癌 HPV 类型是 HPV18,在 8% 的口腔鳞状细胞癌中可检测到(Kreimer et al.,2005;Adelstein et al.,2009)。HPV 检测率的广泛差异是因为抽样方式的差异(例如口腔刮痕、用漱口水获得的细胞或活检),以及HPV 检测方法的不同,灵敏度和特异度而导致的。

由于早期的荟萃分析缺乏病例对照研究的设计,所以 Syrjänen 等又进行了一次新的荟萃分析,这次的分析只包含口腔癌中 HPV 的病例对照研究,并以健康口腔黏膜作为对照(Syrjänen et al.,2011)。在口腔鳞状细胞癌组中共有 1 885 例病例和 2 248 例对照,在口腔潜在恶性疾病(oral potentially malignant disorders,OPMD)组中有 956 例病例和 675 例对照。HPV DNA 的检测结果显示,口腔鳞状细胞癌与 HPV有显著相关性(OR=3.98;95%CI:2.6~6.02),而且只有 HPV16(OR=3.86;95%CI:2.16~6.86)。HPV 也与 OPMD 相关(OR=3.87;95%CI:2.87~5.21)。在对 OPMD 的亚组分析中,HPV 也与口腔白斑(OR=4.03;95%CI:2.34~6.92)、口腔扁平苔藓(OR=5.12;95%CI:2.40~10.93)、上皮异型增生(OR=5.10;95%CI:2.03~12.80)相关。

综上所述,在过去的 30 年里,通过不同的研究方法得出的证据支持了一种观点,即口腔癌亚群与 HPV 有关联,印证了 1983 年时提出的观点。根据对 HPV 在病因学中的认识,提出了两个问题:①常规诊断中是否需要检测 HPV;②HPV 疫苗在预防口腔 HPV 感染中的作用是什么。

四、HPV 和腭扁桃体癌

Brandsma 和 Abramson(1989)选取了 100 个头颈鳞状细胞癌样本,通过 DNA 印迹杂交技术,第一次发现 7 个扁桃体鳞状细胞癌的标本中有 2 个存在 HPV16 的 DNA。他们还认为,头颈部的不同解剖部位对 HPV 的易感性也不同,最可能的感染部位是舌头(18%)、扁桃体

(29%) 和咽部 (13%)。在他们的研究中，也分析了来源于相同解剖区域的对照样本 (n=116)，并确认在没有乳头状瘤或口腔恶性肿瘤病史的受试者身上存在亚临床 HPV 感染。对腭扁桃体癌 HPV 检测的后续研究如表 1-1-2 所示。

在最初报道的一年后，Ishibashi 等 (1990) 另外报道了一例被游离型 HPV16 感染的扁桃体鳞状细胞癌。在两个转移淋巴结中也检测到相同的 HPV 类型，提示 HPV 感染在鳞状细胞癌的发展中起直接作用。1992 年，Snijders 等报道了两种 HPV16 阳性的扁桃体癌，这里的 HPV16 就是游离型。他们还发现了两种 HPV33 阳性的癌灶，其中 HPV 要么是整合的，要么是在游离和整合状态之间的 (Snijders et al., 1992)。重要的是，Snijders 和同事首次证明了 E6/E7 mRNAs 只存在于肿瘤细胞中，为扁桃体癌的病毒病原学提供了进一步的证据 (Snijders et al., 1992)。

1990 年，Niedobitek 等在 6/28 癌细胞中发现了 HPV16 DNA，其中有 5 个低分化癌和 1 个中分化癌。在所有肿瘤细胞中有 2 个高分化癌和 1 个原位癌表现为 HPV 阴性。随后，有几项研究证实了 HPV 的结合与肿瘤组织学有关，与 Niedobitek 等的结论相同。

Bercovitch 等 (1991) 在扁桃体癌中发现了整合型 HPV6 的存在。Arndt 等 (1992) 用原位杂交法检测 HPV，发现 61 个 HNSCC 病例中有 65.5% 表现为 HPV16/18 阳性。按解剖学分类分别是以下几种癌：12 个喉癌 (44%)、5 个扁桃体癌 (35.7%)、8 个下咽癌 (66.6%) 和 3 个舌癌 (37.5%)。直到 2002 年，Mellin 和同事报道的扁桃体癌是最多的，在 84 个扁桃体癌中，46% 检测到 HPV DNA 阳性，且大多是游离状态的 (Mellin et al., 2000, 2002)。还报道了 HPV 阳性的扁桃体癌患者，尤其是 HPV 游离型的患者存活率最高 (Mellin et al., 2002)。2000 年，Gillison 和同事分析了 253 名新诊断为 HNSCC 中的 52 个扁桃体癌病例。原位杂交法发现 62% 的扁桃体癌是 HPV 阳性。HPV 阳性的口咽癌在中度到重度饮酒者 (OR=0.17；95%CI：0.05~0.61)、吸烟者 (OR=0.16；95%CI：0.02~1.4) 中不太可能出现，它们具有基底细胞样形态学特点(OR=18.7;95%CI:2.1~167),也不太可能发生 TP53 突变(OR=0.06;95%CI:0.01~0.36),而且提高了疾病相关存活率[风险比(HR)=0.26;95%CI 为 0.07~0.98]。表 1-1-2 总结了在扁桃体癌中发现了 HPV 后最初 10 年的研究报告。

从早期开始,几项荟萃分析的结果就确认了 HPV 是口咽癌的主要病因,特别是在腭扁桃体和舌根部位(Ndiaye et al.,2014)。据报道,美国和瑞典的人乳头状瘤病毒感染率最高,达到了 70%~90%。和其他的 HNSCC 一样,HPV 的患病率有广泛的地域性差异,而且在这些癌症中,*HPV16* 是主要基因型。

五、HPV 和鼻窦癌

两种不同的上皮细胞(柱状细胞和复层鳞状上皮)共存,在呼吸道的多个部位产生鳞状柱状连接,被认为是该部位 HPV 感染传播的先决条件(Syrjänen,1997;Syrjänen et al.,2000)。自 20 世纪 80 年代以来,人们对鼻窦癌的兴趣增加,同时鼻窦乳头状瘤也成为研究热点。当时,首次提出 HPV 可能是疾病发生的病因(Syrjänen et al.,1983abcd,1987ab;Siivonen et al.,1989)。

自 1854 年起,鼻窦黏膜乳头状瘤开始被认识,当时定义为反向乳头状瘤(Ward,1854)。根据对 1992 年以前所有相关报道的荟萃分析,此病总体复发率相当大(32%),而且概率从 0 到 100% 不等(Syrjänen,2003)。异时性和同时性恶性肿瘤的患病率范围也很大,分别为 3%~16% 和 0%~100%(Bielamowicz et al.,1993;Lawson et al.,1995)。然而,直到 1983 年,HPV 才首次被认为是鼻窦乳头状瘤及其恶性肿瘤的潜在病因(Syrjänen,1983)。他们应用免疫组织化学法,在一个乳头状瘤中检测到 HPV 抗原的表达,很快通过原位杂交(in situ hybridization,ISH)也证实在良、恶性的鼻窦病变中存在 HPV DNA(Syrjänen,1993;Syrjänen et al.,1987ab;Siivonen et al.,1989)。

随着最初报道的发表,人们已经对 HPV 和鼻窦癌相关研究的兴趣逐渐增加(MacKay et al.,2005;Hpoffman et al.,2006)。HPV 相关乳头状瘤的恶性转化,和 / 或鼻窦癌中检测到 HPV DNA,这两篇报道均提示 HPV 是其可能的病因。表 1-1-3 总结了在鼻窦癌中 HPV 检测的早期文献。一项文献调查发现,到 2002 年为止分析的 322 个鼻窦癌中,有 21% 是 HPV 阳性(Syränen,2003)。在最近的荟萃分析(Syrjänen et al.,2013)中,有 35 项研究被纳入分析,涵盖了来自不同地域的 492 个鼻窦鳞状细胞癌,总共 133 例(27.0%)病例 HPV 检测为阳性。研究结果还指出,不同地域的鼻窦癌有不同的病因,这一结论似乎还为时过早。

综上所述,与其他头颈癌(口咽癌除外)相似,大约有 20%~30% 的鼻窦癌与 HPV 相关。

六、HPV 和鼻咽癌

鼻咽是呼吸道中连接鼻腔和咽部的区域。在出生时,鼻咽是由典型的呼吸道上皮覆盖。然而,这种假复层柱状纤毛上皮逐渐被层状、无纤毛的上皮所取代。随着年龄的增长,最终由成熟的鳞状上皮取代。鼻咽癌(nasopharyngeal carcinoma,NPC)是少数几种人类恶性肿瘤之一,病毒病因学明确,EB 病毒(Epstein‐Barr virus,EBV)是 NPC 发生发展的重要病因(Hyams,1971;Giannoudis et al.,1995)。最近,这些数据激发了一些关于 HPV 可能参与 NPC 的研究,特别是在高分化的鳞状细胞癌中(Huang et al.,1993;Tyan et al.,1993;Hörding et al.,1994;Giannoudis et al.,1995;Shen et al.,1996)。Dickens 等应用 PCR 技术,在 NPC 样本中发现了 HPV 16/18 的 DNA(Dickens et al.,1992)。Huang 等从高分化 EBV 阴性的 NPCs 中构建了两个细胞株,并在其中发现了 HPV 16 的相关序列(Huanget al.,1993)。用 PCR 技术分析 30 个 NPC 病例中 EBV 和 HPV 的序列,发现全部存在 EBV(100%),而有趣的是,在 14/30(46.7%)的病例中发现了 HPV DNA。所有 14 个病例均含 HPV16(Tyan et al.,1993)。在另一项研究中,用 PCR 分析了 15 个高分化鳞状细胞型 NPC,发现 4/15(26.7%)存在 HPV DNA(Hording et al.,1994)。Giannoudis 等研究了来自希腊的 63

个 NPCs 病例的 EBV 和 HPV 序列,发现 12/63(19%)存在 HPV DNA
(Giannoudis et al.,1995)。

综合来看,有越来越多的证据表明 HPV16 可能参与了高分化鳞
状细胞型 NPC 的发展过程,而另外两种类型的 NPC 则与 EBV 密切
相关。到目前为止,暂没有证据表明这两种肿瘤病毒在鼻咽部有协
同作用。

七、HPV 与喉癌

喉癌(laryngeal squamous cell carcinoma,LSCC)可能是先前存在
的鳞状细胞乳头状瘤(squamous cell papilloma,SCP)的晚期并发症,但
绝大多数的癌灶都是通过癌前病变(异型增生、上皮内瘤变、原位癌)
发展而来,并没有发现任何早发性乳头状瘤。到目前为止,人们对有
关 HPV 参与的这些癌前病变关注太少(Lindeberg et al.,1997;Poljak
et al.,1997;Sugar et al.,1997)。

通过在喉癌组织中检测 HPV 的典型细胞病变效应,第一次提出
了 HPV 与喉癌相关(Syrjänen et al.,1981)。又通过 IHC 染色显示有
HPV 结构蛋白的表达,从而证实了 HPV 的存在(Syrjänen et al.,1982)。
最有利的证据是,应用不同杂交技术和 PCR 验证了在喉癌组织中
有 HPV DNA 的存在(Syrjänen,1997;Syrjänen et al.,1987b;Syrjänen et
al.,2000;Kashima et al.,1997;Herrero et al.,2003)。

最近,通过对已发表的文献进行系统的回顾和荟萃分析(Gama
et al.,2016),发现 179 项研究符合条件,包含了来自不同地域的
7 347 个 LSCC,总共有 1 830(25%)份病例检测到 HPV 阳性,效应
值为 0.269(95%CI:0.242~0.297;随机效应模型)。在:①HPV 检测
技术;②地理起源研究这两方面的荟萃分析中,发现仅地理起源存
在明显研究间的异质性($P=0.000\ 1$)。在荟萃回归分析中,HPV 检
测方法($P=0.876$)或地理起源($P=0.234$)并不是显著的研究水平的
协变量。

总的来说,喉良性乳头状瘤是第一个被证实与 HPV 相关的病变。

HPV 在喉癌中的作用一直存在争议,但现在通过大量的荟萃分析有力地证明了其在喉癌发病中的作用(Gama et al.,2016)。与其他头颈部恶性肿瘤一样,喉癌中 HPV 的患病率也在 25% 左右,说明 HPV 感染可归为这些恶性肿瘤的一种病因。

参考文献

Abramson AL, Brandsma J, Steinberg B, Winkler B (1985) Verrucous carcinoma of the larynx. Possible human papillomavirus etiology. Arch Otolaryngol 111:709–715

Adelstein DJ, Ridge JA, Gillison ML, Chaturvedi AK, D'Souza G, Gravitt PE, Westra W, Psyrri A, Kast WM, Koutsky LA, Giuliano A, Krosnick S, Trotti A, Schuller DE, Forastiere A, Ullmann CD (2009) Head and neck squamous cell cancer and the human papillomavirus: summary of a National Cancer Institute State of the Science Meeting, November 9–10, 2008, Washington, D.C. Head Neck 31:1393–1422

Adler-Storthz K, Newland JR, Tessin BA, Yeudall WA, Shillitoe EJ (1986) Human papillomavirus type 2 DNA in oral verrucous carcinoma. J Oral Pathol 15:472–475

Adler-Storthz K, Ficarra G, Woods KV, Gaglioti D, DiPietro M, Shillitoe EJ (1992) Prevalence of Epstein-Barr virus and human papillomavirus in oral mucosa of HIV-infected patients. J Oral Pathol Med 21:164–170

Andl T, Kahn T, Pfuhl A, Nicola T, Erber R, Conradt C, Klein W, Helbig M, Dietz A, Weidauer H et al (1998) Etiological involvement of oncogenic human papillomavirus in tonsillar squamous cell carcinomas lacking retinoblastoma cell cycle control. Cancer Res 58:5–13

Anwar K, Nakahuki K, Imai H, Naiki H, Inuzuka M (1993) Over-expression of pS3 protein in human laryngeal carcinoma. Int J Cancer 53:952–956

Arndt O, Bauer I, Brock J (1991) Use of the Dot-Blot technique in the detection of human papillomavirus(HPV) deoxyribonucleic acid (DNA) in malignant tumors of the oropharynx. Laryngorhinootologie 70:441–444

Arndt O, Zeise K, Bauer I, Brock J (1992) Detection of human papillomaviruses (HPV) in laryngeal papilloma. An in situ hybridization study. Laryngorhinootologie 71:132–136

Atula S, Grenman R, Syrjänen S (1997) Fibroblasts can modulate the phenotype of malignant epithelial cells in vitro. Exp Cell Res 235:180–187

Ayre JE (1962) Is carcinoma in situ reversible? In: Wied GL (ed) Proceedings of the first international congress of exfoliative cytology. Vienna, pp 94–102

Ayre JE, Ayre WB (1949) Progression of precancer stage to early carcinoma of the cervix within 1 year; combined cytologic and histologic study with report of a case. Am J Clin Pathol 19:770–778

Badaracco G, Venuti A, Morello R et al (2000a) Human papillomavirus in head and neck carcinomas; prevalence, physical status and relationship with clinical/pathological parameters. Anticancer Res 20:1301–1306

Badaracco G, Venut A, Bartolazzi A et al (2000b) Overexpression of p53 and bcl-2 proteins and the presence of HPV infection are independent events in head and neck cancer. J Oral Pathol Med 29:173–179

Bäfverstedt B (1967) Condylomata acuminata- past and present. Acta Derm Venereol (Stockh) 47:376–381

Balaram P, Nalinakumari KR, Abraham E, Balan A, Hareendran NK, Bernard HU, Chan SY (1995) Human papillomaviruses in 91 oral cancers from Indian betel quid chewers–high prevalence and multiplicity of infections. Int J Cancer 61:450–454

Bercovich JA, Centeno CR, Aguilar OG, Grinstein S, Kahn T (1991) Presence and integration of human papillomavirus type 6 in a tonsillar carcinoma. J Gen Virol 72:2569–2572

Bielamowicz S, Calcaterra TC, Watson D (1993) Inverting papilloma of the head and neck: the

UCLA update. Otolaryngol Head Neck Surg 109:71–76

Boshart M, Gissmann L, Ikenberg H, Kleinheinz A, Scheurlen W, zur-Hausen H (1984) A new type of papillomavirus DNA, its presence in genital cancer biopsies and in cell lines derived from cervical cancer. EMBO J 3:1151–1157

Brachman DG, Graves D, Vokes E, Beckett M, Haraf D, Montag A, Dunphy E, Mick R, Yandell D, Weichselbaum RR (1992) Occurrence of p53 gene deletions and human papilloma virus infection in human head and neck cancer. Cancer Res 52:4832–4836

Brandsma JL, Abramson AL (1989) Association of papillomavirus with cancers of the head and neck. Arch Otolaryngol Head Neck Surg 115:621–625

Brandsma JL, Steinberg BM, Abramson AL, Winkler B (1986) Presence of human papillomavirus type 16 related sequences in verrucous carcinoma of the larynx. Cancer Res 46:2185–2188

Brandwein MS, Nuovo GJ, Biller H (1993) Analysis of prevalence of human papillomavirus in laryngeal carcinomas. Ann Otol Rhinol Laryngol 102:309–313

Brandwein M, Zeitlin J, Nuovo GJ, MacConnell P, Bodian C, Urken M, Biller H (1994) HPV detection using "hot start" polymerase chain reaction in patients with oral cancer: a clinicopathological study of 64 patients. Mod Pathol 7:720–727

Chang KW, Chang CS, Lai KS, Chou MJ, Choo KB (1989) High prevalence of human papillomavirus infection and possible association with betel quid chewing and smoking in oral epidermoid carcinomas in Taiwan. J Med Virol 28:57–61

Chang F, Syrjänen S, Nuutinen J, Kärja J, Syrjänen K (1990) Detection of human papillomavirus (HPV) DNA in oral squamous cell carcinomas by in situ hybridization and polymerase chain reaction. Arch Dermatol Res 282:493–497

Ciuffo G (1907) Innesto postiveo con filtrado di verrucae volgare. Gior Ital D Mal Ven 48:12–17

Cox M, Maitland N, Scully C (1993) Human herpes simplex-1 and papillomavirus type 16 homologous DNA sequences in normal, potentially malignant and malignant oral mucosa. Eur J Cancer B Oral Oncol 29B(3):215–219

Cruz IB, Snijders PJ, Steenbergen RD, Meijer CJ, Snow GB, Walboomers JM, Van-der-Waal I (1996) Age-dependence of human papillomavirus DNA presence in oral squamous cell carcinomas. Eur J Cancer B Oral Oncol 32B:55–62

de Villiers EM (2013) Cross-roads in the classification of papillomaviruses. Virology 445:2–10

de Villiers EM, Weidauer H, Otto H, zur Hausen H (1985) Papillomavirus DNA in human tongue carcinomas. Int J Cancer 36(5):575–578

de Villiers E-M, Fauquet C, Broker TR, Bernard H-U, zur Hausen H (2004) Classification of papillomaviruses. Virology 324:17–27

Dekmezian RH, Batsakis JG, Goepfert H (1987) In situ hybridization of papillomavirus DNA in head and neck squamous cell carcinomas. Arch Otolaryngol Head Neck Surg 113:819–821

Demetrick DJ, Inoue M, Lester WM, Kingma I, Duggan MA, Paul LC (1990) Human papillomavirus type 16 associated with oral squamous carcinoma in a cardiac transplant recipient. Cancer 15(66):1726–1731

Dickens P, Srivastava G, Liu YT (1992) Human papillomavirus 16/18 and nasopharyngeal carcinoma. J Clin Pathol 45:81–87

Dürst M, Gissmann L, Ikenberg H, zur Hausen HA (1983) papillomavirus DNA from a cervical carcinoma and its prevalence in cancer biopsy samples from different geographic regions. Proc Natl Acad Sci USA 80:3812–3815

Furuta Y, Shinohara T, Sano K, Nagashima K, Inoue K, Tanaka K, Inuyama Y (1991) Molecular pathologic study of human papillomavirus infection in inverted papilloma and squamous cell carcinoma of the nasal cavities and paranasal sinuses. Laryngoscope 101:79–85

Gama RR, Carvalho AL, Filho AL, Scorsato AP, López RV, Rautava J, Syrjänen S, Syrjänen K (2016) Detection of human papillomavirus in laryngeal squamous cell carcinoma: systematic review and meta-analysis. Laryngoscope. 126:885–893

Gassenmaier A, Hornstein OP (1988) Presence of human papillomavirus DNA in benign and precancerous oral leukoplakias and squamous cell carcinomas. Dermatologica 176:224–233

Giannoudis A, Ergazaki M, Segas J, Goitakis J, Adamopoulos G, Gorgoulis V, Spandidos DA (1995) Detection of Epstein-Barr virus and human papillomavirus in nasopharyngeal carinoma by the polymerase chain reaction technique. Cancer Lett 89:177–181

Gillison ML, Koch WM, Capone RB, Spafford M, Westra WH, Wu L, Zahurak ML, Daniel RW, Viglione M, Symer DE, Shah KV, Sidransky D (2000) Evidence for a causal association between human papillomavirus and a subset of head and neck cancers. J Natl Cancer Inst 92:709–720

Gissmann L, zur Hausen H (1980) Partial characterization of viral DNA from human genital warts (Condylomata acuminata). Int J Cancer 25:605–609

Gissmann L, Diehl V, Schultz-Coulon HJ, zur Hausen H (1982) Molecular cloning and characterization of human papilloma virus DNA derived from a laryngeal papilloma. J Virol 44:393–400

Greer RO, Douglas JM, Breese P, Crosby LK (1990a) Evaluation of oral and laryngeal specimens for human papillomavirus (HPV) DNA by dot blot hybridization. J Oral Pathol Med 19:35–38

Greer RO, Eversole LR, Crosby LK (1990b) Detection of human papillomavirus-genomic DNA in oral epithelial dysplasias, oral smokeless tobacco-associated leukoplakias, and epithelial malignancies. J Oral Maxillofac Surg 48:1201–1205

Guitart J, McGillis ST, Bailin PL, Bergfeld WF, Rogers RS (1993) Human papillomavirus-induced verrucous carcinoma of the mouth-case report of an aggressive tumor. J Dermatol Surg Oncol 19:875–877

Hayes RB, Kardaum JWPF, de Bruyn A (1987) Tobacco use and sinonasal cancer: a case-control study. Br J Cancer 56:843–846

Heidingsfield ML (1901) Condylomata acuminata linguata. J Cutan Genitourin Dis 19:226–234

Herrero R, Castellsagué X, Pawlita M et al (2003) Human papillomavirus and oral cancer: the International Agency for Research on Cancer Multicenter study. J Natl Cancer Inst 95:1772–1783

Hoffmann M, Klose N, Gottschlich S et al (2006) Detection of human papillomavirus DNA in benign and malignant sinonasal neoplasms. Cancer Lett 239:64–70

Honig JF (1992) Non radioactive in situ hybridization for detection of human papilloma virus DNA in squamous cell carcinoma of tongue. Bull Group Int Rech Sci Stomatol Odontol 35:107–115

Howell RE, Gallant L (1992) Human papillomavirus type 16 in an oral squamous carcinoma and its metastasis. Oral Surg Oral Med Oral Pathol 74:620–626

Huang E-S, Gutsch D, Tzung K-W, Lin C-T (1993) Detection of low-level of Human papilloma virus type 16 DNA sequences in cancer cell lines derived from two well-differentiated nasopharyngeal cancers. J Med Virol 40:244–250

Hyams VJ (1971) Papillomas of the nasal cavity and paranasal sinuses. A clinicopathological study of 315 cases. Ann Otol Rhinol Laryngol 80:192–206

Ishibashi T, Matsushima S, Tsunokawa Y, Asai M, Nomura Y, Sugimura T, Terada M (1990) Human papillomavirus DNA in squamous cell carcinoma of the upper aerodigestive tract. Arch Otolaryngol Head Neck Surg 116:294–301

Ishiji T, Kawase M, Honda M et al (2000) Distinctive distribution of human papillomavirus type 16 and type 20 DNA in the tonsillar and the skin carcinomas of a patient with epídermodysplasia verruciformis. Br J Dermatol 143:1005–1010

Jadassohn (1896) Sind die verrucae vulgares ubertragbar? Vehandel D Deutsch Dem Gesellsch 5:497–512

Jenson AB, Lancaster WD, Hartmann DP, Shaffer EL Jr (1982) Frequency and distribution of papillomavirus structural antigens in verrucae, multiple papillomas, and condylomata of the oral cavity. Am J Pathol 107:212–218

Jin Y-T, Toto PD (1984) Detection of human papovarirus antigens in oral papillary lesions. Oral Surg 58:702–705

Judd R, Zaki SR, Coffield LM, Evatt BL (1991) Sinonasal papillomas and human papillomavirus. Hum Pathol 22:550–556

Kahn T, Schwarz E, zur Hausen H (1986) Molecular cloning and characterization of the DNA of a new Human papillomavirus (HPV30) from a laryngeal carcinoma. Int J Cancer 37:61–65

Kashima H, Wu TC, Mounts P, Heffner D, Cachay A, Hyams V (1988) Carcinoma ex-papilloma:

histologic and virologic studies in whole-organ sections of the larynx. Laryngoscope 98:619–624

Kashima HK, Kutcher M, Kessis T, Levin LS, de Villiers EM, Shah K (1990) Human papillomavirus in squamous cell carcinoma, leukoplakia, lichen planus, and clinically normal epithelium of the oral cavity. Ann Otol Rhinol Laryngol 99:55–61

Kashima HK, Kessis T, Hruban RH, Wu TC, Zinreich SJ, Shah KV (1992) Human papillomavirus in sinonasal papillomas and squamous cell carcinoma. Laryngoscope 102:973–976

Kasperbauer JL, O'Halloran GL, Espy MJ, Smith TF, Lewis JE (1993) Polymerase chain reaction (PCR) identification of human papillomavirus (HPV) DNA in verrucous carcinoma of the larynx. Laryngoscope 103:416–420

Kirnbauer R, Booy F, Cheng N, Lowy DR, Schiller JT (1992) Papillomavirus L1 major capsid protein self-assembles into virus-like particles that are highly immunogenic. Proc Natl Acad Sci USA 89:12180–12184

Koss LG (1987) Carcinogenesis in the uterine cervix and human papillomavirus infection. In: Syrjänen K, Gissmann L, Koss LG (eds) Papillomaviruses and human disease. Springer, Heidelberg, pp 235–267

Koss LG, Durfee GR (1956) Unusual patterns of squamous epithelium of the uterine cervix and pathologic study of koilocytotic atypia. Ann NY Acad Sci 63:1245–1261

Kreimer AR, Clifford GM, Boyle P, Franceschi S (2005) Human papillomavirus types in head and neck squamous cell carcinomas worldwide: a systematic review. Cancer Epidemiol Biomarkers Prev. 14:467–75 (Review)

Kulski JK, Demeter T, Mutavdzic S, Sterrett GF, Mitchell KM, Pixley EC (1990) Survey of histologic specimens of human cancer for human papillomavirus types 6/11/16/18 by filter in situ hybridization. Am J Clin Pathol 94:566–570

Lancaster WD, Olson C (1982) Animal papillomaviruses. Microbiol Rev 46:191–207

Lawson W, Ho BT, Shaari CM et al (1995) Inverted papilloma: a report of 112 cases. Laryngoscope 105:282–288

Lee NK, Ritter DB, Gross AE, Myssiorek DJ, Kadish AS, Burk RD (1988) Head and neck squamous cell carcinomas associated with human papillomaviruses and an increased incidence of cervical pathology. Otolaryngol Head Neck Surg 99:296–301

Lewensohn-Fuchs I, Munck-Wikland E, Berke Z, Magnusson KP, Pallesen G, Auer G, Lindholm J, Linde A, Aberg B, Rubio C et al (1994) Involvement of aberrant p53 expression and human papillomavirus in carcinoma of the head, neck and esophagus. Anticancer Res 14:1281–1285

Lindeberg H, Krogdahl A (1997) Laryngeal dysplasia and the human papillomavirus. Clin Otolaryngol 22:382–386

Lindeberg H, Syrjänen S, Kärjä J, Syrjänen K (1989) Human papillomavirus (HPV) type 11 DNA in squamous cell carcinomas and pre-existing multiple laryngeal papillomas. Acta Otolaryngol (Stockh) 107:141–149

Löning T, Ikenberg H, Becker J, Gissmann L, Hoepfner I, zur Hausen H (1985) Analysis of oral papillomas, leukoplakias, and invasive carcinomas for human papillomavirus type related DNA. J Invest Dermatol 84:417–420

Löning T, Hoepfner I, Milde K (1986) Characterization of mucosal papillomas and carcinomas. Pathologe. 7(4):187–191

Löning T, Meichsner M, Milde-Langosch K, Hinze H, Orlt I, Hormann K, Sesterhenn K, Becker J, Reichart P (1987) HPV DNA detection in tumours of the head and neck: a comparative light microscopy and DNA hybridization study. ORL 49:259–269

Lookingbill DP, Kreider JW, Howett MK, Olmstead PM, Conner GH (1987) Human papillomavirus type 16 in Bowenoid papulosis, intraoral papillomas, and squamous cell carcinoma of the tongue. Arch Dermatol 123:363–368

Lopez-Lizarraga E, Sanchez-Corona J, Montoya-Fuentes H, Bravo-Cuellar A, Campollo-Rivas O, Lopez-Demerutis E, Morgan-Villela G, Arcaute-Velazquez F, Monreal-Martinez JA, Troyo R (2000) Human papillomavirus in tonsillar and nasopharyngeal carcinoma: isolation of HPV subtype 31. Ear Nose Throat J 79:942–944

Lowy DR, Schiller JT (1994) A virus-like particle enzyme-linked immunosorbent assay detects serum antibodies in a majority of women infected with human papillomavirus type 16. J Natl Cancer Inst 86:494–499

Lowy DR, Schiller JT (2006) Prophylactic human papillomavirus vaccines. J Clin Invest 116:1167–1173

Maitland NJ, Cox MF, Lynas C, Prime SS, Meanwell CA, Scully C (1987) Detection of human papillomavirus DNA in biopsies of human oral tissue. Br J Cancer 56:245–250

Maitland NJ, Bromidge T, Cox MF, Crane IJ, Prime SS, Scully C (1989) Detection of human papillomavirus genes in human oral tissue biopsies and cultures by polymerase chain reaction. Br J Cancer 59:698–703

Makowska W, Rogozinski T, Zawadowski J, Waloryszak B (1993) Human papilloma virus infection in the case of larynx carcinoma. Otolaryngol Pol 47:23–25

McCullough DW, McNicol PJ (1991) Laryngeal carcinoma associated with human papillomavirus type 16. J Otolaryngol 20:97–99

McKay SP, Gregoire L, Lonardo F, Reidy P, Mathog RH, Lancaster WD (2005) Human papillomavirus (HPV) transcripts in malignant inverted papilloma are from integrated HPV DNA. Laryngoscope 115:1428–1431

Meisels A, Fortin R (1976) Condylomatous lesions of the cervix and vagina. I. Cytologic patterns. Acta Cytol 20:505–509

Mellin H, Friesland S, Lewensohn R, Dalianis T, Munck-Wikland E (2000) Human papillomavirus (HPV) DNA in tonsillar cancer: clinical correlates, risk of relapse, and survival. Int J Cancer 89:300–304

Mellin H, Dahlgren L, Munck-Wikland E et al (2002) Human papillomavirus type 16 is episomal and a high viral load may be correlated to better prognosis in tonsillar cancer. Int J Cancer

Milde K, Löning T (1986) Detection of papillomavirus DNA in oral papillomas and carcinomas: application of in situ hybridization with biotinylated HPV 16 probes. J Oral Pathol 15:292–296

Miller CS, Johnstone BM (2001) Human papillomavirus as a risk factor for oral squamous cell carcinoma: a meta-analysis, 1982–1997. Oral Surg Oral Med Oral Pathol Oral Radiol Endod 91:622–635

Morgan DW, Abdullan V, Quiney R, Myint S (1991) Human papilloma virus and carcinoma of the laryngo-pharyngx. J Laryngol Otol 105:288–292

Ndiaye C, Mena M, Alemany L, Arbyn M, Castellsagué X, Laporte L, Bosch FX, de Sanjosé S (2014) Trottier H.HPV DNA, E6/E7 mRNA, and p16INK4a detection in head and neck cancers: a systematic review and meta-analysis. Lancet Oncol. 15:1319–1331

Niedobitek G, Pitteroff S, Herbst H, Shepherd P, Finn T, Anagnostopoulos I, Stein H (1990) Detection of human papillomavirus type 16 DNA in carcinomas of the palatine tonsil. J Clin Pathol 43:918–921

Noble-Topham SE, Fliss DM, Hartwick RWJ, McLachlin CM, Freeman JL, Noyek AM, Andrulis IL (1993) Detection and typing of human papillomavirus in verrucous carcinoma of the oral cavity using the polymerase chain reaction. Arch Otolaryngol Head Neck Surg 119:1299–1304

Ogura H, Watanabe S, Fukushima K, Masuda Y, Fujiwara T, Yabe Y (1991) Presence of human papillomavirus type 18 DNA in a pharyngeal and laryngeal carcinoma. Jap. J Cancer Res 82:1184–1187

Ogura H, Watanabe S, Fukushima K, Masuda Y, Fujiwara T, Yabe Y (1993) Human papillomavirus DNA in squamous cell carcinomas of the respiratory and upper digestive tracts. Jpn J Clin Oncol 23:221–225

Oriel JD (1989) Human papillomaviruses and anal cancer. Genitourin Med 65:213–215

Orth G (1986) Epidermodysplasia verruciformis: a model for understanding the oncogenicity of human papillomaviruses. Ciba Found Symp 120:157–174

Ostrow RS, Manias DA, Fong WJ, Zachow KR (1987) Faras AJ.A survey of human cancers for human papillomavirus DNA by filter hybridization. Cancer 59:429–430

Parsons RJ, Kidd JG (1943) Oral papillomatosis of rabbis: a virus disease. J Exp Med 77:233–250

Payne A (1891) On the contagious rise of common warts. Br J Dermatol 3:185

Paz IB, Cook N, OdomMaryon T, Xie Y, Wilczynski SP (1997) Human papillomavirus (HPV) in head and neck cancer: an association of HPV 16 with squamous cell carcinoma of Waldeyer's tonsillar ring. Cancer 79:595–604

Poljak M, Gale N, Kambic V (1997) Human papillomaviruses: a study of their prevalence in the epithelial hyperplastic lesions of the larynx. Acta Otolaryngol Suppl 527:66–69

Purola E, Savia E (1977) Cytology of gynaecologic condyloma acuminata. Acta Cytol 21:26–31

Pyrhönen S (1978) Human wart-virus antibodies in patients with genital and skin warts. Acta Derm Venereol Stockh 58:427–432

Quick CA, Faras A, Krzysek R (1978) The etiology of laryngeal papillomatosis. Laryngoscope 88:1789–1795

Quick CA, Foucar E, Deliver LP (1979) Frequency and significance of epithelial atypia in laryngeal papillomatosis. Laryngoscope 89:550–560

Quick CA, Watts SL, Krzyzek RA, Faras AJ (1980) Relationship between condylomata and laryngeal papillomata. Clinical and molecular virological evidence. Ann Otol Rhinol Laryngol 89:467–471

Schwartz SM, Daling JR, Doody DR, Wipf GC, Carter JJ, Madeleine MM, Mao EJ, Fitzgibbons ED, Huang S, Beckmann AM, McDougall JK, Galloway DA (1998) Oral cancer risk in relation to sexual history and evidence of human papillomavirus infection. J Natl Cancer Inst 90:1626–1636

Shen J, Tate JE, Crum CP, Goodman ML (1996) Prevalence of human papillomaviruses (HPV) in benign and malignant tumors of the upper respiratory tract. Mod Pathol 9:15–20

Shindoh M, Chiba I, Yasuda M, Saito T, Funaoka K, Kohgo T, Amemiya A, Sawada Y, Fujinaga K (1995) Detection of human papillomavirus DNA sequences in oral squamous cell carcinomas and their relation to p53 and proliferating cell nuclear antigen expression. Cancer 76:1513–1521

Shroyer KR, Greer RO, Fankhouser CA, McGuirt WF, Marshall R (1993) Detection of human papillomavirus DNA in oral verrucous carcinoma by polymerase chain reaction. Mod Pathol 6:669–672

Snijders PJF, Cromme FV, van den Brule AJC et al (1992) Prevalence and expression of human papillomavirus in tonsillar carcinomas, indicating a possible viral etiology. Int J Cancer 52:845–850

Snijders PJ, Steenbergen RD, Top B, Scott SD, Meijer CJ, Walboomers JM (1994) Analysis of p53 status in tonsillar carcinomas associated with human papillomavirus. J Gen Virol 75:2769–2775

Snijders PJ, Scholes AG, Hart CA, Jones AS, Vaughan ED, Woolgar JA, Meijer CJ, Walboomers JM, Field JK (1996) Prevalence of mucosotropic human papillomaviruses in squamous-cell carcinoma of the head and neck. Int J Cancer 66:464–469

Snijders PJ, Steenbergen RD, Meijer CJ, Walboomers JM (1997) Role of human papillomaviruses in cancer of the respiratory and upper digestive tract. Clin Dermatol 15:415–425

Stremlau A, Zenner HP, Gissmann L, zur Hausen H (1987) Demonstration and organizational structure of the DNA of human papillomaviruses in laryngeal and hypopharyngeal carcinomas. Laryngol Rhinol Otol Stuttg 66:311–315

Sugar J, Vereczkey I, Toth J, Peter I, Banhidy F (1997) New aspects in the pathology of the preneoplastic lesions of the larynx. Acta Oto Laryngol 52–56

Syrjänen K (2003) HPV infections in benign and malignant sinonasal lesions. J Clin Pathol 56:174–181

Syrjänen KJ, Syrjänen SM (1981) Histological evidence for the presence of condylomatous epithelial lesions in association with laryngeal squamous cell carcinoma. ORL 43:181–194

Syrjänen K, Syrjänen S (2000) Papillomavirus infections in human pathology. Wiley, London-Paris, pp 1–615

Syrjänen S, Syrjänen K (2008) The history of papillomavirus research. Cent Eur J Public Health 16 (Suppl):S7–13

Syrjänen K, Syrjänen S (2013) Detection of human papillomavirus in sinonasal carcinoma: systematic review and meta-analysis. Hum Pathol 44(6):983–991

Syrjänen KJ, Syrjänen SM, Pyrhönen S (1982) Human papilloma virus (HPV) antigens in lesions of laryngeal squamous cell carcinomas. ORL 44:323–334

Syrjänen KJ, Pyrhönen S, Syrjänen SM (1983a) Evidence suggesting human papillomavirus (HPV) etiology for the squamous cell papilloma of the paranasal sinus. Arch Geschwulstforsch 53:77–82

Syrjänen K, Syrjänen S, Lamberg M, Pyrhönen S, Nuutinen J (1983b) Morphological and immunohistochemical evidence suggesting human papillomavirus (HPV) involvement in oral squamous cell carcinogenesis. Int J Oral Surg 12:418–424

Syrjänen KJ, Syrjänen SM, Lamberg MA, Pyrhönen S (1983c) Human papillomavirus (HPV) involvement in squamous cell lesions of the oral cavity. Proc Finn Dent Soc 79:1–8

Syrjänen KJ, Syrjänen SM, Lamberg MA, Happonen RP (1983d) Local immunological reactivity in oral squamous cell lesions of possible HPV (human papillomavirus) origin. Arch Geschwulstforsch 53:537–546

Syrjänen SM, Syrjänen KJ, Lamberg MA (1986) Detection of human papillomavirus DNA in oral mucosal lesions using in situ DNA-hybridization applied on paraffin sections. Oral Surg Oral Med Oral Pathol 62:660–667

Syrjänen S, Happonen RP, Virolainen E, Siivonen L, Syrjänen K (1987a) Detection of human papillomavirus (HPV) structural antigens and DNA types in inverted papillomas and squamous cell carcinomas of the nasal cavities and paranasal sinuses. Acta Otolaryngol Stockh 104:334–341

Syrjänen S, Syrjänen K, Mäntyjärvi R, Collan Y, Kärjä J (1987b) Human papillomavirus DNA in squamous cell carcinomas of the larynx demonstrated by in situ DNA hybridization. ORL J Otorhinolaryngol Relat Spec 49:175–186

Syrjänen SM, Syrjänen KJ, Happonen RP (1988) Human papillomavirus (HPV) DNA sequences in oral precancerous lesions and squamous cell carcinoma demonstrated by in situ hybridization. J Oral Pathol 17:273–278

Syrjänen S, Lodi G, von Bültzingslöwen I, Aliko A, Arduino P, Campisi G, Challacombe S, Ficarra G, Flaitz C, Zhou HM, Maeda H, Miller C, Jontell M (2011) Human papillomaviruses in oral carcinoma and oral potentially malignant disorders: a systematic review. Oral Dis 17 (Suppl 1):58–72

Syverton JT, Dascomb HE, Wells EB, Kooman J, Berry GP (1950) The virus induced papilloma to carcinoma sequence. Carcinomas in the natural host, the cottontail rabbit. Cancer Res 10:440–444

Tsuchiya H, Tomita Y, Shirasawa H, Tanzawa H, Sato K, Simizu B (1991) Detection of human papillomavirus in head and neck tumors with DNA hybridization and immunohistochemical analysis. Oral Surg Oral Med Oral Pathol. 71:721–725

Turazza E, Lapeña A, Sprovieri O et al (1997) Low-risk human papillomavirus types 6 and 11 associated with carcinomas of the genital and upper aero-digestive tract. Acta Ostet Gynecol 76:271–276

Tyan Y-S, Liu S-T, Ong W-R, Chen M-L, Shu C-H, Chang Y-S (1993) Detection of Epstein-Barr virus and Human papillomavirus in head and neck tumors. J Clin Microbiol 31:53–56

Ullman EV (1923) On the etiology of the laryngeal papilloma. Acta Otolaryngol 5:317–338

van Rensburg EJV, Venter EH, Simson IW (1993) Human papillomavirus DNA in aerodigestive squamous carcinomas demonstrated by means of in situ hybridization. S Afr Med J 83:516–518

Vonka R, Vesely J, Sibl O, Brichacek B (1990) The presence of human papillomavirus deoxyribonucleic acid in tumors in the otorhinolaryngologic area. Cas Lek Cesk 129:334–336

Wang AC, Hsu JJ, Hsueh S, Sun CF, Tsao KC (1991) Evidence of human papillomavirus deoxyribonucleic acid in vulvar squamous papillomatosis. Int J Gynecol Pathol 10:44–50

Ward N (1854) A mirror of the practice of medicine and surgery in the hospitals of London: London Hospital. Lancet 2:480–482

Ward P, Mounts P (1989) Heterogeneity in mRNA of human papillomavirus type-6 subtypes in respiratory tract lesions. Virol 168:1–11

Watanabe S, Ogura H, Fukushima K et al (1993) Comparison of Virapap filter hybridization with polymerase chain reaction and Southern blot hybridization methods for detection of human papillomavirus in tonsillar and pharyngeal cancers. Eur Arch Otorhinolaryngol 250:115–119

Watts SL, Brewer EE, Fry TL (1991) Human papillomavirus DNA types in squamous cell carcinomas of the head and neck. Oral Surg Oral Med Oral Pathol 71:701–707

Wilczynski SP, Lin BTY, Xie Y, Paz IB (1998) Detection of human papillomavirus DNA and oncoprotein overexpression are associated with distinct morphological patterns of tonsillar squamous cell carcinoma. Am J Pathol 152:145–156

Woods KV, Shillitoe EJ, Spitz MR, Schantz SP, Adler-Storthz K (1993) Analysis of human papillomavirus DNA in oral squamous cell carcinomas. J Oral Pathol Med 22:101–108

Wu TC, Trujillo JM, Kashima HK, Mounts P (1993) Association of human papillomavirus with nasal neoplasia. Lancet 341:522–524

Yeudall WA, Campo MS (1991) Human papillomavirus DNA in biopsies of oral tissues. J Gen Virol 72:173–176

Young SK, Min KW (1991) In situ DNA hybridization analysis of oral papillomas, leukoplakias, and carcinomas for human papillomavirus. Oral Surg Oral Med Oral Pathol 71:726–729

Zarod AP, Rutherford JD, Corbitt G (1988) Malignant progression of laryngeal papilloma associated with human papilloma virus type 6 (HPV-6) DNA. J Clin Pathol 41:280–283

Zeuss MS, Miller CS, White DK (1991) In situ hybridization analysis of human papillomavirus DNA in oral mucosal lesions. Oral Surg Oral Med Oral Pathol 71:714–720

zur Hausen H (1976) Condylomata acuminata and human genital cancer. Cancer Res 36:794

zur Hausen H (2009) Papillomaviruses in the causation of human cancers—a brief historical account. Virology 384(2):260–265 (Review)

zur Hausen H, de Villiers EM (1994) Human papillomaviruses. Annu Rev Microbiol 48:427–447

zur Hausen H, Gissmann L, Steiner W, Dippold W, Dregger I (1975) Human papilloma virus and cancer. Bibl Haematologica 43:569–571

第二节   欧洲及世界 HPV 阳性肿瘤的流行病学

Xavier Castellsagué, Marisa Mena, Laia Alemany

摘要

在过去 15 年里,强有力的证据表明,某些人乳头状瘤病毒(HPV)的感染是一些头颈癌(head and neck cancer,HNC)的病因。在本节中,综述了关于 HNC 的流行病学相关主题:①HNC 中不同解剖位置的 HPV 归因分数(HPV-attributable fractions,HPV-AFs)和 HPV 类型分布,不仅使用 HPV DNA 测定,还有其他更具体的因果标记;②全球和各地区对 HPV 相关的 HNC 大数据的更新;③HNC 中 HPV 阳性的决定因素,包括性别、年龄、吸烟习惯、性行为以及其他相关因素,如行扁桃体切除手术。这些信息能帮助我们了解疾病的负担及其动态和变化的模式,帮助规划和评估基于 HPV 的防治策略对 HNCs 的潜在影响。

关键词

流行病学、人乳头状瘤病毒、头颈癌、疾病负担

一、HPV 在 HNC 发病机制中的作用

在过去 15 年里,强有力的证据表明,某些 HPV 的感染是一些 HNC 的病因(人类致癌物的综述,2009)。虽然几乎所有的宫颈癌都被认为是 HPV 引起的(Walboomers et al.,1999),但在 HNC 中,对 HPV 这个病因的定量评估受到多因素病因的影响,主要是烟草和酒精的使用(IARC,1988,2004;Gillison et al.,2012)。因此,在 HPV DNA 阳性的 HNC 中,确实是因为 HPV 感染而致癌的明确比例尚不清楚,而且其估计也是很困难的事情(Herrero et al.,2003)。此外,仅仅在 HNC 中存在 HPV DNA 不足以证明 HPV 病毒是其诱因,因为它可能只是反映了一次与致癌过程无关的短暂感染(Holzinger et al.,2012;Ndiaye et al.,2014;Castellsagué et al.,2016)。

大多数先前的研究和荟萃分析评估了 HNC 中 HPV 的定量贡献,他们将检测到 HPV DNA 的存在作为唯一的标准来定义肿瘤是由 HPV 导致的,这样的结论导致我们高估了 HPV 在头颈癌发生中的真实影响力。为了准确区分 HPV 导致的肿瘤,除了 HPV DNA 检测之外,还须检测与 HPV 致癌作用相关的其他标记物,以评估 HNC 中所鉴定的 HPV 的生物学特性和致癌活性。

(一) ICO 对头颈癌中 HPV 的研究结果

加泰罗尼亚肿瘤研究所(The Catalan Institute of Oncology,ICO)进行了一次大型国际研究,设计出了用于生成 HNC 中 HPV 归因分数(attributable fractions,AFs)的稳健评估方法。此评估方法是通过量化 HPV 诱导癌变的选择性标志物的表达和使用严格的单一方案来标准化所有肿瘤样本的整个处理和测试过程来实现的(Castellsagué et al.,2016)。

本研究中使用的方法已经发表（de Sanjosé et al.，2010）。总之，从全世界 29 个国家的病理档案室里收集了大量的口腔、咽部和喉部的癌组织样本。所有样本均接受中心组织病理学评估、DNA 质量控制和 HPV DNA 检测。对包含 HPV DNA 的样本进一步行免疫组化实验，检测 $p16^{INK4a}$、pRb、p53、Cyclin D1 中 HPV E6*I mRNA 的表达。

共有 3 680 例癌组织样本产生了有效的结果：1 374 例咽部、1 264 例口腔和 1 042 例喉部。

图 1-2-1 示意了在 HNC 的主要部位中，应用不同的 HPV 致癌标记物组合（HPVDNA、HPV E6*I mRNA、p16 过表达）测定 HPV AF 的估算区间。在 HPV DNA + E6*I mRNA 和 / 或 $p16^{INK4a}$ 组，AF 的范围：口咽部为 18.5%~22.4%，口腔为 3.0%~4.4%，喉部为 1.5%~3.5%。

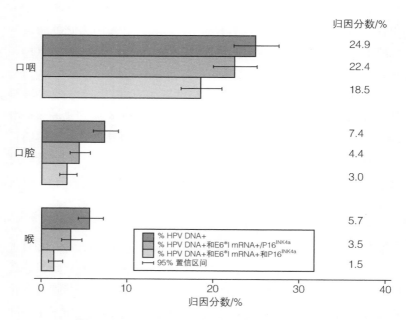

图 1-2-1 根据 HPV 诱导癌变的选择性生物标志物的阳性和 / 或过度表达而产生的头颈癌的 HPV 归因分数

咽部非特定部位、鼻咽和喉咽的相应估值分别为 7.5%~16.1%、1.1%~5.9% 和 2.4%（Castellsagué et al.，2016）。我们观察到，在口腔和喉部，那些口咽近端的位点比远端的位点显示出更高的 HPV AF。因此，在靠近口咽部的联合口腔位点上（HPV DNA+E6*I mRNA 和 / 或 p16^{INK4a} 组）HPV AF 的估算区间是 4.9%~6.7%。而在远离口咽部的口腔位点是 1.4%~2.3%（P<0.001，两者比较）。相对应的在喉部，其靠近口咽和远离口咽的位点估算区间数据比为 4.2%：(1.4%~3.4%)，但喉部的差异无统计学意义（Castellsague et al.，2016）。

图 1-2-2 所示不同地理、性别、年龄组和诊断年份的口咽 HPV AF。口咽部的 HPV AF 值在南美洲、中欧、东欧和北欧都是最高的，在南欧是最低的。在口咽癌患者中，女性的 HPV AF 高于男性。在全球范围内，年轻患者的 HPV AF 比老年患者高，而且 AF 在近几十年呈显著上升趋势。

（二）HNC 中 HPV 类型的分布

在 HPV DNA 阳性的癌症病例中，与宫颈癌相比，HNC 中个别 HPV 类型的分布是不同的，例如 HPV16 在 HNC 中的比例比在宫颈癌中高得多。ICO 研究结果显示，HPV DNA 阳性病例中 *HPV16* 是最常被检测到的基因型（75.2%），但根据癌症部位的不同，其范围很广：83% 在口咽部、68.8% 在口腔中、50.8% 在喉部（Castellsagué et al.，2016）。包含在非共价 HPV 疫苗（6、11、16、18、31、33、45、52 和 58 型）中的 HPV 合并类型的相应百分比分别为 89.7%、76.3% 和 81.4%，表明大多数 HPV 阳性 HNC 最终可以通过 HPV 免疫程序进行预防。

二、HPV 相关 HNC 的负担

HNC 是全世界第七大癌症，估计每年有 686 328 例新发病例和 375 622 例死亡病例（Ferlay et al.，2013）。大致部位有口腔、喉和咽（鼻咽、口咽和喉咽）部。在 HNC 发病部位中，口腔（包括唇部）是最常见的，占 40% 以上。HNC 在发病率方面表现出广泛的全球地理异质性（Ferlay et al.，2013），这可能反映了致病的风险因素存在广泛的变异。

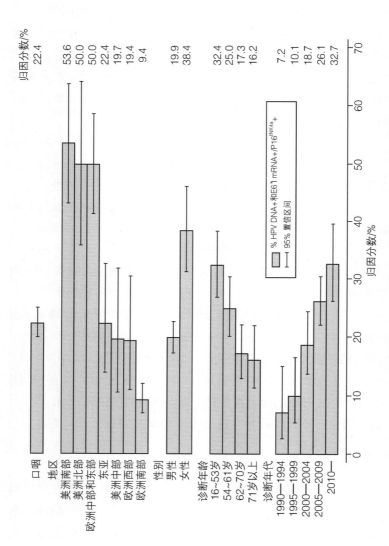

图 1-2-2   根据世界地区、性别、年龄和诊断期划分口咽癌的 HPV 归因分数

此外,75% 的 HNC 发生于男性。正如前一节所述,HPV 与 HNC 之间的关系也呈多样化,各解剖位点和地理区域之间存在巨大差异,口咽部是与 HPV 关系最密切的位点。在世界某些地区,如美国或北欧,估计超过 70% 的口咽癌病例与 HPV 相关(Chaturvedi et al.,2011),而南欧只有 17%(De Martel et al.,2012)。

但是,如前所述,单纯使用 HPV DNA 检测来定义 HPV 诱发的 HNC 并不合适。因此,HPV 相关 HNC 的发病例数的精确估算需要使用准确的 HPV AF,其不仅包括 HPV DNA 检测,还包括至少一种 HPV 诱导癌变的附加标记物,如 mRNA 和 / 或 p16 过表达。目前,ICO 在来自欧洲、中南美洲、非洲和亚洲的 3 680 例 HNC 病例中使用了这些标志物来定义 HPV AF,这是其最有力的研究证据(Castellsagué et al.,2016)。以性别和地域特异性的 HPV AF(由 HPV DNA 阳性和至少一个附加标记物,mRNA 或 p16 阳性来定义的)为基础,我们能够更准确地估算出世界大多数地区中 HPV 诱发 HNC 的发病例数(表 1-2-1)。对于研究未涉及的地区,ICO 研究所用的全球 HPV AF 或其他研究(至少检测两种 HPV 相关标记物)所用的 HPV AF,如表格脚注所示。在表中,我们估算全球每年约有 45 000 例新增的 HNC 患者是由 HPV 感染所导致。该表详细列出了每个主要 HNC 位点的世界区域和性别估算发病例数。值得一提的是,ICO 研究中使用的 HPV AF 可能会稍稍低估了 HPV 诱发 HNC 的实际数量,因为大多数 HPV DNA 阴性样本未用附加标记物进行测试,而且 HPV 诱发的癌症至少需要两种 HPV 相关标志物的阳性结果才能确定。

就趋势而言,已经证实,在过去的几年中世界某些地区新发口咽癌的数量正在增加(Chaturvedi et al.,2013),与 HPV 感染相关的口咽癌也随之增加(Mehanna et al.,2013)。在一些经济发达国家,尤其是年轻男性(<60 岁)的发病率有所提高,尽管相应的口腔和肺鳞状细胞癌发病率在下降。这些反差表明 HPV 感染在增加男性口咽癌发病率方面有一定作用。然而,在女性中,所有三个部位 HNC 的发病率均提高,提示吸烟对增加发病率的显著效应(Gillison et al.,2015)。

表 1-2-1　按地区、性别和解剖部位划分的可归因于 HPV 的归因分数和每年可归因于 HPV 的 HNC 病例的估计数量（需要 HPV DNA 和至少一个额外的 HPV 相关标记物均为阳性）

地区	口腔[a]				口咽[b]				喉[c]				全部位点		
	男		女		男		女		男		女		男	女	全部
	AF	n/例	AF	n/例	AF	n/例	AF	n/例	AF	n/例	AF	n/例	n/例	n/例	n/例
欧洲	4.4%[d]	1 873	2.6%[d]	490	16.9%[d]	3 753	40.2%[d]	1 792	2.2%[d]	792	4.3%[d]	169	6 418	2 451	8 869
亚洲	4.7%[e]	5 264	3.8%[e]	2 161	18.8%[e]	6 619	17.6%[e]	1 429	2.8%[e]	1 925	9.2%[e]	805	13 808	4 395	18 203
北美洲	8.9%[f]	1 683	1.7%[f]	164	71.2%[g]	6 551	55.2%[g]	1 334	2.8%[e]	300	9.2%[e]	254	8 534	1 752	10 286
中南美洲	6.4%[d]	831	6.8%[d]	520	37.8%[d]	1 919	51.6%[d]	629	4.8%[d]	686	15.6%[d]	343	3 436	1 492	4 928
非洲	4.7%[e]	281	3.8%[e]	268	19.9%[e]	511	38.4%[e]	564	2.8%[e]	213	9.2%[e]	97	1 005	929	1 934
大洋洲	4.7%[e]	107	3.8%[e]	51	19.9%[e]	215	38.4%[e]	93	2.8%[e]	20	9.2%[e]	9	342	153	495
全球		10 039		3 654		19 568		5 841		3 936		1 677	33 543	11 172	44 715

注：AF.HPV 归因分数；n.归因于 HPV 感染的事件病例数。

[a]2012 年 GLOBOCAN 2012 获得的病例总数。口腔包括唇、舌体、牙龈、口底、腭和其他口腔非特异部位以及唾液腺。

[b]根据 Forman 等(2012 年)的初步估计,2012 年的病例数已经算算出来,这些估计使用目 GLOBOCAN 2008 和癌症登记数据仅对两种性别结合进行了分析。为了估算相应的 2012 年更新数据,假设：①欧洲各地区的口咽病例分布与 GLOBOCAN 2012 中相应的"其他咽部"病例的增量相同；②GLOBOCAN 2008 到 GLOBOCAN 2012 的口咽病例与"其他咽部"病例的增量相同；③2012 年 GLOBOCAN 全国口咽部病例地区性别分布与"其他咽部"病例相同。口咽部位包括扁桃体和舌根部。

[c]2012 年 GLOBOCAN 2012 获得的病例总数。喉部位包括声门、喉软骨以及未明确和重叠的喉部病变。

[d]来源于 ICO 研究的 AFs(Castelsagué et al.,2016),其中一例病例被分类为 HPV 相关性的(如果其 HPV DNA 和 p16[INK4a] 或 E6 * I mRNA 均呈阳性)。

[e]由于该区域在 ICO 研究中没有得到适当的表示,因此使用全部 ICO 研究中部位和性别特异别特异性全球 HPV 归因分数。

[f]来自 Lingen 等(2013)的 HPV 归因分数,其中一例病例被分类为 HPV 相关性的(如果其 HPV E67 呈阳性)。

[g]来自 Jordan 等(2012)的 HPV 归因分数,其中一例病例被分类为 HPV 相关性的(如果其 HPV E67 呈阳性)。

三、HPV 阳性头颈癌的决定因素

如前所述,HNC 中的 HPV AF 在地域上有高度异质性,特别是在口咽癌中(Castellsagué et al.,2016)。吸烟、饮酒,性行为以及社会人口统计学变量的不同趋势也可能会导致这种异质性模式的出现。

除 HPV 感染外,烟草和酒精也是 HNC 典型和公认的致病因素。烟草所致的患病率在不同年龄组、性别和国家间有很大差异(Ng et al.,2014)。不同国家的患病率也不尽相同,例如,一些非洲国家的女性患病率低于 5%,而东帝汶和印度尼西亚的男性患病率超过 55%。性别差异也很重要,据估计,2012 年男性的年龄标准化患病率为 31%,女性为 6%(Ng et al.,2014)。在加拿大、美国和北欧国家,发现吸烟患病率下降趋势最大,而其他国家的患病率有所提高(Ng et al.,2014)。此外,除了患病率变化之外,烟草和 / 或酒精的使用是否可以作为影响 HPV 阳性 HNC 的辅助因子和 / 或效果修饰因子尚不清楚。在一篇关于这个问题的病例对照研究的综述中,阐述了一些不同的结论:有两个研究报道了 HPV 感染与烟草之间呈正相关作用,而另两个研究报道称没有相互作用,最后还有三个报道了他们之间有种负向联合效应(Gillison et al.,2012)。

一些研究表明,HPV 相关 HNC 的起源最有可能是因为性行为获得的口腔 HPV 感染,它没有被清除,持续并演变为肿瘤性病变。性行为是口腔 HPV 感染和 HPV 相关 HNC 的明确风险因素(Gillison et al.,2008)。就像吸烟饮酒一样,不同地区的性行为差异很大,美国的口交比例超过 65%,而欧洲南部诸如西班牙,其比例不到 20%(Heck et al.,2010)。

性别和年龄也是可能影响 HNC 中 HPV 阳性的因素。HPV 阳性 HNC 患者的诊断年龄比 HPV 阴性患者年龄小(Castellsagué et al.,2016),可能与年轻人和老年人的性行为方式不同有关。关于性别,最近对男性和女性之间在口咽癌 HPV AF 比例上的差异进行了系统的回顾,发现在美国,男性与女性之比最高(1.5),在亚洲和一些欧洲国家最低(0.7),这样的结果说明 HPV 相关 HNC 的模式在性别方面存在异质性(Combes et al.,2014)。最后一个检测结果与最近公布的一些欧洲国家女性中有较高的口咽癌 HPV AF 这个结果一致(Castellsagué et al.,2016)。Combes 及其同事还评估了性别特异性肺癌的发病率,以评判 HNC 性别差异是否可以用烟草使用的差异来解释。他们发现口咽癌中 HPV 感染率因性别和国家而异,主要原因是男性吸烟习惯存在巨大的国际差异(Combes et al.,2014)。然而,除烟草使用中的性别差异外,其他有关性别的原因仍然不清楚。D'Souza 及其同事最近的一项研究显示,男性和女性之间口腔 HPV 感染的自然史存在差异,例如近期男性口腔性伴侣数量增加,加上男性 HPV 感染清除较少,导致口腔 HPV 感染风险增加(D'Souza et al.,2016)。

其他因素也可能导致 HNC 中 HPV AF 的地理异质性,例如扁桃体切除术比率。扁桃体切除术后,原扁桃体位置是最容易引起 HPV 感染的头颈部位点。一些国家报道,随着时间的推移扁桃体切除术比率有所下降(Koshy et al.,2014;Fakhry et al.,2015),最近的一项研究报道,这种手术方法的减少同时增加了口咽癌的患病风险(Fakhry et al.,2015)。扁桃体切除术可能会减少腭淋巴组织,而这些组织对致癌因素敏感且存在恶性潜能。

参考文献

A review of human carcinogens (2009) Part B: Biological agents/ IARC Working Group on the Evaluation of Carcinogenic Risks to Humans. Lyon, France: International Agency for Research on Cancer Monographs

Castellsagué X, Alemany L, Quer M et al (2016) HPV involvement in head and neck cancers: comprehensive assessment of biomarkers in 3680 patients. J Natl Cancer Inst 108(6):djv403

Chaturvedi AK, Engels EA, Pfeiffer RM et al (2011) Human papillomavirus and rising oropharyngeal cancer incidence in the United States. J Clin Oncol 29:4294–4301

Chaturvedi AK, Anderson WF, Lortet-Tieulent J et al (2013) Worldwide trends in incidence rates for oral cavity and oropharyngeal cancers. J Clin Oncol 31:4550–4559

Combes JD, Chen AA, Franceschi S (2014) Prevalence of human papillomavirus in cancer of the oropharynx by gender. Cancer Epidemiol Biomarkers Prev 23(12):2954–2958

De Martel C, Ferlay J, Franceschi S et al (2012) The global burden of cancers attributable to infections in the year 2008: a review and synthetic analysis. Lancet Oncol 13:607–615

de Sanjosé S, Quint WG, Alemany L et al (2010) Retrospective International Survey and HPV Time Trends Study Group. Human papillomavirus genotype attribution in invasive cervical cancer: a retrospective cross-sectional worldwide study. Lancet Oncol 11(11):1048–1056

D'Souza G, Wentz A, Kluz N et al (2016) Gender differences in risk factors and natural history of oral human papillomavirus (HPV) infection. J Infect Dis 10(pii):jiw063

Fakhry C, Andersen KK, Christensen J et al (2015) The Impact of Tonsillectomy upon the Risk of Oropharyngeal Carcinoma Diagnosis and Prognosis in the Danish Cancer Registry. Cancer Prev Res (Phila) 8(7):583–589

Ferlay J, Soerjomataram I, Ervik M et al (2013) GLOBOCAN 2012 v1.0, Cancer Incidence and Mortality Worldwide: IARC Cancer Base No. 11. Lyon, France: International Agency for Research on Cancer. http://globocan.iarc.fr. Accessed 09 Mar 2016

Forman D, de Martel C, Lacey CJ et al (2012) Global burden of human papillomavirus and related diseases. Vaccine 30(Suppl 5):F12–F23

Gillison ML, D'Souza G, Westra W et al (2008) Distinct risk factor profiles for human papillomavirus type 16-positive and human papillomavirus type 16-negative head and neck cancers. J Natl Cancer Inst 100(6):407–420

Gillison ML, Alemany L, Snijders PJ et al (2012) Human papillomavirus and diseases of the upper airway: head and neck cancer and respiratory papillomatosis. Vaccine. 30(Suppl 5):F34–F54

Gillison ML, Chaturvedi AK, Anderson WF et al (2015) Epidemiology of Human Papillomavirus-Positive Head and Neck Squamous Cell Carcinoma. J Clin Oncol 33 (29):3235–3242

Heck JE, Berthiller J, Vaccarella S et al (2010) Sexual behaviours and the risk of head and neck cancers: a pooled analysis in the International Head and Neck Cancer Epidemiology (INHANCE) consortium. Int J Epidemiol 39(1):166–181

Herrero R, Castellsagué X, Pawlita M et al (2003) IARC Multicenter Oral Cancer Study Group. Human papillomavirus and oral cancer: the International Agency for Research on Cancer multicenter study. J Natl Cancer Inst 95(23):1772–1783

Holzinger D, Schmitt M, Dyckhoff G et al (2012) Viral RNA patterns and high viral load reliably define oropharynx carcinomas with active HPV16 involvement. Cancer Res 72(19):4993–5003

IARC (1988) Monographs on the evaluation of carcinogenic risks to humans, vol. 44. Alcohol drinking. Lyon, France: International Agency for Research on Cancer Monographs

IARC (2004) Monographs on the evaluation of carcinogenic risks to humans, vol. 83. Tobacco Smoke and Involuntary Smoking. Lyon, France: International Agency for Research on Cancer Monographs

Jordan RC, Lingen MW, Perez-Ordonez B et al (2012) Validation of methods for oropharyngeal cancer HPV status determination in US cooperative group trials. Am J Surg Pathol 36(7):945–954

Koshy E, Bottle A, Murray J et al (2014) Changing indications and socio-demographic determinants of (adeno)tonsillectomy among children in England–are they linked? A retrospective analysis of hospital data. PLoS ONE 9(8):e103600

Lingen MW, Xiao W, Schmitt A et al (2013) Low etiologic fraction for high-risk human papillomavirus in oral cavity squamous cell carcinomas. Oral Oncol 49(1):1–8

Mehanna H, Beech T, Nicholson T et al (2013) The prevalence of human papillomavirus in oropharyngeal and non-oropharyngeal head and neck cancer—a systematic review and metaanalysis of trends by time and region. Head Neck 35:747–755

Ndiaye C, Mena M, Alemany L et al (2014) HPV DNA, E6/E7 mRNA, and p16INK4a detection in head and neck cancers: a systematic review and meta-analysis. Lancet Oncol. 15(12):1319–1331

Ng M, Freeman MK, Fleming TD et al (2014) Smoking prevalence and cigarette consumption in 187 countries, 1980-2012. JAMA 311(2):183–192

Walboomers JM, Jacobs MV, Manos MM et al (1999) Human papillomavirus is a necessary cause of invasive cervical cancer worldwide. J Pathol 189(1):12–19

第三节　HPV 相关头颈部鳞状细胞癌的分子模式和生物学特性

Ruud H. Brakenhoff，Steffen Wagner，Jens P. Klussmann

摘要

头颈癌是全球第六大常见癌症。大部分是上呼吸消化道黏膜内层发展而来的鳞状细胞癌（HNSCC）。这些肿瘤是由外源性致癌因素（吸烟、饮酒）或人乳头状瘤病毒（HPV）感染引起，特别是口咽部鳞状细胞癌（oropharynx squamous cell carcinomas，OPSCC）。HPV 阳性（HPV+ve）和 HPV 阴性（HPV–ve）的 OPSCC 被认为是不同的疾病实体。HPV+ve 肿瘤在分子水平上与 HPV–ve 肿瘤是不同的，尽管 HPV+ve 肿瘤被发现时通常已处于晚期阶段，但可能比 HPV–ve 肿瘤有更好的预后。一般来说，HNSCC 的发生都有癌前黏膜病变，因此明显缺乏 HPV+ve 的癌前黏膜病变就值得关注。本节讨论了头颈癌的发生，并概述了 HPV+ve 和 HPV–ve 肿瘤之间的分子差异。

关键词

头颈癌、人乳头状瘤病毒（HPV）、分子致癌作用、基因差异、表达谱、表观遗传、微 RNA、口咽

一、概述

（一）颈部肿瘤的遗传进展模型

1. 黏膜内层的癌前病变　迄今，已从口腔癌中了解了大多数关于上呼吸消化道鳞状细胞癌发病机制的知识，其原因可能是口腔癌前病变最常被诊断并且标本可用于研究。黏膜白斑是口腔黏膜中的一种白色病变，是口腔鳞状细胞癌最常见的癌前病变，发病率

0.1%~0.5%（Napier et al.,2008；van der Waal,2009）。通常的方案是尽可能治疗病变，并通过显微镜检查分析标本或活检切片，根据其不典型增生情况，分为轻度、中度或重度。尽管世界卫生组织（World Health Organization,WHO）确定了分类标准，但由于评估人员间和观察人员间的差别很大，难以对不典型增生进行客观分类。有可能在诊断和治疗后，再通过观察性等待来监测患者。

口腔黏膜白斑发展成癌症的百分比取决于许多因素，如研究人群、所用的白斑定义和观察时间的长短，但每年 1%~2% 的转化率是合理的（van der Waal,2009；Napier et al.,2008）。疾病发展的危险因素是女性、病变大小以及不典型增生的存在和分级。最近的研究已经将基因突变确定为恶变的最佳预测因子（Zhang et al.,2012）。有研究已经在黏膜白斑病变中检测到了 HPV 的存在，但结果不一致，很可能是由于应用敏感性 HPV DNA 测定而出现了假阳性的结果。最可靠的研究表明，在黏膜白斑中 HPV 感染率非常低，不到 1%（Ha et al.,2004）。

2. 区域性癌变　口腔白斑是公认的肉眼可见的癌前病变。然而，有些组织学和临床指征表明，口腔黏膜中许多癌前病变是肉眼不可见的。早在 1953 年，"区域性癌变"一词就被提出，用来解释 HNSCC 治疗后局部复发的高倾向性以及头颈部黏膜发生多个独立肿瘤的高度可能性。Slaughter 等仔细研究了口腔癌标本，并将这些肿瘤周围频繁出现的不典型增生与局部复发和多发性原发肿瘤联系在一起（Slaughter et al.,1953）。由于过去二十年间分子学研究的发展，现在可以用分子术语来定义区域性癌变的过程。1996 年，基于鳞状上皮细胞形态学变化的遗传表征，推测出首例 HNSCC 基因多步进展模型（Califano et al.,1996）。不典型增生会出现染色体 3p、9p 和 17p 的杂合性丢失，明显反映出发生了早期癌变。而在癌中，会出现典型的染色体 11q、4q 和 8 上的改变，这可能对应着癌变过程中相对较晚的阶段。

使用这些与 TP53 突变相结合的遗传标记物进行检测，结果显示在口腔和口咽部肿瘤中，至少 35% 的癌症被黏膜上皮包围，并伴有基因改变(Tabor et al.,2001)。该上皮具有肉眼可见的正常外观,但可能发生了组织学上的变异。与先前的研究一致,这种以基因改变为特征且与肿瘤相邻的黏膜上皮也被命名为"区域"。重要的是,这些区域往往延伸到手术边缘,而且在治疗过的 HNSCC 患者中,是常见的局部复发和第二原发性肿瘤的重要部位。

在"区域"这个概念由来之前,还有一些信息资料,如:Van Houten 等报道了与肿瘤相邻的黏膜上皮细胞中有小型 p53 阳性的局灶性斑块存在(van Houten et al.,2002)。这些突变的 p53 阳性斑块被认为等同于构成鳞状上皮常见的祖细胞或成体干细胞子细胞家族的"克隆"或"克隆单位",并且现在可以通过 p53 突变而被检测到。这些 p53 突变的克隆单位被认为代表了黏膜中的第一个致癌性变化,并与根据 HNSCC 发展中的斑块—区域—肿瘤—转移假想进展模型为基础的基因定义领域一起形成(Leemans et al.,2011)。通过 Axin2 谱系追踪实验,至少在小鼠皮肤中显示有这种干细胞和它们所形成的斑块(Lim et al.,2013)。

上述研究基本涉及 HNSCC,并且在明确区分 HPV+ve 和 HPV-ve 肿瘤之前就进行了。最近,主要研究了口咽部的 HPV+ve 肿瘤是否也被这些大面积的变异细胞所包围。通过研究结论,我们有理由认为 HPV 感染可能是 HPV+ve 肿瘤中的第一个致癌事件,如在宫颈中的研究所见。HPV 或更好的 E6 病毒转录本可用于研究 HPV+ve 肿瘤周围区域性癌变。值得注意的是,所测试的手术边缘区域,没有检测到一个 E6 的转录本,这强烈表明 HPV 诱导的区域性癌变似乎不发生在上呼吸消化道中,或者 HPV 感染不是第一致癌事件(Rietbergen et al.,2014)。因此,与宫颈中 HPV 介导的致癌作用相反,在上呼吸消化道中,通过醋酸白斑病变的检查和活检,没有发现与 HPV 相关的癌前变化的迹象。HPV 诱导的上呼吸消化道鳞状细胞癌的分子发病机制仍然是一个谜,仅能依赖在侵袭性癌中收集的数据进行推测。

(二)头颈癌癌变过程中的相关变化

已经充分证实,癌症起因于基因的遗传和表观遗传变化,这些基因在癌症相关的信号通路中起作用,也导致了癌症相关表型的获得,Hanahan 和 Weinberg 对其有明确的总结(2000,2011)。并且这些基因有无限的复制潜力,生长信号的自给自足,对抗生长信号的不敏感性,逃避凋亡、侵袭和转移以及血管生成的能力。对 HPV+ve 和 HPV-ve 肿瘤各自的分子变化已经进行了很好的研究,结果总结如下。

1. HPV+ve 和 HPV-ve 肿瘤中的不同遗传学　HPV 不能被培养,因此在肿瘤标本中大多数检测 HPV 的方法都是基于检测病毒 DNA。由于这些基于 DNA 的检测方法是从宫颈癌筛查研究领域借鉴的,所以它们非常敏感,且容易高估 HPV 归因分数。2001 年,Van Houten 等研究发现,通过 DNA PCR 方法检测到只有一个 HPV+ve 肿瘤的亚群中有病毒致癌基因 E6 和 E7 的表达(Van Houten et al.,2001),从那时起,这些转录本的出现被认为是 HPV 积极参与肿瘤的金标准。2004 年,Braakhuis 等应用杂合性缺失分析方法检测时,第一次发现根据致癌 HPV16 E6 转录本的有无来对肿瘤进行分级的方式,这种方式表现出一种不同的遗传模式(Braakhuis et al.,2004),随后 Smeets 等通过微阵列比较基因组杂交方法再次验证(Smeets et al.,2006)。在 HPV+ve 肿瘤中最突出的表现是 *TP53* 突变的缺失以及染色体臂 3p、9p 的丢失和 11q13 的扩增,而这些变化在 HPV-ve 肿瘤中非常常见。在 3p 上的基因仍是未知数,但在其他染色体臂上,相关的癌基因已经确定,9p 上的 *CDKN2A*(p16^{INK4a})、11q13 上的 *CCND1*(CyclinD1)和 17p 上的 *TP53*。*TP53* 是 HNSCC 中已被确定的癌症基因。在 60%~80% 的肿瘤中发现有体细胞突变(van Houten et al.,2002;Balz et al.,2003;Poeta et al.,2007;Cancer Genome Atlas,2015),还发现在体外培养的黏膜角化细胞中,p53 的显性失活突变体的过表达,连同 TERT(端粒酶催化亚基)的异位表达以及 cyclinD1 或一个 p16^{INK4A} 不敏感的 CDK4 突变体的过表达,能引起细胞的无限增殖(Opitz et al.,2001;Rheinwald et al.,2002)。在 HPV+ve 肿瘤中,p53 蛋白没有突变,但是会被 HPV 病毒癌蛋白 E6 绑定并针对性降解。

染色体臂 9p 上鉴定的肿瘤抑制基因是编码 p16^{Ink4A} 蛋白的

CDKN2A，而扩增区 11q13 上的癌基因是编码 cyclinD1 的 *CCND1*。两种蛋白质在控制细胞周期的 G1-S 期转换的 Rb 信号通路中起作用。cyclinD1/CDK4-6 复合物磷酸化 pRb 蛋白，即 G1-S 期限制点的抑制剂。*CDKN2A* 基因编码细胞周期抑制蛋白 p16^{Ink4A}，其结合并破坏细胞周期蛋白 D/CDK4-6 复合物。在 HNSCC 中，p16^{Ink4A} 细胞周期抑制蛋白常常通过结合染色体缺失的突变或甲基化而失活，或是在大多数情况下通过纯合子缺失而失活（Reed et al.，1996；Cancer Genome Atlas，2015）。编码 cyclinD1 的基因 *CCND1* 位于 11q13 上，并在超过 80% 的 HPV-ve HNSCC 中扩增或获得（Smeets et al.，2006）。随着 p53 的消除，这些改变引起了细胞永生化（Smeets et al.，2011）。因此，*TP53*、*CCND1* 和 *CDKN2A* 是 HPV-ve HNSCC 中确定的癌症基因。在 HPV+ve 肿瘤中，病毒癌蛋白 E7 通过结合和靶定 pRb 蛋白的降解来失活相同的通路。

　　使用口咽角化细胞的条件永生化体外模型进行功能研究（Smeets et al.，2011），研究内容是各种病毒和宿主癌基因对 p53 和 pRb 通路的抑制作用。发现通过用短发夹 RNA 敲低和显性失活突变体 p53R172H 的表达或 HPV16 癌蛋白 E6 的表达使口咽角化细胞中的 p53 失活，均能导致病毒和宿主癌基因寿命的延长。当 p16^{Ink4A} 敲低，异位 cyclinD1 表达或 HPV16E7 表达结合时，尽管有异位 TERT 的表达，细胞仍变得永生。总而言之，p53 在 HNSCC 中经常失活：通过 HPV-ve 肿瘤中的体细胞突变或通过 HPV+ve 肿瘤中的 HPV E6。*Rb* 基因（编码 pRb 其他袋状蛋白 p107 和 p130）通过 HPV E7 蛋白靶向于 HPV + ve HNSCC 中，而在 HPV-ve HNSCC 中，在同一信号通路上起作用的能编码 p16^{Ink4A} 和 cyclinD1 的这些基因分别是失活或过表达的。这反映了在含有这些基因的染色体区域存在差异性的得与失，而且至少部分解释了 HPV+ve 和 HPV-ve 肿瘤之间的遗传差异。

　　在口咽角化细胞中，p53 和 pRb 通路的失活引起的癌症相关表型变化至少是细胞的无限增殖。这种表型变化也与 HPV-ve 的 HNSCC 患者进展早期发生的遗传事件有时间一致性。9p21 的缺失

和 *CDKN2A* 的定位以及 *TP53* 突变在癌前区中经常被发现（Califano et al.，1996；Tabor et al.，2001；Leemans et al.，2011），并且被认为是最早的遗传变化。在 HPV+ve 的 HNSCC 中，假设 HPV 感染是最初的致癌事件，那么这些相同的途径也可能首先被病毒 E6 和 E7 癌蛋白灭活。

虽然可以假定体细胞突变或 HPV-E6 表达所致的 p53 的失活是最早的基因突变原因之一，但并非所有 HPV-ve 肿瘤都确实含有突变型 p53。大约 60% 的 HNSCC 隐藏有 *TP53* 的突变，还有 20% 含有转录活跃的 HPV（Braakhuis et al.，2004）。在剩下的 20% 的病例中，p53 好像没有失活（Smeets et al.，2009）。遗漏突变的可能性不大，更有可能的原因是 p53 通路中有其他靶向基因（Berns et al.，2004）或这些肿瘤遵循 p53 非依赖性恶性进展途径。在最近的分子谱分析研究中，指出在 HPV-ve 和 *TP53* 野生型肿瘤的亚群中典型显示有 *HRAS* 和 *CASP8* 突变（Cancer Genome Atlas，2015）并形成单独的亚群。

除了通过失活 p53 和 pRb 通路来消除细胞周期调控之外，可能还需要克服端粒缩短，才能实现其无限复制的潜力。在 80% 的 HNSCC 中可检测到能够增加端粒长度的端粒酶或 TERT（Califano et al.，1996）。此外，在大多数体外模型中，尽管数据并不一致，但 TERT 似乎是其重要因素（Rheinwald et al.，2002；Dickson et al.，2000）。有人提出，角化细胞可能是按照 TERT 独有的端粒延伸替代机制（alternative lengthening of telomeres，ALT）延长端粒的（Opitz et al.，2001）。在 HNSCC 中 TERT（5p15.33）的染色体位置不常被发现或放大。在 HPV+ve 肿瘤中，TERT 表达增加的作用似乎更重要，至少在子宫颈是如此（Snijders et al.，1998）。

头颈癌的分子目录最近在癌症基因组图谱联盟（The Cancer Genome Atlas Consortium）出版，是目前对头颈癌基因和表观遗传变化的最全面综述（Cancer Genome Atlas，2015）。在这项研究中，通过二代测序和阵列分析描述了 279 个肿瘤的分子变化特征。通过将至少 1 000 个序列读取到 HPV 基因组中，发现总共有 36 例是 HPV+ve。该数据证实了上述的差异遗传模式，但进一步指出，在 HPV+ve 肿瘤

中 *TRAF3* 有频繁结构变化，*TRAF3* 是染色体区域 14q32 的一个基因，并且经常参与抗病毒免疫应答。关于体细胞突变，在 HPV+ve 肿瘤中发现更频繁的 TpC 突变，但体细胞突变的数量在 HPV+ve 和 HPV−ve 肿瘤之间没有差异。除了频繁的 *TRAF3* 缺失外，在 HPV+ve 肿瘤中还鉴定到频繁的 *PIK3CA* 错义突变和 *E2F1* 的扩增。PIK3CA 蛋白是 PI3 激酶的催化亚基，PI3 激酶可将磷脂 PIP2 磷酸化为 PIP3 并由此激活 AKT 蛋白的脂质激酶。最近，Sewell 等报道了在 33 个 HPV+ve 肿瘤中有 8 个 PIK3CA 突变，但也显示 HPV 蛋白质干扰 AKT 信号传导（Sewell et al.，2014）。

2. HPV+ve 和 HPV−ve 肿瘤的不同表达谱　基于 mRNA 检测的表达谱可以通过不同的方法产生，如 Northern 印迹、DNA 微阵列或 qRT-PCR。如今，二代测序技术可以对高样本通量的转录组进行分析，而且这种方法将来可能会取代 DNA 芯片技术，但现在这些芯片技术仍然广泛用于全基因组 mRNA 的表达分析。

基因表达谱被用于 HNSCC 分类的历史已超过十年（表 1-3-1）。例如在 2001 年，Hanna 等利用 cDNA 阵列分析了 1 187 个肿瘤相关基因的表达谱，用以预测对辐射有抵抗和敏感的组织的不同辐射反应。鉴定了 60 个与肿瘤相关的差异表达基因，并将其用于生成一个具有聚类分析作用的预测模型（Hanna et al.，2001）。2004 年，Chung 和同事对 60 个 HNSCC 样本进行了 cDNA 微阵列分析，共覆盖了 12 814 个人类基因。用 EGFR 通路标志可鉴定 3 种不同的亚型：间质富集亚型、正常上皮样亚型和具有高水平抗氧化酶的亚型（Chung et al.，2004）。

然而，与遗传改变类似，从这些结果和其他早期基因表达研究的结果中都不能得出治疗相关的分子分类。因为缺乏关于 HPV 状态的信息和 / 或缺乏显著数量的 HPV+ve 病例、小样本和 / 或有不同类的与肿瘤特征（例如初级定位）和治疗形式相关的样本。

在对 HPV+ve 和 HPV−ve HNSCC 的区别进行的首次研究中，使用 Affymetrix Human 133U Plus 2.0 基因芯片分析了 36 个 HNSCC 肿

表 1-3-1　HPV+ve 与 HPV-ve HNSCC 的表达谱比较

第一作者	发表年	解剖位点						HPV-	HPV+	差异表达基因（探针）数	分析基因（探针）数
		口咽	口腔	扁桃体	舌根/舌	喉	下咽				
Keck	2014	×	×			×		75	55	1 386	27 958
Mirghani	2014	×	×					15	15	224	135 000
Jung	2010	×	×		×		×	30	11+7	1 498(2 152)	>38 500
Lohavanichbutr	2009	×	×					78	41	(446)	>38 500
Martinez	2007			×	×			4	3	166	14 820
Pyeon	2007	×	×					26	16	92	>38 500
Schlecht	2007		×			×	×	30	12	149	27 323
Slebos	2006	×	×			×	×	28	8	91	>38 500

注：表中列出了与肿瘤样本的解剖部位、样本 HPV（-/+）和分析探针的数量有关的差异表达基因（或探针）的数目：Keck 2014 (Keck et al., 2015), Mirghani 2014 (Mirghani et al., 2014), Jung 2010 (Jung et al., 2010), Lohavanichbutr 2009 (Lohavanichbutr et al., 2009), Martinez 2007 (Martinez et al., 2007), Pyeon 2007 (Pyeon et al., 2007), Schlecht 2007 (Schlecht et al., 2007) 和 Slebos 2006 (Slebos et al., 2006)。

瘤(Slebos et al.,2006)。该队列包含 8 个(22%)HPV16-DNA+ve 样品，除了一个来自喉部，其余所有样本都来自口咽部，而大多数 HPV-ve 肿瘤(15/28)来自口腔。通过 RT-PCR 实验中 HPV16-E6 RNA 的表达，可以确定检测到了 HPV-DNA。该微阵列分析揭示了在 HPV+ve 和 HPV-ve 的 HNSCC 之间，有 91 个基因存在差异性表达，并具有统计学意义，此结果也通过对一个基因亚群用 RT-PCR 实验进行了证实。在 HPV+ve 样品的高表达基因中，发现了细胞周期调控因子($p16^{INK4A}$、$p18$ 和 $CDC7$)和转录因子($TAF7L$、$RFC4$、$RPA2$ 和 $TFDP2$)，而在 HPV+ve 肿瘤中只有 $NAP1L2$ 和 $KIRREL$($NEPH1$)两个基因显著下调。NAP1L2 是核小体装配蛋白的一员(未经 RT-PCR 证实)，KIRREL(NEPH1)是参与细胞间相互作用的免疫球蛋白超家族中的一员。除了微阵列分析数据之外，在 HPV+ve 肿瘤中，通过染色体定位的基因图谱显示在染色体 3q24-qter 上也呈现高水平的表达。

2007 年，Schlecht 及其同事利用含有 27 323 个基因 cDNA 的微阵列芯片进行研究，报道了 HPV16+ve HNSCC 中一个含 123 个差异表达基因的子集。他们的成员包括 42 个来自纽约内城地区的 HNSCC 患者，其中 29% 的样本 HPV16 阳性(通过 MY09/11-PCR 和 HPV16-E6 癌基因的 RT-PCR 测定)。通过基因本体论分析发现在细胞周期调控、DNA 复制、致癌物代谢、免疫应答和炎症反应中均有差异性表达的基因。视网膜母细胞瘤结合蛋白(p18)、复制因子 -C 基因和 E2F 二聚化伴侣转录因子(TFDP2)是 HPV+ve HNSCC 肿瘤中最显著过表达的基因，这与宫颈癌的结论一致。特别是，在 HPV+ve 肿瘤中发现了与病毒防御和免疫应答有关的基因下调(包括白介素和干扰素诱导蛋白)，表明了这是一种 HPV 的免疫调节作用(Schlecht et al.,2007)。

在上述研究的同一年，使用覆盖超过 47 000 个转录本的 Affymetrix U133plus2 基因芯片分析了 68 例原发性 HNSCC 患者(Winter et al.,2007)。有些基因在体内表达与 10 种已知的缺氧调节基因(例如 $CA9$、$GLUT1$ 和 $VEGF$)的表达相关，通过将这些基因聚集，获得了包含

99 个基因的标志物,其中 27% 的基因之前已知是与缺氧有关的。该标记物基因的 RNA 表达中位数是头颈癌公用数据库中无复发生存的独立预后因素,并且还是已发表的乳腺癌系列丛书中总体存活率的显著预后因素。然而,在本研究中未考虑 HPV 的状态。

在 HPV 相关和 HPV-ve 的 HNSCC 中,已经在细胞周期调控和细胞凋亡、转录调节、DNA 复制和修复、角化细胞分化及免疫应答等几个细胞的流程中发现了差异表达的基因。

通过免疫组织化学研究,在 HPV+ve 和 HPV-ve 的 HNSCC 中,p16^{INK4a} 是首先被鉴定为差异表达的蛋白质之一(Klussmann et al., 2003)。p16^{INK4a} 阳性已经证明是临床中 HPV 相关癌症的可靠替代标记物(Mooren et al., 2014;Prigge et al., 2015)。与 p16^{INK4a} 一样,p21 是另一种参与细胞周期调控的肿瘤抑制蛋白,其表达已经显示与 HPV+ve 扁桃体癌的良好预后密切相关(Hafkamp et al., 2009)。相反,在 HPV+ve 的 OPSCC 中,与肿瘤细胞存活相关的蛋白(例如存活蛋白)表达较少(Preuss et al., 2008a b)。此外,生长因子受体(例如 EGFR)的表达与阳性 HPV 状态呈负相关(Reimers et al., 2007)。

使用完整的基因组分析与验证技术,已经对有限数量的 HPV+ve 肿瘤样品进行了分析(Walter et al., 2013)。鉴定了 HNSCC 的四种基因表达亚型:基底、间质、非典型和典型。有趣的是,14 个 HPV+ve 样品中的 10 个被分类为非典型($n=8$)或经典型($n=2$),并且 SOX2 和 ALDH1 在这两种类型中均高表达。SOX2 和 ALDH1 被认为参与了肿瘤细胞干细胞特性的获取过程。

ALDH1(醛脱氢酶 1)的表达在 OSCC 转移中显著增加并且伴随存活率下降,但 ALDH1 表达与 HPV 阳性状态无关(Qian et al., 2013b;2014)。已知 *SOX2*(性别决定区域 Y-box 2)是鳞状细胞癌中的谱系 - 存活致癌基因(Brcic et al., 2012)。研究显示 SOX2 参与上皮细胞向间质细胞转化(epithelial-to-mesenchymal transition,EMT)的过程,这是肿瘤向远端转移的第一步。SOX2 表达降低与增强肿瘤细胞运动性和上调与细胞运动相关的基因如 *VIM*(波形蛋白)相关,VIM 是一种间质细胞的标记蛋白。SOX2 的低表达也显示与治疗失败高危险的 HNSCC 患者的预后相关（Bayo et al.，2015）。

仅在口咽部的 15 个 HPV−ve 和 15 个转录活性 HPV+ve 肿瘤的基因表达谱中，通过使用含有全基因组阵列芯片（Roche NimbleGen 12x135K CGH array）的 135 000 个探针已经发现了 224 个差异表达基因（Mirghani et al.，2014）。这些基因被用于生成一种预测性转录组信号，作者建议可将这个信号用于 OPSCC 病因学的逐例鉴定。有趣的是，CDKN2A、PI3K 和 PDCD1 在 HPV16+ve 的 OPSCC 中过表达，这与其他研究一致。但它们不包含在最后的信号中，因为从一个肿瘤到另一个肿瘤，它们的表达水平呈高度可变性。

最近，Keck 等根据基因表达共聚类（使用靶向 27 958 个 RNAs 的 Agilent 4x44K v2 微阵列芯片），拷贝数分析和 HPV 状态，鉴定了 HNSCC 中的 5 种亚型（Keck et al.，2015）。其中，两种生物学上不同的亚型被确定在 HPV+ve 的肿瘤中存在。其中一个表现出免疫和间质表型，并且在 HPV−ve 肿瘤中也有表现。该亚型的特征在于表达免疫应答基因（CD8、ICOS、LAG3 和 HLA-DRA）和间质基因（波形蛋白、基质金属蛋白酶）。对应于潜在的上皮 - 间质转变，上皮标志物（P-钙黏蛋白和细胞角蛋白）也被下调。与 HPV−ve 肿瘤的此亚型相比，HPV+ve 肿瘤的免疫 / 间质亚型在与 HPV 相关的细胞周期通路基因中表现出活性的升高，与已报道的标记物相比显示出更高的增殖速率（Whitfield et al.，2006），并且在形态学上呈现非角化和分化不良。另一种被称为经典的亚型在 HPV+ve 以及 HPV−ve 肿瘤中被鉴定出，该亚型的特征在于与其他组相比具有更高的增殖率并且显著富集了腐胺（多胺）降解途径的变异基因表达。多胺对于真核细胞的生长、分化和存活是必需的。多胺的代谢通路在癌症中经常紊乱，并且多胺水平升高已经显示与细胞增殖的增加相关（Gerner et al.，2004）。特别是这个分解代谢途径通过产生能够破坏关键细胞分子（包括 DNA）的反应性醛类和 H_2O_2，使得其在上皮癌中显得似乎很重要。在 HPV+ve 肿瘤的经典亚型中显示有细胞周期和细胞分裂或相关基因

如 *CDKN2A* 和 *E2F2* 的过表达,而 HPV-ve 肿瘤的经典亚型中发现有 *AKR1C1*、*AKR1C3* 和 *ALDH3A1* 的表达改变。这些基因属于异生素代谢途径,已知与吸烟有关,在 HPV+ve 与 HPV-ve 肿瘤的经典亚型之间吸烟因素也有所不同(HPV-ve 肿瘤重度吸烟者为 74%,而 HPV+ve 肿瘤中为 42%)。有趣的是,在喉乳头状瘤转变为喉癌时发现 *AKR1C3* 表达缺失(Huebbers et al.,2013)。

仅在 HPV-ve 肿瘤中,定义了一个显著富集缺氧信号基因表达(例如 *HIF1A*、*CA9* 和 *VEGF*)的基础亚型。而且,神经调节蛋白信号[包括 EGFR 和 NRG1(神经调节蛋白 1/heregulin)]和上皮标志物的过表达是该基础亚型的特征。与 HPV+ve 肿瘤的免疫/间质亚型相反,高角化和高分化的形态在基础亚型中常见。

在这项研究中 Keck 等以无监督的方式确定了 5 种 HNSCC 亚型(Keck et al.,2015),与先前确定的 HNSCC 亚型密切相关(Chung et al.,2004),与在肺鳞状细胞癌中发现的类似(Wilkerson et al.,2010)。重要的是,上面这两种不同的 HPV+ve 肿瘤亚型的鉴定,为在 HPV+ve HNSCC 中也观察到的临床异质性提供了生物学基础。这些都强烈表明,除了 HPV 之外,HNSCC 需要进一步的生物标志物,并且,对于 HPV+ve HNSCC 内的亚组可能需要不同的治疗方法(见表 1-3-1)。

3. 表观遗传学和微 RNA 对基因表达的调控　基因表达可以在不同的水平上进行调节。在这里,我们专注于 HPV+ve 和 HPV-ve 的 HNSCC 中与相应基因表达谱相关的差异表观遗传机制。表观遗传机制分为三大类:DNA 甲基化、组蛋白修饰和非编码 RNA(ncRNA)。

如其名称所示,ncRNA 不被翻译成蛋白质。高度丰富且功能重要的 RNA 属于 ncRNA,如 tRNA 和核糖体 RNA。最近,已经鉴定出许多 ncRNA,但缺少对其功能的验证,并且认为一些 ncRNA 是无功能的(也称为 Junk RNA)。然而,还是有许多 ncRNA 涉及与基因表达有关的生物学功能。在这里,我们专注于 miRNA,一组参与基因表达调控的反式作用 ncRNA。

miRNA 在 1993 年被发现(Lee et al.,1993),并且在许多细胞过

程(包括细胞分裂、发育、细胞死亡和细胞迁移)的转录后基因调控中起关键作用。它们由核内的RNA聚合酶Ⅱ转录为500~3 000个碱基的初级miRNA(pri-miRNA),再在一个被称为RNAse Ⅲ(DROSHA)微处理器的复合物中加工生成60~70个核苷酸的前体miRNA(pre-miRNA)。这种发夹样前体miRNA在茎环的双链部分含有成熟的miRNA序列。前体miRNA被输出到细胞质中并被DICER1进一步处理以产生成熟的miRNA,其与DICER1和Argonaute(AGO)蛋白一起并入miRNA诱导的沉默复合物(miRISC)中(图1-3-1)。在这里,微RNA通过与其靶向mRNA互补的序列指导miRISC,并且通过在所谓的P体(处理体)中靶向mRNA降解和翻译抑制来介导基因抑制。

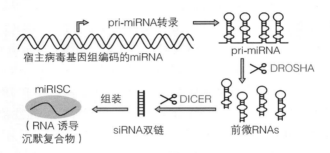

图1-3-1　微RNA诱导沉默复合物(miRISC)形成所需的转录和加工步骤

最近,研究显示HPV基因组编码自己的miRNA(Gu et al.,2011;Qian et al.,2013a)。这些微RNA的作用仍然不明确,但是靶向预测将潜在的miRNA结合位点映射到HPV基因组(在HPV基因*E5*、*E1*、*L1*和*LCR*区域内)以及宿主靶向序列上,并且显示在细胞周期调控、免疫功能、细胞黏附/迁移和癌变等过程中有多种功能(Qian et al.,2013a)。变异的miRNA表达涉及各种疾病,包括癌症。而且,"致癌"微RNA的过表达和"肿瘤抑制"miRNA的下调表达与肿瘤形成、侵袭和转移等致癌过程有关。在miRNA成熟期间,miRNA的生物起源可以在不同的步骤中受到影响。初级miRNA转录可受遗传改变、表观遗传修饰或肿瘤抑制因子和致癌基因的正向或负向影响。进一步来说,初级 miRNA 加工、输出核外和最终成熟这些步骤也可能受到影响。最后,miRNA 功能可以通过竞争性内源 RNA(ceRNA)或 miRNA 结合位点的突变而发生偏倚。

PubMed 文献搜索"miRNA & expression & cancer"的结果超过 16 000 次。然而,通过在搜索术语中添加"head & neck & HPV",这一数字下降到 26 次,并且与 HPV-ve 癌症相比,只有少数研究分析了 HPV+ve 癌症中的差异 miRNA 特征。正如"经典分子生物学"一样,人们不能简单地认为一个 miRNA 具有一个靶标,就仅具有一个功能。基于它们相当小的尺寸,miRNA 可以结合多个(通常为数百个)的保守目标序列。另外,靶基因对不同的 miRNA 种类有众多的结合位点,这使得通过 miRNA 进行基因调控成为相当复杂的分子相互作用网络。与 HPV-ve 的头颈癌相比,新兴技术增加了对 HPV+ve 中差异表达的 miRNA 的认识;然而,直到现在,数据还是非常不一致。表 1-3-2 指出了在至少两篇出版物中,与 HPV-ve 的 HNSCC 相比,HPV+ve 的 HNSCC 中差异表达的 miRNA。鉴于在一项研究中有三分之一的 miRNA 上调但在另一项研究中又下调的这种情况,我们应该谨慎地解读 miRNA 的数据,而且实验结果高度依赖于样品类型、储存/处理和分析技术等几个因素。迄今,在 HPV 相关的 HNSCC 中 miRNA 的作用还未明确,但是考虑 HNSCC 中 miRNA 靶基因的多样性和重要功能,它们的重要性就显而易见了(见表 1-3-2)。

除了 ncRNA,DNA 甲基化和组蛋白修饰是另外两个影响基因表达的重要表观遗传过程。在真核生物中,胞嘧啶的甲基化通常发生在 CpG 二核苷酸中,并且与许多关键过程相关,包括基因组印记和 X 染色体失活,而腺嘌呤的甲基化仅限于原核生物。在正常发育过程中,基因表达在细胞分裂和分化过程中被 DNA 甲基化稳定地引导,这阻止了分化的细胞恢复分化或转化为另一种细胞类型。基因表达可以通过两种方式被 DNA 甲基化影响:①转录蛋白可能会被阻碍与基因的结合,导致基因表达减少;②甲基化的 DNA 可能吸引 MBD

表 1-3-2　与 HPV–ve HNSCC 相比，在 HPV+ve 中差异表达的微 RNA

参考文献	微 RNA	与 HPV– 相比，HPV+ 中的调节	基于验证方法数量的评分最高的目标（选择）（mirtarbase）	目标功能
Lajer et al., 2011, 2012; Wald et al., 2011	hsa-miR-363	上调	BCL2L11, CDKN1A, HIVEP1, CASP3, CD274	细胞凋亡，细胞周期，转录调节，免疫
Lajer et al., 2011; Wald et al., 2011	hsa-miR-26b	上调和下调	PTGS2, PHA2, CNE1, TAB1, RB1	前列腺素生物合成，发育，细胞周期，TGF-β-白细胞介素 1 和 WNT-1 信号通路
Wald et al., 2011; Lajer et al., 2012	hsa_miR_29a	上调和下调	MCL1, MT3A, DNMT3B, CL2, PIK3R1	细胞凋亡，DNA 甲基化，PI3K 信号通路
Wald et al., 2011; Lajer et al., 2012; Gao et al., 2013	hsa_miR_155	上调和下调	CEBPB, AB2, TP53INP1, SMAD1, KRAS	免疫和炎症反应，TGF-β-TP53 信号通路，细胞生长，细胞凋亡，形态形成，发育和免疫应答，转化
Miller et al., 2015; Wald et al., 2011	hsa-miR-222	上调和下调	CDKN1B, MMP1, KIT, PTEN, DKN1C	细胞周期，细胞外基质的分解，原癌基因 c-kit，肿瘤抑制
Lajer et al., 2011, 2012	hsa-miR-125a	下调	ERBB3, CDKN1A, CD34, TP53, ERBB2	细胞周期，EGF 信号通路，细胞黏附，肿瘤抑制

续表

参考文献	微 RNA	与 HPV- 相比,HPV+ 中的调节	基于验证方法数量的评分最高的目标(选择)(mirtarbase)	目标功能
Lajer et al., 2011;Miller et al., 2015	hsa-miR-143	下调	KRAS,APK7,MYO6,DNMT3A,FNDC3B	转化,增殖,分化,转录调控和发展,细胞内囊泡和细胞器转运,DNA 甲基化
Lajer et al., 2011;Miller et al., 2015	hsa-miR-145	下调	BNIP3,TAT1,FSCN1,KLF5,SOX2	细胞凋亡,细胞活性,细胞移行,运动性,黏附和细胞间相互作用,细胞增殖,胚胎发育,细胞命运,干细胞维护,上皮 - 间质转化
Lajer et al., 2011;Miller et al., 2015	hsa-miR-199a	下调	MET,MTOR,GSK3B,WNT2,IF1A	原癌基因,对 DNA 损伤和营养缺乏的反应,细胞周期阻滞和免疫抑制作用,转化,能量代谢,神经元细胞的发展,和实体模式形成,肿瘤形成和发展,细胞命运形成,胚胎形成,缺氧通路

续表

参考文献	微 RNA	与 HPV- 相比，HPV+ 中的调节	基于验证方法数量的评分最高的目标（选择）(mirtarbase)	目标功能
Lajer et al., 2011; Miller et al., 2015	hsa-miR-126	下调	VEGFA, SOX2, KRAS, PIK3R2, TERT	血管内皮细胞的增殖和迁移，胚胎发育，细胞命运，干细胞维持，上皮-间质转化，转化，PI3K 信号通路，端粒延长
Wald et al., 2011; Lajer et al., 2012	hsa_miR_181b	下调	TCL1A, TIMP3, PLAG1, BCL2, RNF2	发育成熟的 T 细胞白血病，抑制基质金属蛋白酶，凋亡，发育和细胞增殖
Lajer et al., 2012; Gao et al., 2013	hsa_miR_31	下调	RHOA, SATB2, FOXP3, MMP16, HIF1AN	肿瘤细胞增殖和转移，转录调节和染色质重塑，免疫学，细胞外基质分解，氧传感，HIF1A 抑制

注：根据 mirtarbase.org（Chou et al., 2016）对选定的微 RNA 靶标进行验证，并给出了它们对 HNSCC 的重要性。微 RNA 的表达状态（上调或下调）参考了之前的研究：Lajer 2011（Lajer et al., 2011），Wald 2011（Wald et al., 2011），Lajer 2011（Lajer et al., 2011），Gao 2013（Gao et al., 2013），Miller 2015（Miller et al., 2015）。

（methyl-CpG-binding domain，甲基 -CpG- 结合结构域）蛋白，从而招募其他染色质重塑蛋白，如组蛋白去乙酰酶。因此，形成一种致密的无活性染色质结构，称为异染色质，它将 DNA 甲基化与组蛋白修饰联系起来，这是第三个影响基因表达的表观遗传过程。

组蛋白（核心组蛋白 H_{2A}、H_{2B}、H_3 和 H_4 各 2 个复制体）形成组蛋白八聚体，其被约有 147 个碱基对的 DNA 包裹并形成核小体核心颗粒。大约 80 个 DNA 的碱基连接每个核小体和接头组蛋白（例如 H1），参与该染色质结构的紧密结合。组蛋白可以通过乙酰化、甲基化、泛素化和某些氨基酸的磷酸化进行翻译后修饰。这些修饰影响组蛋白之间以及组蛋白与核小体核心内的 DNA 之间的分子相互作用，从而改变染色质结构，并由此可能以激活或失活方式影响基因表达。

在第一章第五节"口腔感染 HPV 的风险因素"以及第五章"HPV 阳性和 HPV 阴性患者预后及生活质量的预测因素"中，我们会对 HNSCC 中的 DNA 甲基化和组蛋白修饰以及与 HPV 相关癌症的具体方面进行综述。

二、结论

与关键的细胞调节因子相互作用的病毒蛋白对驱动 HPV 相关的致癌作用是十分重要和必要的。相对的 HPV-ve 肿瘤，其致癌过程中的（简化的）每一步都必须通过遗传或表观遗传改变来促进。因此，在 HPV 相关癌症中发现突变的频率较低，但无论只是随机突变，或是在致癌进展的某些步骤中非常重要的突变，这些都尚未完全解决。

HPV 引发的癌症和 HPV+ve 的 OPSCC 都显示有复发性局灶性 3q26.3-qter 的扩增（Klussmann et al.，2009），其包括重要的癌症相关基因如 TP63、SOX2 以及致癌基因 PIK3CA。相反，在 HPV+ve 肿瘤中 TP53 的突变、染色体臂 3p 和 9p 的缺失以及 11q13 的扩增都显著缺失，而这些变化在 HPV-ve 肿瘤中非常常见（Braakhuis et al.，2004）。重要的是，在 HPV+ve 肿瘤中 p16^{INK4a} 基因过表达需要染色体 9p 丢失和 HPV 癌蛋白的存在，$p16^{INK4a}$ 基因在临床中被用作 HPV 相关癌症的替代标记物。这些分子差异表明两个实体有不同遗传进展模型，但是对 HPV 相关癌症的区域性癌变这个概念提出了挑战。

综上所述，目前的分子和临床数据清楚地显示 HPV 相关和 HPV 不相关的 HNSCC 是不同的癌症亚型。另外，未来的研究可能为其他亚组（包括 HPV+ve 的 HNSCC）提供证据。除了经典的病理学检查外，还可应用分子（"omic-"）诊断技术为特定患者群体提供适合的治疗理念。

参考文献

Balz V, Scheckenbach K, Gotte K, Bockmuhl U, Petersen I, Bier H (2003) Is the p53 inactivation frequency in squamous cell carcinomas of the head and neck underestimated? Analysis of p53 exons 2-11 and human papillomavirus 16/18 E6 transcripts in 123 unselected tumor specimens. Cancer Res 63(6):1188–1191

Bayo P, Jou A, Stenzinger A, Shao C, Gross M, Jensen A, Grabe N, Mende CH, Rados PV, Debus J, Weichert W, Plinkert PK, Lichter P, Freier K, Hess J (2015) Loss of SOX2 expression induces cell motility via vimentin up-regulation and is an unfavorable risk factor for survival of head and neck squamous cell carcinoma. Mol Oncol 9(8):1704–1719. doi:10.1016/j.molonc.2015.05.006

Berns K, Hijmans EM, Mullenders J, Brummelkamp TR, Velds A, Heimerikx M, Kerkhoven RM, Madiredjo M, Nijkamp W, Weigelt B, Agami R, Ge W, Cavet G, Linsley PS, Beijersbergen RL, Bernards R (2004) A large-scale RNAi screen in human cells identifies new components of the p53 pathway. Nature 428(6981):431–437. doi:10.1038/nature02371

Braakhuis BJ, Snijders PJ, Keune WJ, Meijer CJ, Ruijter-Schippers HJ, Leemans CR, Brakenhoff RH (2004) Genetic patterns in head and neck cancers that contain or lack transcriptionally active human papillomavirus. J Natl Cancer Inst 96(13):998–1006

Brcic L, Sherer CK, Shuai Y, Hornick JL, Chirieac LR, Dacic S (2012) Morphologic and clinicopathologic features of lung squamous cell carcinomas expressing Sox2. Am J Clin Pathol 138(5):712–718. doi:10.1309/AJCP05TTWQTWNLTN

Califano J, van der Riet P, Westra W, Nawroz H, Clayman G, Piantadosi S, Corio R, Lee D, Greenberg B, Koch W, Sidransky D (1996) Genetic progression model for head and neck cancer: implications for field cancerization. Cancer Res 56(11):2488–2492

Cancer Genome Atlas N (2015) Comprehensive genomic characterization of head and neck squamous cell carcinomas. Nature 517(7536):576–582. doi:10.1038/nature14129

Chou CH, Chang NW, Shrestha S, Hsu SD, Lin YL, Lee WH, Yang CD, Hong HC, Wei TY, Tu SJ, Tsai TR, Ho SY, Jian TY, Wu HY, Chen PR, Lin NC, Huang HT, Yang TL, Pai CY, Tai CS, Chen WL, Huang CY, Liu CC, Weng SL, Liao KW, Hsu WL, Huang HD (2016) miRTarBase 2016: updates to the experimentally validated miRNA-target interactions database. Nucleic Acids Res 44(D1):D239–D247. doi:10.1093/nar/gkv1258

Chung CH, Parker JS, Karaca G, Wu J, Funkhouser WK, Moore D, Butterfoss D, Xiang D, Zanation A, Yin X, Shockley WW, Weissler MC, Dressler LG, Shores CG, Yarbrough WG, Perou CM (2004) Molecular classification of head and neck squamous cell carcinomas using patterns of gene expression. Cancer Cell 5(5):489–500

Dickson MA, Hahn WC, Ino Y, Ronfard V, Wu JY, Weinberg RA, Louis DN, Li FP, Rheinwald JG (2000) Human keratinocytes that express hTERT and also bypass a p16 (INK4a)-enforced mechanism that limits life span become immortal yet retain normal growth and differentiation characteristics. Mol Cell Biol 20(4):1436–1447

Gao G, Gay HA, Chernock RD, Zhang TR, Luo J, Thorstad WL, Lewis JS Jr, Wang X (2013) A microRNA expression signature for the prognosis of oropharyngeal squamous cell carcinoma. Cancer 119(1):72–80. doi:10.1002/cncr.27696

Gerner EW, Meyskens FL Jr (2004) Polyamines and cancer: old molecules, new understanding. Nat Rev Cancer 4(10):781–792. doi:10.1038/nrc1454

Gu W, An J, Ye P, Zhao KN, Antonsson A (2011) Prediction of conserved microRNAs from skin and mucosal human papillomaviruses. Arch Virol 156(7):1161–1171. doi:10.1007/s00705-011-0974-3

Ha PK, Califano JA (2004) The role of human papillomavirus in oral carcinogenesis. Crit Rev Oral Biol Med 15(4):188–196

Hafkamp HC, Mooren JJ, Claessen SM, Klingenberg B, Voogd AC, Bot FJ, Klussmann JP, Hopman AH, Manni JJ, Kremer B, Ramaekers FC, Speel EJ (2009) P21 Cip1/WAF1 expression is strongly associated with HPV-positive tonsillar carcinoma and a favorable prognosis. Mod Pathol 22(5):686–698. doi:10.1038/modpathol.2009.23

Hanahan D, Weinberg RA (2000) The hallmarks of cancer. Cell 100(1):57–70

Hanahan D, Weinberg RA (2011) Hallmarks of cancer: the next generation. Cell 144(5):646–674. doi:10.1016/j.cell.2011.02.013

Hanna E, Shrieve DC, Ratanatharathorn V, Xia X, Breau R, Suen J, Li S (2001) A novel alternative approach for prediction of radiation response of squamous cell carcinoma of head and neck. Cancer Res 61(6):2376–2380

Huebbers CU, Preuss SF, Kolligs J, Vent J, Stenner M, Wieland U, Silling S, Drebber U, Speel EJ, Klussmann JP (2013) Integration of HPV6 and downregulation of AKR1C3 expression mark malignant transformation in a patient with juvenile-onset laryngeal papillomatosis. PLoS ONE 8(2):e57207. doi:10.1371/journal.pone.0057207

Jung AC, Briolat J, Millon R, de Reynies A, Rickman D, Thomas E, Abecassis J, Clavel C, Wasylyk B (2010) Biological and clinical relevance of transcriptionally active human papillomavirus (HPV) infection in oropharynx squamous cell carcinoma. Int J Cancer 126 (8):1882–1894. doi:10.1002/ijc.24911

Keck MK, Zuo Z, Khattri A, Stricker TP, Brown CD, Imanguli M, Rieke D, Endhardt K, Fang P, Bragelmann J, DeBoer R, El-Dinali M, Aktolga S, Lei Z, Tan P, Rozen SG, Salgia R, Weichselbaum RR, Lingen MW, Story MD, Ang KK, Cohen EE, White KP, Vokes EE, Seiwert TY (2015) Integrative analysis of head and neck cancer identifies two biologically distinct HPV and three non-HPV subtypes. Clin Cancer Res 21(4):870–881. doi:10.1158/1078-0432.CCR-14-2481

Klussmann JP, Gultekin E, Weissenborn SJ, Wieland U, Dries V, Dienes HP, Eckel HE, Pfister HJ, Fuchs PG (2003) Expression of p16 protein identifies a distinct entity of tonsillar carcinomas associated with human papillomavirus. Am J Pathol 162(3):747–753. doi:10.1016/S0002-9440(10)63871-0

Klussmann JP, Mooren JJ, Lehnen M, Claessen SM, Stenner M, Huebbers CU, Weissenborn SJ, Wedemeyer I, Preuss SF, Straetmans JM, Manni JJ, Hopman AH, Speel EJ (2009) Genetic signatures of HPV-related and unrelated oropharyngeal carcinoma and their prognostic implications. Clin Cancer Res 15(5):1779–1786. doi:10.1158/1078-0432.CCR-08-1463

Lajer CB, Nielsen FC, Friis-Hansen L, Norrild B, Borup R, Garnaes E, Rossing M, Specht L, Therkildsen MH, Nauntofte B, Dabelsteen S, von Buchwald C (2011) Different miRNA signatures of oral and pharyngeal squamous cell carcinomas: a prospective translational study. Br J Cancer 104(5):830–840. doi:10.1038/bjc.2011.29

Lajer CB, Garnaes E, Friis-Hansen L, Norrild B, Therkildsen MH, Glud M, Rossing M, Lajer H, Svane D, Skotte L, Specht L, Buchwald C, Nielsen FC (2012) The role of miRNAs in human papilloma virus (HPV)-associated cancers: bridging between HPV-related head and neck cancer and cervical cancer. Br J Cancer 106(9):1526–1534. doi:10.1038/bjc.2012.109

Lee RC, Feinbaum RL, Ambros V (1993) The C. elegans heterochronic gene lin-4 encodes small RNAs with antisense complementarity to lin-14. Cell 75(5):843–854

Leemans CR, Braakhuis BJ, Brakenhoff RH (2011) The molecular biology of head and neck cancer. Nat Rev Cancer 11(1):9–22. doi:10.1038/nrc2982

Lim X, Tan SH, Koh WL, Chau RM, Yan KS, Kuo CJ, van Amerongen R, Klein AM, Nusse R (2013) Interfollicular epidermal stem cells self-renew via autocrine Wnt signaling. Science 342 (6163):1226–1230. doi:10.1126/science.1239730

Lohavanichbutr P, Houck J, Fan W, Yueh B, Mendez E, Futran N, Doody DR, Upton MP, Farwell DG, Schwartz SM, Zhao LP, Chen C (2009) Genomewide gene expression profiles of HPV-positive and HPV-negative oropharyngeal cancer: potential implications for treatment choices. Arch Otolaryngol Head Neck Surg 135(2):180–188. doi:10.1001/archoto.2008.540

Martinez I, Wang J, Hobson KF, Ferris RL, Khan SA (2007) Identification of differentially expressed genes in HPV-positive and HPV-negative oropharyngeal squamous cell carcinomas. Eur J Cancer 43(2):415–432. doi:10.1016/j.ejca.2006.09.001

Miller DL, Davis JW, Taylor KH, Johnson J, Shi Z, Williams R, Atasoy U, Lewis JS Jr, Stack MS (2015) Identification of a human papillomavirus-associated oncogenic miRNA panel in human oropharyngeal squamous cell carcinoma validated by bioinformatics analysis of the Cancer Genome Atlas. Am J Pathol 185(3):679–692. doi:10.1016/j.ajpath.2014.11.018

Mirghani H, Ugolin N, Ory C, Lefevre M, Baulande S, Hofman P, St Guily JL, Chevillard S, Lacave R (2014) A predictive transcriptomic signature of oropharyngeal cancer according to HPV16 status exclusively. Oral Oncol 50(11):1025–1034. doi:10.1016/j.oraloncology.2014.07.019

Mooren JJ, Gultekin SE, Straetmans JM, Haesevoets A, Peutz-Kootstra CJ, Huebbers CU, Dienes HP, Wieland U, Ramaekers FC, Kremer B, Speel EJ, Klussmann JP (2014) P16 (INK4A) immunostaining is a strong indicator for high-risk-HPV-associated oropharyngeal carcinomas and dysplasias, but is unreliable to predict low-risk-HPV-infection in head and neck papillomas and laryngeal dysplasias. Int J Cancer 134(9):2108–2117. doi:10.1002/ijc.28534

Napier SS, Speight PM (2008) Natural history of potentially malignant oral lesions and conditions: an overview of the literature. J Oral Pathol Med 37(1):1–10. doi:10.1111/j.1600-0714.2007.00579.x

Opitz OG, Suliman Y, Hahn WC, Harada H, Blum HE, Rustgi AK (2001) Cyclin D1 overexpression and p53 inactivation immortalize primary oral keratinocytes by a telomerase-independent mechanism. J Clin Invest 108(5):725–732. doi:10.1172/JCI11909

Poeta ML, Manola J, Goldwasser MA, Forastiere A, Benoit N, Califano JA, Ridge JA, Goodwin J, Kenady D, Saunders J, Westra W, Sidransky D, Koch WM (2007) TP53 mutations and survival in squamous-cell carcinoma of the head and neck. N Engl J Med 357(25):2552–2561. doi:10.1056/NEJMoa073770

Preuss SF, Weinell A, Molitor M, Semrau R, Stenner M, Drebber U, Wedemeyer I, Hoffmann TK, Guntinas-Lichius O, Klussmann JP (2008a) Survivin and epidermal growth factor receptor expression in surgically treated oropharyngeal squamous cell carcinoma. Head Neck 30 (10):1318–1324. doi:10.1002/hed.20876

Preuss SF, Weinell A, Molitor M, Stenner M, Semrau R, Drebber U, Weissenborn SJ, Speel EJ, Wittekindt C, Guntinas-Lichius O, Hoffmann TK, Eslick GD, Klussmann JP (2008b) Nuclear survivin expression is associated with HPV-independent carcinogenesis and is an indicator of poor prognosis in oropharyngeal cancer. Br J Cancer 98(3):627–632. doi:10.1038/sj.bjc.6604192

Prigge ES, Toth C, Dyckhoff G, Wagner S, Muller F, Wittekindt C, Freier K, Plinkert P, Hoffmann J, Vinokurova S, Klussmann JP, von Knebel Doeberitz M, Reuschenbach M (2015) p16(INK4a)/Ki-67 co-expression specifically identifies transformed cells in the head and neck region. Int J Cancer 136(7):1589–1599. doi:10.1002/ijc.29130

Pyeon D, Newton MA, Lambert PF, den Boon JA, Sengupta S, Marsit CJ, Woodworth CD, Connor JP, Haugen TH, Smith EM, Kelsey KT, Turek LP, Ahlquist P (2007) Fundamental differences in cell cycle deregulation in human papillomavirus-positive and human papillomavirus-negative head/neck and cervical cancers. Cancer Res 67(10):4605–4619. doi:10.1158/0008-5472.CAN-06-3619

Qian K, Pietila T, Ronty M, Michon F, Frilander MJ, Ritari J, Tarkkanen J, Paulin L, Auvinen P, Auvinen E (2013a) Identification and validation of human papillomavirus encoded microRNAs. PLoS ONE 8(7):e70202. doi:10.1371/journal.pone.0070202

Qian X, Wagner S, Ma C, Klussmann JP, Hummel M, Kaufmann AM, Albers AE (2013b) ALDH1-positive cancer stem-like cells are enriched in nodal metastases of oropharyngeal squamous cell carcinoma independent of HPV status. Oncol Rep 29(5):1777–1784. doi:10. 3892/or.2013.2340

Qian X, Wagner S, Ma C, Coordes A, Gekeler J, Klussmann JP, Hummel M, Kaufmann AM, Albers AE (2014) Prognostic significance of ALDH1A1-positive cancer stem cells in patients with locally advanced, metastasized head and neck squamous cell carcinoma. J Cancer Res Clin Oncol 140(7):1151–1158. doi:10.1007/s00432-014-1685-4

Reed AL, Califano J, Cairns P, Westra WH, Jones RM, Koch W, Ahrendt S, Eby Y, Sewell D, Nawroz H, Bartek J, Sidransky D (1996) High frequency of p16 (CDKN2/MTS-1/INK4A) inactivation in head and neck squamous cell carcinoma. Cancer Res 56(16):3630–3633

Reimers N, Kasper HU, Weissenborn SJ, Stutzer H, Preuss SF, Hoffmann TK, Speel EJ, Dienes HP, Pfister HJ, Guntinas-Lichius O, Klussmann JP (2007) Combined analysis of HPV-DNA, p16 and EGFR expression to predict prognosis in oropharyngeal cancer. Int J Cancer 120(8):1731–1738. doi:10.1002/ijc.22355

Rheinwald JG, Hahn WC, Ramsey MR, Wu JY, Guo Z, Tsao H, De Luca M, Catricala C, O'Toole KM (2002) A two-stage, p16(INK4A)- and p53-dependent keratinocyte senescence mechanism that limits replicative potential independent of telomere status. Mol Cell Biol 22(14): 5157–5172

Rietbergen MM, Braakhuis BJ, Moukhtari N, Bloemena E, Brink A, Sie D, Ylstra B, Baatenburg de Jong RJ, Snijders PJ, Brakenhoff RH, Leemans CR (2014) No evidence for active human papillomavirus (HPV) in fields surrounding HPV-positive oropharyngeal tumors. J Oral Pathol Med 43(2):137–142. doi:10.1111/jop.12123

Schlecht NF, Burk RD, Adrien L, Dunne A, Kawachi N, Sarta C, Chen Q, Brandwein-Gensler M, Prystowsky MB, Childs G, Smith RV, Belbin TJ (2007) Gene expression profiles in HPV-infected head and neck cancer. J Pathol 213(3):283–293. doi:10.1002/path.2227

Sewell A, Brown B, Biktasova A, Mills GB, Lu Y, Tirosh DR, Issaeva N, Yarbrough WG (2014) Reverse-phase protein array profiling of oropharyngeal cancer and significance of PIK3CA mutations in HPV-associated head and neck cancer. Clin Cancer Res 20(9):2300–2311. doi:10. 1158/1078-0432.CCR-13-2585

Slaughter DP, Southwick HW, Smejkal W (1953) Field cancerization in oral stratified squamous epithelium; clinical implications of multicentric origin. Cancer 6(5):963–968

Slebos RJ, Yi Y, Ely K, Carter J, Evjen A, Zhang X, Shyr Y, Murphy BM, Cmelak AJ, Burkey BB, Netterville JL, Levy S, Yarbrough WG, Chung CH (2006) Gene expression differences associated with human papillomavirus status in head and neck squamous cell carcinoma. Clin Cancer Res 12(3 Pt 1):701–709. doi:10.1158/1078-0432.CCR-05-2017

Smeets SJ, Braakhuis BJ, Abbas S, Snijders PJ, Ylstra B, van de Wiel MA, Meijer GA, Leemans CR, Brakenhoff RH (2006) Genome-wide DNA copy number alterations in head and neck squamous cell carcinomas with or without oncogene-expressing human papillomavirus. Oncogene 25(17):2558–2564. doi:10.1038/sj.onc.1209275

Smeets SJ, Brakenhoff RH, Ylstra B, van Wieringen WN, van de Wiel MA, Leemans CR, Braakhuis BJ (2009) Genetic classification of oral and oropharyngeal carcinomas identifies subgroups with a different prognosis. Cell Oncol 31(4):291–300. doi:10.3233/CLO-2009-0471

Smeets SJ, van der Plas M, Schaaij-Visser TB, van Veen EA, van Meerloo J, Braakhuis BJ, Steenbergen RD, Brakenhoff RH (2011) Immortalization of oral keratinocytes by functional inactivation of the p53 and pRb pathways. Int J Cancer 128(7):1596–1605. doi:10.1002/ijc.25474

Snijders PJ, van Duin M, Walboomers JM, Steenbergen RD, Risse EK, Helmerhorst TJ, Verheijen RH, Meijer CJ (1998) Telomerase activity exclusively in cervical carcinomas and a subset of cervical intraepithelial neoplasia grade III lesions: strong association with elevated messenger RNA levels of its catalytic subunit and high-risk human papillomavirus DNA. Cancer Res 58(17):3812–3818

Tabor MP, Brakenhoff RH, van Houten VM, Kummer JA, Snel MH, Snijders PJ, Snow GB,

Leemans CR, Braakhuis BJ (2001) Persistence of genetically altered fields in head and neck cancer patients: biological and clinical implications. Clin Cancer Res 7(6):1523–1532

van der Waal I (2009) Potentially malignant disorders of the oral and oropharyngeal mucosa; terminology, classification and present concepts of management. Oral Oncol 45(4–5):317–323. doi:10.1016/j.oraloncology.2008.05.016

van Houten VM, Snijders PJ, van den Brekel MW, Kummer JA, Meijer CJ, van Leeuwen B, Denkers F, Smeele LE, Snow GB, Brakenhoff RH (2001) Biological evidence that human papillomaviruses are etiologically involved in a subgroup of head and neck squamous cell carcinomas. Int J Cancer 93(2):232–235. doi:10.1002/ijc.1313

van Houten VM, Tabor MP, van den Brekel MW, Kummer JA, Denkers F, Dijkstra J, Leemans R, van der Waal I, Snow GB, Brakenhoff RH (2002) Mutated p53 as a molecular marker for the diagnosis of head and neck cancer. J Pathol 198(4):476–486. doi:10.1002/path.1242

Wald AI, Hoskins EE, Wells SI, Ferris RL, Khan SA (2011) Alteration of microRNA profiles in squamous cell carcinoma of the head and neck cell lines by human papillomavirus. Head Neck 33(4):504–512. doi:10.1002/hed.21475

Walter V, Yin X, Wilkerson MD, Cabanski CR, Zhao N, Du Y, Ang MK, Hayward MC, Salazar AH, Hoadley KA, Fritchie K, Sailey CJ, Weissler MC, Shockley WW, Zanation AM, Hackman T, Thorne LB, Funkhouser WD, Muldrew KL, Olshan AF, Randell SH, Wright FA, Shores CG, Hayes DN (2013) Molecular subtypes in head and neck cancer exhibit distinct patterns of chromosomal gain and loss of canonical cancer genes. PLoS ONE 8(2):e56823. doi:10.1371/journal.pone.0056823

Whitfield ML, George LK, Grant GD, Perou CM (2006) Common markers of proliferation. Nat Rev Cancer 6(2):99–106. doi:10.1038/nrc1802

Wilkerson MD, Yin X, Hoadley KA, Liu Y, Hayward MC, Cabanski CR, Muldrew K, Miller CR, Randell SH, Socinski MA, Parsons AM, Funkhouser WK, Lee CB, Roberts PJ, Thorne L, Bernard PS, Perou CM, Hayes DN (2010) Lung squamous cell carcinoma mRNA expression subtypes are reproducible, clinically important, and correspond to normal cell types. Clin Cancer Res 16(19):4864–4875. doi:10.1158/1078-0432.CCR-10-0199

Winter SC, Buffa FM, Silva P, Miller C, Valentine HR, Turley H, Shah KA, Cox GJ, Corbridge RJ, Homer JJ, Musgrove B, Slevin N, Sloan P, Price P, West CM, Harris AL (2007) Relation of a hypoxia metagene derived from head and neck cancer to prognosis of multiple cancers. Cancer Res 67(7):3441–3449. doi:10.1158/0008-5472.CAN-06-3322

Zhang L, Poh CF, Williams M, Laronde DM, Berean K, Gardner PJ, Jiang H, Wu L, Lee JJ, Rosin MP (2012) Loss of heterozygosity (LOH) profiles–validated risk predictors for progression to oral cancer. Cancer Prev Res (Phila) 5(9):1081–1089. doi:10.1158/1940-6207. CAPR-12-0173

第四节　头颈部鳞状细胞癌中 HPV 整合的原因及后果

Ernst Jan M. Speel

摘要

人乳头状瘤病毒（HPV）是肛门生殖器鳞状细胞癌和头颈部鳞状细胞癌的一个亚群（即起源于口咽部的鳞状细胞癌）发病的必要原因。高危型 HPV（high-risk HPV，HRHPV）相关肿瘤进展中的关键事件包括持续感染、基底上皮细胞中病毒早期基因的表达失调、局部免疫抑制和染色体改变的累积。这些事件都来自对子宫颈癌变的研究;很少检测到头颈部黏膜原发性癌前 HRHPV 阳性的病灶。将病毒 DNA 整合到宿主染色体中被认为是致癌作用的重要驱动因素,在 40%~90% 的子宫颈鳞状细胞癌(uterine cervical SCC,UCSCC)和口咽鳞状细胞癌(oropharyngeal SCC,OPSCC)中可观察到此过程,取决于使用的整合检测方法和 HRHPV 类型。在 OPSCC 中,超过 90% 的 HPV 阳性肿瘤被 HPV16 感染。因此,10%~60% 的 HPV 阳性肿瘤含有染色体外(游离型)病毒。本节从文献中总结了 HPV 整合的原因和后果,特别关注细胞基因组中 HPV 的整合位点,及其对病毒癌基因(特别是 *E6* 和 *E7*)表达、人(肿瘤)基因表达以及细胞增殖、细胞凋亡和细胞信号通路失调的影响。还提供了与 HPV 整合相关的 DNA 甲基化、病毒载量和临床结果的数据。

关键词

人乳头状瘤病毒(HPV)、头颈部鳞状细胞癌(HNSCC)、口咽癌、扁桃体癌、病毒整合、E2、E6、E7、FISH、PCR、NGS、肿瘤基因

一、人乳头状瘤病毒及其生命周期

人乳头状瘤病毒(HPV)是无包膜病毒,含有约 8kb 的环状双链 DNA。它们具有高度亲上皮性,可以感染黏膜和皮肤上皮细胞。HPV 家族分为 5 个属,并细分为 31 类和 120 型(zur Hausen,2002;Bernard et al.,2010)。每种类型被定义为一个完整的乳头状瘤病毒基因组,其 *L(ate)1* 基因核苷酸序列与任何其他已知类型的核苷酸序列至少有 10% 的不同。我们重点介绍黏膜的 HPV 类型。属于 α 属的 15 种 HPV 类型与恶性上皮病变的发展相关,即所谓的高风险(HR)HPV,包括 HPV16 和 HPV18,两者分别在 50% 和 20% 的子宫颈恶性肿瘤中被发现(WHO IARC Monographs,2007)。HPV16 也是口咽鳞状细

癌（OPSCC）的主要类型（Olthof et al.，2012）。与低风险（LR）HPV 相比，通过病毒癌基因 *E6* 和 *E7* 对细胞蛋白功能失调的能力差异说明了 HRHPV 的致癌特性。LRHPV 类型，如 HPV6 和 HPV11，常见于良性黏膜病变（如肛门生殖器和喉乳头状瘤），并且仅与癌症偶发相关（Olthof et al.，2012；Huebbers et al.，2013；Mooren et al.，2014）。

迄今，大多数 HPV 相关黏膜疾病发生的资料均来自子宫颈癌变的研究，因为包含 HRHPV 的头颈部病变患者通常伴有晚期疾病，而且很少有原发性癌前病变（Mooren et al.，2014）。以下事件在 HPV 生命周期中或多或少发生已被普遍接受（图 1-4-1）。综述参见 zur Hausen，2002；Woodman et al.，2007；Olthof et al.，2012；Groves et al.，2015 及其中的参考文献。

（1）HPV 倾向于以表皮的多层角化细胞层作为感染和繁殖的目标。具体而言病毒更倾向于把功能性上皮附属物作为目标，例如毛囊、口腔中的唾液腺和扁桃体隐窝等腺体，以及层状上皮与柱状上皮相连的部位，例如宫颈移行区。这些脆弱的部位缺乏上皮细胞的高度结构化屏障功能，并且有上皮储备细胞 / 干细胞的大量存在（Egawa et al.，2015）。

（2）HPV 通过上皮创伤 / 微小病灶感染复层上皮的基底细胞层。

（3）细胞的病毒侵入需要活跃的细胞分裂，并且用 HPV16 进行研究表明 L1 衣壳蛋白与基底膜片段上的硫酸乙酰肝素蛋白多糖（heparan sulfate proteoglycans，HSPGs）结合，而这些片段暴露于（微）损伤部位。此外，病毒粒子与 α6 整联蛋白结合，从而启动进一步的细胞内信号传导事件。其与 HSPGs 结合可诱导构象变化，L2 的裂解以及暴露的 L2 N 末端与新鉴定的 L2 特异性受体（膜联蛋白 A2 异源四聚体）的结合。随后发生了 HPV16 的网格蛋白、小窝蛋白、脂筏、氟尿素、胆固醇和动力蛋白的非依赖性内吞作用（Schiller et al.，2010；Raff et al.，2013）。

（4）感染与 HPV 早期基因 *E1* 和 *E2* 表达和 HPV 附加体（环状、染色体外 DNA）的低水平扩增相关。*E2* 还与有丝分裂纺锤体结合，

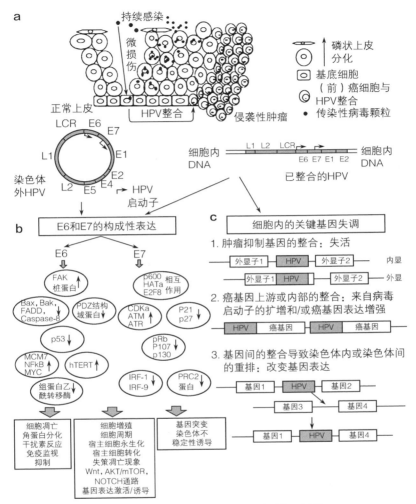

图 1-4-1 HPV 致组织瘤变的机制示意图

a. HPV 阳性肿瘤发展过程中的 HPV 感染和整合的示意图(修改自 Woodman et al.,
2007;Cornet et al.,2015)。HPV 通过鳞状细胞上皮的微小病变进入基底细胞。感染
早期 HPV 基因 *E1*、*E2*、*E4*、*E5*、*E6* 和 *E7* 表达,病毒 DNA 复制于染色体外 DNA。在
上皮的上层,病毒基因组进一步复制,晚期基因 *L1*、*L2* 和 *E4* 表达。*L1* 和 *L2* 将病毒
基因组封装于细胞核中,形成子代病毒粒子。然后脱落的病毒会引发新的感染。在向
(微)侵袭性癌症的转化过程中,病毒 DNA 通常以 1 个或多个拷贝整合到宿主基因组
DNA 中,通常伴随 *E2* 的丢失或破坏,随后 *E6* 和 *E7* 癌基因表达上调。LCR,长控制区。
b. 随后 E6 和 E7 的上调导致细胞信号通路的失调,从而导致细胞增殖活跃和凋亡抑制
(修改自 Olthof et al.,2012;Groves et al.,2015)。c. HPV 整合入宿主基因组的多种机制可
能直接导致细胞的关键肿瘤抑制基因和原癌基因的失调(修改自 Rusan et al.,2015)。

在细胞分裂期间激活病毒 DNA 裂解（Van Tine et al.，2004a）。

（5）感染的细胞复制并进入副基底上皮层。*E6* 和 *E7* 的表达抑制分化并促进重新进入细胞周期。

（6）受感染的细胞移动到上皮层上方，复制其病毒基因组至高拷贝数并表达 *E4* 和晚期基因 *L1* 和 *L2*，从而允许封装的附加体进入到感染性病毒颗粒中并从角质化表面脱落。通常把经历了非肿瘤性有效 HPV 感染的可识别病变归类为低度上皮内病变（low-grade intraepithelial lesion，LSIL）或宫颈上皮内瘤变 1（cervical intraepithelial neoplasia 1，CIN1）。由于免疫系统的作用，这些病变往往会复原。

（7）在约 5% 的病例中，感染可能会持续存在（病变分为高级别 SIL 或 CIN 2/3），从而导致局部免疫抑制以及在受感染的宿主细胞中染色体突变的累积（Southern et al.，2001；Hopman et al.，2004，2006），解除对 HPV 早期基因表达的控制，从而减少病毒的产生。最初感染的 0.3%~1.2% 最终发展为侵袭性癌症（WHO，2014）。

二、HPV 整合的机制及检测方法

持续感染也可能导致 HRHPV 基因组或其部分整合到宿主基因组中。尽管在癌前的 CIN 病变中，整合的时间和频率一直备受争议，但现在认为从高度异型增生到（微）侵袭性肛门生殖器癌的进展中，这个整合的过程发生相对较晚（Klaes et al.，1999；Hopman et al.，2004；Vinokurova et al.，2008；Rusan et al.，2015）。在这些病例中，OPSCC 和肿瘤邻近异型增生的病变中也可检测到 HPV16 整合（Hafkamp et al.，2003；Mooren et al.，2014）。到目前为止，在正常人群的口咽/腭扁桃体中，发现和检测到持续 HRHPV 感染的原始定位非常难（Klingenberg et al.，2010），并且需要对 HPV 感染率很高的人群（例如，有许多性伴侣、口交或免疫抑制的人）进行组织活检分析，才能成功地确认这些感染。相反，LRHPV 感染很容易被检测到，例如在喉乳头状瘤中，但在这些病例中很少发现病毒整合（Huebbers et al.，2013；Mooren et al.，2014）。

由于病毒整合需要病毒和宿主 DNA 的破坏,因此整合率被认为与 DNA 损伤水平有关(Chen et al.,2014)。内源性和外源性因素都可能导致 DNA 损伤,包括病毒本身(E6 和 E7 表达)诱导的炎症、与其他因素的共同感染(均导致产生过量的活性氧和硝酸盐物质)、环境因素和其他因素(Wei et al.,2009;Lace et al.,2015;Visalli et al.,2016)。在这方面,DNA 损伤修复机制的激活以及染色体改变的积累也可能有助于病毒整合过程(Southern et al.,2001;Hopman,et al.,2004,2006)。

在子宫颈鳞状细胞癌(UCSCC)中,95%~100% 的病例 HPV 阳性。不同的 HRHPV 类型以不同的频率趋向整合,例如 HPV16 型有50%~80%,HPV18 型 >90%,HPV31 和 HPV 33 型有 15%~40%,HPV45型 >80%(Wentsenzen et al.,2004;Vinokurova et al.,2008;Olthof et al.,2012;Groveset al.,2015)。在 OPSCC HPV 中,不同研究中其趋向整合的频率从 20% 到 90% 不等,并且取决于地理位置、样本的制备和检测的方法等(Olthof et al.,2012)。90%~95% 的病毒阳性 OPSCC 会感染 HPV16,而且依据这些鉴定整合 HPV 的方法,其整合百分比范围在 40%~80% 之间。

随着目前多种 HPV 检测方法的应用(Snijders et al.,2010),已经研发了许多方法来专门检测整合的 HPV。一方面,设计的这些方法仅仅是识别具有转录活性的检测病毒 - 宿主融合转录本的整合事件,例如 RNA 原位杂交(ISH)(Van Tine et al.,2004b),3'RACE-PCR[也被称为"扩增乳头瘤病毒癌基因转录物"(amplification of papillomavirus oncogene transcripts,APOT)PCR](Klaes et al.,1999;Lace et al.,2011;Olthof et al.,2014,2015;Vojtechovaet al.,2016)和 RNASeq(Akagi et al.,2014;Ojesina et al.,2014;Parfenov et al.,2014;Hu et al.,2015)。另一方面,许多程序已被用于检测整合的 HPV 基因组(无论其转录活性),包括 DNA(F)ISH(Cooper et al.,1991;Hopman et al.,2004;Hafkamp et al.,2008)、Southern 印迹(Cullen et al.,1991;Cooper et al.,1991;Vojtechova et al.,2016)、检测整合乳头状瘤病毒序

列（DIPS）PCR（Luft et al.，2001；Peter et al.，2010；Huebbers et al.，2013；Li et al.，2013；Olthof et al.，2014，2015）、限制性位点 PCR（Thorland et al.，2000）、定量 PCR（Peitsaro et al.，2002；Nagao et al.，2002；Ziegert et al.，2003）和 DNASeq（Xu et al.，2013；Akagi et al.，2014；Parfenov et al.，2014；Chandrani et al.，2015；Hu et al.，2015）。这些方法极大地丰富了我们的知识，如目前关于 UCSCC 和 OPSCC 中 HPV 整合频率及其对癌症发展和进展以及对病毒（癌）基因和人类基因表达的影响等方面。但是，所有这些检测方法都具有优缺点和不同的检测灵敏度，在比较报告数据和得出关于这些问题的一般结论时必须考虑这些因素。

三、人类基因组中 HPV 整合位点的鉴定

人类细胞基因组中，HPV 整合事件发生位点的确定是 HPV 研究中一个长期研究的领域。分子研究提供的证据表明，在 UCSCC 和 OPSCC 中可以经常检测到有 1 个，有时 >1 个整合位点（Hopman et al.，2004；Hafkamp et al.，2008；Peter et al.，2010；Mooren et al.，2013；Akagi et al.，2014；Ojesina et al.，2014；Parfenov et al.，2014；Hu et al.，2015）。HPV 整合位点似乎分布在 UCSCC 和 OPSCC 的整个人类基因组中，并且经常位于或靠近染色体脆性位点（Wentsenzen et al.，2004；Akagi et al.，2014；Ojesina et al.，2014；Olthof et al.，2014，2015；Parfenov et al.，2014；Hu et al.，2015）。此外，一些细胞遗传学谱带已被确定为整合热点，包括 3q28、4q13.3、8q24.21、13q22.1 和 17q21.2，占超过 20% 的 UCSCC 整合位点（Schmitz et al.，2012；Olthof et al.，2014；Chandrani et al.，2015）。另外，Parfenov 等（2014）和 Hu 等（2015）报道，在 UCSCC 和 OPSCC 中的整合通常在病毒和宿主基因组中的微同源性序列（1~10bp）区域中，表明病毒和人类 DNA 之间的融合可能已经通过微同源性介导的 DNA 修复途径发生。大多数情况下是整合到基因区域，还有较小部分是整合到 miRNA 区域。Parfenov 等（2014）报道，54% 的 OPSCC HPV 整合到已知基因（例如 *RAD51B*）中，

17% 整合到含 20kb 的基因内。同样,Olthof 等在 29 例 OPSCC 中鉴定出 37 个 HPV16 的整合位点,其中 27 个在已知或预测的基因中,而且有 17 个在肿瘤发生中有已知的作用,如 *BCL2*、*FANCC*、*HDAC2* 和 *TP63*。Hu 等(2015)报道了 *POU5F1B*、*FHIT*、*KLF12*、*KLF5*、*LRP1*、*LEPREL1*、*HMGA2*、*DLG2* 和 *SEMA3D* 上的整合热点(范围 4.9%~9.7%),而 Ojesina 等(2014)在 UCSCC 中也发现了 *MYC*、*ERBB2*、*TP63*、*FANCC*、*RAD51B* 和 *CEACAM5* 的病毒断点。在 7 个经常使用的 HPV16 阳性 HNSCC 细胞系中,已鉴定出每个细胞核有 2~7 个整合位点,并在基因(*DIAPH2*、*TP63*、*C9orf156*)和基因间区域中整合(Olthof et al.,2014)。Akagi 等(2014)能够在细胞系以及原发性肿瘤标本中证实这些观察结果,而且发现整合位点群靠近基因组中的结构改变(扩增、缺失)区域。这些研究结果也已在之前研究 UCSCC 过程中进行了描述(Lockwood et al.,2007;Peter et al.,2010;Ojesina et al.,2014)。结果是,Akagi 等(2014)提出了病毒基因组循环模型来解释在整合位点发生的 HPV 驱动的扩增和重排,这个过程可能会进一步传播到整个基因组。它包括以下步骤:①宿主基因组和病毒游离体被破坏;②线性 HPV 基因组整合到细胞基因组中;③形成含有宿主和病毒序列的环状 DNA;④通过滚环扩增方式扩增该模板;⑤产生可能在基因组中进一步扩散的病毒 - 宿主序列的整合串联体。事实上,在 Olthof 等(2015)描述的 HPV16 阳性 HNSCC 细胞系中,FISH 实验提供了携带整合病毒 DNA 序列的染色体的增殖和易位事件以及基因组不稳定性的证据。然而,应该注意的是,环状模型尤其要建立在对肿瘤细胞系的分析之上,其可能还积累了额外的长期培养诱导的染色体改变。将使用的细胞系与早期传代和原发肿瘤组织进行比较以更详细地检查这一点将很有趣。

　　总之,这些数据表明,HPV 整合不仅仅是一个随机事件,而是偏向于受保护程度较低和更容易接近的染色体区域,如转录的肿瘤基因和脆性位点。进一步探究:①整合是否发生在致癌过程中高表达的基因中;②整合本身是否相当随机,但可能影响中断基因的表达;

③两者是否可能同时发生。在这方面，Kraus Christiansen 等（2015）最近报道，整合位点似乎与在黏膜上皮中具有转录活性的 DNA 一致，正如整合位点与 DNase 超敏反应和 H3K4me3 甲基化相关的数据所判断的一样。这些结果可能表明整合在癌变过程中是一个早期事件，而不是染色体不稳定的晚期产物，这与 Hopman 等（2006）的研究数据一致，其研究显示在二倍体 CIN 病灶中已经可以发生整合。

四、病毒整合的后果：病毒基因表达

体外研究表明，HPV 整合事件也发生在含有非整合游离体的细胞中，导致通过来自游离体的 *E2* 转录调节子的表达阻抑了整合体衍生的 *E6* 和 *E7* 转录（Bechtold et al.，2003；Pett et al.，2006；Groves et al.，2015）。仅在游离体清除后，例如通过宿主抗病毒应答（Herdman et al.，2006），可以检测到来自整合病毒 DNA 的 E6 和 E7 癌蛋白的上调表达，其导致了一种超过宿主细胞游离体 DNA 的选择性生长优势（Jeon，Lambert 1995）。然而，还有一些关于 E6 和 E7 表达水平的高度以及它们如何在 HPV 阳性病变中被精确调节的讨论。一般认为病毒 DNA 通常以 1 个或更多拷贝整合到宿主基因组 DNA 中（参见上文）。在此过程中，病毒游离体最通常在 *E2* 开放阅读框（整合优先位点）内开放，时常导致 *E4* 和 *E5* 的缺失以及 *E2* 和 *L2* 的部分缺失（zur Hausen，2002；Wentsenzen et al.，2004；Olthof，2012，2013）。Olthof 等和 Parfenov 等（2014）也检测到 *E1* 基因中病毒游离体的破坏，这也导致了 *E2* 的减少。随后 E6 和 E7 癌蛋白的上调导致细胞信号传导通路的失调，除此之外还导致细胞增殖的增加和细胞凋亡的抑制并且最终导致成为一种转化的细胞状态（zur Hausen，2002；Ganguly et al.，2009；Moody et al.，2010；Pim et al.，2010；Olthof et al.，2012）（图 1-4-1b）。转化依赖于 E6/E7 的不断表达，可通过重新导入 E2（Adams et al.，2014）或通过使用短发夹 RNA 下调 E6/E7（Rampias et al.，2009）来逆转。在 *E2* 和 *E1* 开放阅读框（Akagi et al.，2014；Hu et al.，2015）以外，

HPV 断点经常被映射在 *L1* 和 *L2* 基因上。然而,在这些情况下,LCR 启动子中 *E2* 结合位点的甲基化,阻止 *E2* 结合 LCR 启动子,也可能是 *E6* 和 *E7* 表达的脱抑制作用的原因(Reuschenbach et al.,2015)。在人类基因组中延伸或连接多个 HPV 基因组拷贝的肿瘤中也可能出现这种情况(Olthof et al.,2014;Groves et al.,2015)。另一种可能是病毒基因表达受附近细胞调节序列影响(Rusan et al.,2015)。

与此观点相反,用 HPV16 基因组永生化的原代角化细胞进行研究的结果显示,病毒整合后 *E2* 基因序列的破坏不会导致病毒 *E6* 和 *E7* 癌基因的表达增加(Lace et al.,2011)。另外,Häfner 等的出版物(2008)使用 APOT-PCR 技术显示病毒基因组的整合状态与来自 55 例 HPV16 阳性 UCSCC 样品集中病毒基因 *E6* 的表达之间没有相关性。最近,Olthof 等(2014,2015)证实在 7 个 HPV 阳性 HNSCC 细胞系以及 75 个原发的 OPSCC HPV 物理状态(染色体外游离体或宿主 DNA 整合)中也不影响病毒 *E2*、*E6* 和 *E7* 基因转录物的水平。因此,在 HPV 相关 OPSCC 中似乎需要病毒癌基因转录物的组成型表达,而非高水平的表达,组成型表达足以确保病毒致癌基因一致性解除对细胞蛋白质和细胞信号传导通路的调节,包括细胞增殖(pRb 通路)、细胞凋亡和 DNA 损伤反应(p53 通路)(Wiest et al.,2002;zur Hausen,2002;Hafkamp et al.,2009;Leemans et al.,2011;Pim et al.,2010;Rieckmann et al.,2013;Arenz et al.,2014)(图 1-4-1b)。

五、病毒整合的后果:人类基因表达

除了促进稳定的病毒基因表达和随后的细胞信号传导途径的失调之外,HPV 整合还可以通过直接作用于宿主基因组(即通过影响关键细胞基因)而赋予宿主细胞选择性生长优势。Olthof 等(2014)有 6 个 OPSCC 的 mRNA 表达谱数据,并在基因序列中经证实有 HPV16 整合,其中包括已知的肿瘤相关基因 *FANCC*、*HDAC2*、*SYNPO2* 和 *TRAF3*。然而,与在另一个 DNA 序列中有整合的或仅显示病毒游离体的 OPSCC 相比,病毒整合并没有导致中断基因有显著不同的表达。

这与 Huebbers 等(2013)的研究相反,他们认为 *AKR1C3* 基因中低风险 HPV6 的整合导致喉癌中基因表达的丢失。然而,在这种情况下,如阵列 CGH 分析所示,其他基因的复制在肿瘤中丢失。在 Olthof 等(2014)研究的 6 例 OPSCC 中,阵列 CGH 检测到含有病毒中断基因的染色体区域没有丢失或扩增,表明这些肿瘤中仍存在一个或多个表达基因拷贝,这可掩盖整合对基因表达的影响。另一方面,这也可能表明病毒整合本身并不意味着对细胞内中断基因的失调。在本研究中,也可以通过发现了整合在 10 个 OPSCC 的基因序列中的 HPV16 来得出结论。

然而,在 UCSCC 中,Ojesina 等(2014)发现整合位点的宿主基因表达水平与未整合的肿瘤中的相同基因的表达水平相比显著升高。这在许多情况下与拷贝数增加有关,但不是在所有的位点上都有相关性,这说明其表达也可能由其他机制驱动,例如整合体的病毒启动子,其他的调节序列和蛋白质,或 E6/E7 表达的降低(Rusan et al.,2015)。

图 1-4-1c 显示了 HPV 整合可能直接影响基因表达的几种机制,以前由 Rusan 等(2015)提出,即:①肿瘤抑制基因的整合导致基因功能丧失;②与致癌基因相邻的整合,导致基因扩增和表达或增强来自病毒启动子的表达;③染色体内或染色体间的重新排列,接着是相关区域改变基因的表达。第一种机制的实例前面已有概述,而且这种整合还可能导致在没有 HPV 整合体的情况下染色体的额外损失(Huebbers et al.,2013)或导致截短蛋白质的基因成分的扩增或减少,就像已经发现的双链断裂 DNA 修复通路基因 *RAD51B* 一样(Khoury et al.,2013;Ojesina et al.,2014;Parfenov et al.,2014)。在 UCSCC 和 OPSCC 中 *NR4A2* 和 *MYC* 癌基因靠近上游的或内部的 HPV 整合是第二种机制的实例(Ferber et al.,2003;Wentsenzen et al.,2004;Ojesina et al.,2014;Parfenov et al.,2014)。Akagi 等(2014)描述了与染色体重排、基因扩增和表达增加相关的 HPV 插入的例子,Parfenov 等(2014)和 Olthof 等(2015)提到了 *TP63* 基因,一种在上皮发育中起作用并在鳞

状细胞癌（SCC）中高表达的转录因子。

概言之，最近以及更老的文献均证实，至少在一部分的 UCSCC 和 OPSCC 中，HPV 整合对宿主基因组和人类基因的表达具有直接影响，通过特定基因中的反复整合事件进一步强调了此结论。然而，需要更多的研究来充分探索人类和病毒基因表达的分子机制，作为在肛门生殖器部恶性肿瘤和头颈癌中 HPV 整合的结果。

六、与病毒载量、甲基化基因和结果相关的 HPV 整合

虽然已经使用不同的方法来确定病毒的物理状态，但仍有一些研究已经检验了与 HPV 整合有关的其他参数。Olthof 等（2014）通过 APOT 和 / 或 DIPS-PCR 方法检测了具有游离型病毒的肿瘤是否比具有整合型病毒的肿瘤具有更高的病毒载量。为此目的，在 73 个 OPSCC 样品上进行 qPCR 检测。病毒载量范围为每个细胞 3.4×10^{-6} 至高达 97 个 HPV DNA 拷贝。当比较有或无整合情况下的平均病毒载量时，未观察到显著差异（每个细胞 HPV DNA 拷贝比为 7：8.5）。此外，在病毒基因 $E2$、$E6$ 或 $E7$ 的平均 log2 表达水平和病毒载量之间未发现相关性。在包含 2~7 个整合位点的 7 个 HPV16 阳性 HNSCC 细胞系中也是这种情况，其中病毒载量为 1~739 个 HPV DNA 拷贝 / 参考基因（β- 珠蛋白）拷贝（Olthof et al.，2015）。

在两项研究中，分别检测了人类基因的甲基化和 HPV LCR DNA 中的 $E2$ 结合位点，并与头颈癌的 HPV 整合状态进行比较。在第一项研究中，Parfenov 等（2014）结果显示，整合 HPV 阳性肿瘤的 DNA 甲基化特征与不整合的那些不同。差异甲基化基因包括肿瘤抑制因子 $BARX2$ 和 $IRX4$ 以及致癌基因 $SIM2$ 和 $CTSE$。然而，整合改变甲基化特征的机制仍有待阐明（Rusan et al.，2015）。在第二项研究中，Reuschenbach 等（2015）根据病毒 DNA 物理状态检测到 HPV16（LCR）$E2$ 结合位点 $E2BS3$ 和 $E2BS4$ 中的差异甲基化水平，即：①与带有完整 $E2$ 基因的 HPV 整合基因组存在相关的完全甲基化（>80%）；②主要为带有完整 $E2$ 的附加型 HPV 基因组的中间甲基化水平（20%~

80%);③具有破坏的 *E2* 基因的非甲基化(<20%)。与甲基化水平中等的患者相比,甲基化水平高的患者五年生存率更差(风险比:3.23)。作者因此得出结论认为,需要进一步的研究来确定 E2BS 甲基化状态是否可以作为一个预后标志。

许多研究分析,与具有 HPV 游离型病毒的肿瘤相比,具有 HPV 整合型的肿瘤显示出更差的预后。Parfenov 等(2014)在原发性头颈癌中探讨了 HPV 整合是否与临床结果或其他临床特征(解剖部位、肿瘤分期、年龄、吸烟状态)相关,但未发现显著相关性。一种解释认为可能是研究样本量相对较小。Vojtechova 等(2016)最近分析了 186 例扁桃体癌,通过 *E2* mRNA 定位评估显示 43% 的病例是整合型,其在一部分肿瘤中符合了 APOT 和 Southern 印迹的数据。作者也未发现 HPV 阳性整合与染色体外/混合型病毒之间在疾病特异性存活率方面有统计学显著差异。最后,在用放疗治疗的宫颈癌患者中,Shin 等(2014)发现,对比整合型和游离型均存在的 HPV 患者,只有 HPV 整合型的患者的无病存活率呈下降趋势。总之,需要进一步的研究来阐明在 OPSCC 和 UCSCC 中 HPV 物理状态(整合型 vs. 游离型 vs. 混合整合/游离型)和生存之间的关系。

综观来说,HPV 整合影响病毒和宿主基因组,可能导致病毒癌蛋白、关键细胞(癌症)基因的失调以及 DNA 的甲基化、转录和染色体变化的积累方面的改变(另见"HPV 相关的头颈部鳞状细胞癌分子模式及生物学特性"章节,Brakenhoff RH,Wagner S,Klussmann JP)。进一步探索病毒整合事件,其对基因组改变的影响以及这些发现的临床意义,需要进行更大规模的肿瘤系列的全基因组研究。

参考文献

Adams AK, Wise-Draper TM, Wells SI (2014) Human papillomavirus induced transformation in cervical and head and neck cancers. Cancers 6:1793–1820 doi:10.3390/cancers6031793

Akagi K, Li J, Broutian TR, Padilla-Nash H, Xiao W, Jiang B, Rocco JW, Teknos TN, Kumar B, Wangsa D, He D, Ried T, Symer DE, Gillison ML (2014) Genomewide analysis of HPV integration in human cancers reveals recurrent, focal genomic instability. Genome Res 24:185–199

Arenz A, Ziemann F, Mayer C, Wittig A, Dreffke K, Preising S, Wagner S, Klussmann JP,

Engenhart-Cabillic R, Wittekindt C (2014) Increased radiosensitivity of HPV-positive head and neck cancer cell lines due to cell cycle dysregulation and induction of apoptosis. Strahlenther Onkol 190:839–846

Bechtold V, Beard P, Raj K (2003) Human papillomavirus type 16 E2 protein has no effect on transcription from episomal viral DNA. J Virol 77:2021–2028

Bernard HU, Burk RD, Chen Z et al (2010) Classification of papillomaviruses (PVs) based on 189 PV types and proposal of taxonomic amendments. Virology 401:70–79

Chandrani P, Kulkarni V, Iyer P, Upadhyay P, Chaubal R, Das P, Mulherkar R, Singh R, Dutt A (2015) NGS-based approach to determine the presence of HPV and their sites of integration in human cancer genome. Br J Cancer 112:1958–1965

Chen Y, Williams V, Filippova M, Filippov V, Duerksen-Hughes P (2014) Viral carcinogenesis: factors inducing DNA damage and viral integration. Cancers 6:2155–2186. doi:10.3390/cancers6042155

Cooper K, Herrington CS, Stickland JE, Evans MF, McGee JO (1991) Episomal and integrated human papillomavirus in cervical neoplasia shown by non-isotopic in situ hybridisation. J Clin Pathol 44:990–996

Cornet I, Kaanders JHAM, Kremer B, Speel EJM (2015) Hoofdhalskanker en HPV: hoe op maat te behandelen? Kanker Breed 7:26–29

Cullen AP, Reid R, Campion M, Lörincz AT (1991) Analysis of the physical state of different human papillomavirus DNAs in intraepithelial and invasive cervical neoplasm. J Virol 65:606–612

Egawa N, Egawa K, Griffin H, Doorbar J (2015) Human papillomaviruses; epithelial tropisms and the development of neoplasia. Viruses 7:3863–3890

Ferber MJ, Thorland EC, Brink AA, Rapp AK, Phillips LA, McGovern R, Gostout BS, Cheung TH, Chung TK, Fu WY, Smith DI (2003) Preferential integration of human papillomavirus type 18 near the c-myc locus in cervical carcinoma. Oncogene 22:7233–7242

Ganguly N, Parihar SP (2009) Human papillomavirus E6 and E7 oncoproteins as risk factors for tumorigenesis. J Biosci 34:113–123

Groves IJ, Coleman N (2015) Pathogenesis of human papillomavirus-associated mucosal disease. J Pathol 235:527–538

Hafkamp HC, Speel EJM, Haesevoets A, Bot FJ, Dinjens WNM, Ramaekers FCS, Hopman AHN, Manni JJ (2003) A subset of head and neck squamous cell carcinomas exhibits integration of HPV 16/18 DNA and overexpression of p16^{INK4A} and p53 in the absence of mutations in exons 5–8. Int J Cancer 107:394–400

Hafkamp HC, Manni JJ, Haesevoets A, Voogd AC, Schepers M, Bot FJ, Hopman AHN, Ramaekers FCS, Speel EJM (2008) Marked differences in survival rate between smokers and non-smokers with HPV 16-associated tonsillar carcinomas. Int J Cancer 122:2656–2664

Hafkamp HC, Mooren JJ, Claessen SHM, Klingenberg B, Voogd AC, Bot FJ, Klussmann JP, Hopman AHN, Manni JJ, Kremer B, Ramaekers FCS, Speel EJM (2009) P21Cip1/WAF1 expression is strongly associated with HPV-positive tonsillar carcinoma and a favorable prognosis. Modern Pathol 22:686–698

Häfner N, Driesch C, Gajda M, Jansen L, Kirchmayr R, Runnebaum IB, Dürst M (2008) Integration of the HPV16 genome does not invariably result in high levels of viral oncogene transcripts. Oncogene 27:1610–1617

Herdman MT, Pett MR, Roberts I, Alazawi WO, Teschendorff AE, Zhang XY, Stanley MA, Coleman N (2006) Interferon-β treatment of cervical keratinocytes naturally infected with human papillomavirus 16 episomes promotes rapid reduction in episome numbers and emergence of latent integrants. Carcinogenesis 27:2341–2353

Hopman AHN, Smedts F, Dignef W, Ummelen M, Sonke G, Mravunac M, Vooijs GP, Speel EJM, Ramaekers FCS (2004) Transition of high grade cervical intraepithelial neoplasia to micro-invasive carcinoma is characterized by integration of HPV 16/18 and numerical chromosome abnormalities. J Pathol 202:23–33

Hopman AHN, Theelen W, Hommelberg P, Kamps MA, Herrington CS, Morrison LE, Speel EJM, Smedts F, Ramaekers FCS (2006) Genomic integration of oncogenic HPV and gain of the Human Telomerase Gene *TERC* at 3q26 are strongly associated events in the progression of uterine cervical dysplasia to invasive cancer. J Pathol 210:412–419

Hu Z, Zhu D, Wang W, Li W, Jia W, Zeng X, Ding W, Yu L, Wang X, Wang L, Shen H, Zhang C, Liu H, Liu X, Zhao Y, Fang X, Li S, Chen W, Tang T, Fu A, Wang Z, Chen G, Gao Q, Li S, Xi L, Wang C, Liao S, Ma X, Wu P, Li K, Wang S, Zhou J, Wang J, Xu X, Wang H, Ma D (2015) Genome-wide profiling of HPV integration in cervical cancer identifies clustered genomic hot spots and a potential microhomology-mediated integration mechanism. Nat Genet 47:158–163

Huebbers CU, Preuss SF, Kolligs J, Vent J, Stenner M, Wieland U, Silling S, Drebber U, Speel EJM, Klussmann JP (2013) Integration of HPV6 and downregulation of AKR1C3 expression mark malignant transformation in a patient with juvenile-onset laryngeal papillomatosis. PLoS ONE 8(2):e57207. doi:10.1371/journal.pone.0057207

Jeon S, Lambert PF (1995) Integration of human papillomavirus type 16 DNA into the human genome leads to increased stability of E6 and E7 mRNAs: implications for cervical carcinogenesis. Proc Natl Acad Sci USA 92:1654–1658

Khoury JD, Tannir NM, Williams MD, Chen Y, Yao H, Zhang J, Thompson EJ, Network TCGA, Meric-Bernstam F, Medeiros LJ, Weinstein JN, Su X (2013) Landscape of DNA virus associations across human malignant cancers: analysis of 3,775 cases using RNA-Seq. J Virol 87:8916–8926

Klaes R, Woerner SM, Ridder R, Wentzensen N, DuerstM Schneider A, Lotz B, Melsheimer P, von Knebel Doeberitz M (1999) Detection of high-risk cervical intraepithelial neoplasia and cervical cancer by amplification of transcripts derived from integrated papillomavirus oncogenes. Cancer Res 59:6132–6136

Klingenberg B, Hafkamp HC, Haesevoets A, Manni JJ, Slootweg PJ, Weissenborn SJ, Klussmann JP, Speel EJM (2010) p16^{INK4A} overexpression is frequently detected in tumor-free tonsil tissue without association with HPV. Histopathology 56:957–967

Kraus Christiansen I, Kjetil Sandve G, Schmitz M, Dürst M, Hovig E (2015) Transcriptionally active regions Are the Preferred Targets for Chromosomal HPV Integration in Cervical Carcinogenesis. PLoS ONE 10(3):e0119566. doi:10.1371/journal.pone.0119566

Lace MJ, Anson JR, Klussmann JP, Wang DH, Smith EM, Haugen TH, Turek LP (2011) Human papillomavirus type 16 (HPV-16) genomes integrated in head and neck cancers and in HPV-16-immortalized human keratinocyte clones express chimeric virus cell mRNAs similar to those found in cervical cancers. J Virol 85:1645–1654

Lace MJ, Anson JR, Haugen TH, Dierdorff JM, Turek LP (2015) Interferon treatment of human keratinocytes harboring extrachromosomal, persistent HPV-16 plasmid genomes induces de novo viral integration. Carcinogenesis 36:151–159

Leemans CR, Braakhuis BJ, Brakenhoff RH (2011) The molecular biology of head and neck cancer. Nat Rev Cancer 11:9–22

Li H, Yang Y, Zhang R, Cai Y, Yang X, Wang Z, Li Y, Cheng X, Ye X, Xiang Y, Zhu B (2013) Preferential sites for the integration and disruption of human papillomavirus 16 in cervical lesions. J Clin Virol 56:342–347

Lockwood WW, Coe BP, Williams AC, MacAuley C, Lam WL (2007) Whole genome tiling path aray CGH analysis of segmental copy number alterations in cervical cancer cell lines. Int J Cancer 120:436–443

Luft F, Klaes R, Nees M, Dürst M, Heilmann V, Melsheimer P, von Knebel Doeberitz M (2001) Detection of integrated papillomavirus sequences by ligation-mediated PCR (DIPS-PCR) and molecular characterization in cervical cancer cells. Int J Cancer 92:9–17

Moody CA, Laimins LA (2010) Human papillomavirus oncoproteins: pathways to transformation. Nat Rev Cancer 10:550–560

Mooren JJ, Kremer B, Claessen SMH, Voogd AC, Bot FJ, Klussmann JP, Huebbers CU, Hopman AHN, Ramaekers FCS, Speel EJM (2013) Chromosome stability in tonsillar squamous cell carcinomas is associated with HPV 16 integration and indicates a favourable prognosis. Int J Cancer 132:1781–1789

Mooren JJ, Gultekin SE, Straetmans JM, Haesevoets A, Peutz-Kootstra CJ, Huebbers CU,

Dienes HP, Wieland U, Ramaekers FC, Kremer B, Speel EJ, Klussmann JP (2014) P16 (INK4A) immunostaining is a strong indicator for high-risk-HPV-associated oropharyngeal carcinomas and dysplasias, but is unreliable to predict low-risk-HPV-infection in head and neck papillomas and laryngeal dysplasias. Int J Cancer 134:2108–2117

Nagao S, Yoshinouchi M, Miyagi Y, Hongo A, Kodama J, Itoh S, Kudo T (2002) Rapid and sensitive detection of physical status of human papillomavirus type 16 DNA by quantitative real-time PCR. J Clin Microbiol 40:863–867

Ojesina AI, Lichtenstein L, Freeman SS, Pedamallu CS, Imaz-Rosshandler I, Pugh TJ, Cherniack AD, Ambrogio L, Cibulskis K, Bertelsen B, Romero-Cordoba S, Treviño V, Vazquez-Santillan K, Guadarrama AS, Wright AA, Rosenberg MW, Duke F, Kaplan B, Wang R, Nickerson E, Walline HM, Lawrence MS, Stewart C, Carter SL, McKenna A, Rodriguez-Sanchez IP, Espinosa-Castilla M, Woie K, Bjorge L, Wik E, Halle MK, Hoivik EA, Krakstad C, Gabiño NB, Gómez-Macías GS, Valdez-Chapa LD, Garza-Rodríguez ML, Maytorena G, Vazquez J, Rodea C, Cravioto A, Cortes ML, Greulich H, Crum CP, Neuberg DS, Hidalgo-Miranda A, Escareno CR, Akslen LA, Carey TE, Vintermyr OK, Gabriel SB, Barrera-Saldaña HA, Melendez-Zajgla J, Getz G, Salvesen HB, Meyerson M (2014) Landscape of genomic alterations in cervical carcinomas. Nature 506:371–375

Olthof NC, Straetmans JMJAA, Snoeck R, Ramaekers FCS, Kremer B, Speel EJM (2012) Next generation treatment strategies for HPV-related head and neck squamous cell carcinomas: where do we go? Rev Med Virol 22:88–105

Olthof NC, Speel EJM, Kolligs J, Haesevoets A, Henfling M, Ramaekers FCS, Preuss SF, Drebber U, Wieland U, Silling S, Lam WL, Vucic EA, Kremer B, Klussmann JP, Huebbers CU (2014) Comprehensive analysis of HPV 16 integration in OSCC reveals no significant impact of physical status on viral oncogene and virally disrupted human gene expression. PLoS ONE 9(2):e88718. doi:10.1371/journal.pone.0088718

Olthof NC, Huebbers CU, Kolligs J, Henfling M, Ramaekers FC, Cornet I, van Lent-Albrechts JA, Stegmann AP, Silling S, Wieland U, Carey TE, Walline HM, Gollin SM, Hoffmann TK, de Winter J, Kremer B, Klussmann JP, Speel EJM (2015) Viral load, gene expression and mapping of viral integration sites in HPV16-associated HNSCC cell lines. Int J Cancer 136: E207–E218

Parfenov M, Pedamallu CS, Gehlenborg N, Freeman SS, Danilova L, Bristow CA, Lee S, Hadjipanayis AG, Ivanova EV, Wilkerson MD, Protopopov A, Yang L, Seth S, Song X, Tang J, Ren X, Zhang J, Pantazi A, Santoso N, Xu AW, Mahadeshwar H, Wheeler DA, Haddad RI, Jung J, Ojesina AI, Issaeva N, Yarbrough WG, Hayes DN, Grandis JR, El-Naggar AK, Meyerson M, Park PJ, Chin L, Seidman JG, Hammerman PS, Kucherlapati R, Network Cancer Genome Atlas (2014) Characterization of HPV and host genome interactions in primary head and neck cancers. Proc Natl Acad Sci U S A 111:15544–15549

Peitsaro P, Johansson B, Syrjanen S (2002) Integrated human papillomavirus type 16 is frequently found in cervical cancer precursors as demonstrated by a novel quantitative real-time PCR technique. J Clin Microbiol 40:886–891

Peter M, Stransky N, Couturier J, Hupe P, Barillot E, de Cremoux P, Cottu P, Radvanyi F, Sastre-Garau X (2010) Frequent genomic structural alterations at HPV insertion sites in cervical carcinoma. J Pathol 221:320–330

Pett MR, Herdman MT, Palmer RD, Yeo GS, Shivji MK, Stanley MA, Coleman N (2006) Selection of cervical keratinocytes containing integrated HPV16 associates with episome loss and an endogenous antiviral response. Proc Natl Acad Sci USA 103:3822–3827

Pim D, Banks L (2010) Interaction of viral oncoproteins with cellular target molecules: infection with high-risk vs low-risk human papillomaviruses. APMIS 118:471–493

Raff AB, Woodham AW, Raff LM, Skeate JG, Yan L, Da Silva DM, Schelhaas M, Kast WM (2013) The evolving field of human papilloma virus receptor research: a review of binding and entry. J Virol 87:6062–6072

Rampias T, Sasaki C, Weinberger P, Psyrri A (2009) E6 and E7 gene silencing and transformed phenotype of human papillomavirus 16-positive oropharyngeal cancer cells. J Natl Cancer Inst 101:412–423

Reuschenbach M, Huebbers CU, Prigge ES, Bermejo JL, Kalteis MS, Preuss SF, Seuthe IM, Kolligs J, Speel EJM, Olthof N, Kremer B, Wagner S, Klussmann JP, Vinokurova S, von Knebel Doeberitz M (2015) Methylation status of HPV16 E2-binding sites classifies subtypes of HPV-associated oropharyngeal cancers. Cancer 121:1966–1976

Rieckmann T, Tribius S, Grob TJ, Meyer F, Busch CJ, Petersen C, Dikomey E, Kriegs M (2013) HNSCC cell lines positive for HPV and p16 possess higher cellular radiosensitivity due to an impaired DSB repair capacity. Radiother Oncol 107:242–246

Rusan M, Li YY, Hammerman PS (2015) Genomic landscape of human papillomavirus-associated cancers. Clin Cancer Res 21:2009–2019

Schiller JT, Day PM, Kines RC (2010) Current understanding of the mechanism of HPV infection. Gynecol Oncol 118:S12–17

Schmitz M, Driesch C, Jansen L, Runnebaum IB, Durst M (2012) Non-random integration of the HPV genome in cervical cancer. PLoS ONE 7(6):e39632. doi:10.1371/journal.pone.0039632

Shin HJ, Joo J, Yoon JH, Yoo CW, Kim JY (2014) Physical status of human papillomavirus integration in cervical cancer is associated with treatment outcome of the patients treated with radiotherapy. PLoS ONE 9(1):e78995. doi:10.1371/journal.pone.0078995

Snijders PJF, Heideman DAM, Meijer CJLM (2010) Methods for HPV detection in exfoliated cell and tissue specimens. APMIS 118:520–528

Southern SA, Noya F, Meyers C, Broker TR, Chow LT, Herrington CS (2001) Tetrasomy is induced by human papillomavirus type 18 E7 gene expression in keratinocyte raft cultures. Cancer Res 61:4858–4863

Thorland EC, Myers SL, Persing DH, Sarkar G, McGovern RM, Gostout BS, Smith DI (2000) Human papillomavirus type 16 integrations in cervical tumors frequently occur in common fragile sites. Cancer Res 60:5916–5921

Van Tine BA, Dao LD, Wu SY, Sonbuchner TM, Lin BY, Zou N, Chiang CM, Broker TR, Chow LT (2004a) Human papillomavirus (HPV) origin-binding protein associates with mitotic spindles to enable viral DNA partitioning. Proc Natl Acad Sci U S A 101:4030–4035

Van Tine BA, Kappes JC, Banerjee NS, Knops J, Lai L, Steenbergen RD, Meijer CL, Snijders PJ, Chatis P, Broker TR, Moen PT Jr, Chow LT (2004b) Clonal selection for transcriptionally active viral oncogenes during progression to cancer. J Virol 78:11172–11186

Vinokurova S, Wentzensen N, Kraus I, Klaes R, Driesch C, Melsheimer P, Kisseljov F, Dürst M, Schneider A, von Knebel Doeberitz M (2008) Type-dependent integration frequency of human papillomavirus genomes in cervical lesions. Cancer Res 68:307–313

Visalli G, Riso R, Facciolà A, Mondello P, Caruso C, Picerno I, Di Pietro A, Spataro P, Bertuccio MP (2016) Higher levels of oxidative DNA damage in cervical cells are correlated with the grade of dysplasia and HPV infection. J Med Virol 88:336–344

Vojtechova Z, Sabol I, Salakova M, Turek L, Grega M, Smahelova J, Vencalek O, Lukesova E, Klozar J, Tachezy R (2016) Analysis of the integration of human papillomaviruses in head and neck tumours in relation to patients' prognosis. Int J Cancer 138:386–395

Wei L, Gravitt PE, Song H, Maldonado AM, Ozbun MA (2009) Nitric oxide induces early viral transcription coincident with increased DNA damage and mutation rates in human papillomavirus-infected cells. Cancer Res 69:4878–4884

Wentzensen N, Vinokurova S, von Knebel Doeberitz M (2004) Systematic review of genomic integration sites of human papillomavirus genomes in epithelial dysplasia and invasive cancer of the female lower genital tract. Cancer Res 64:3878–3884

Wiest T, Schwarz E, Enders C, Flechtenmacher C, Bosch FX (2002) Involvement of intact HPV16 E6/E7 gene expression in head and neck cancers with unaltered p53 status and perturbed pRb cell cycle control. Oncogene 21:1510–1517

World Health Organization (2007) Human papillomaviruses: IARC Monographs on the evaluation of carcinogenic risks to humans. International Agency for Research on Cancer, Lyon

World Health Organization (2014) Cancers of the female reproductive organs. In: Stewart BW, Wild CP (eds) World cancer report 2014. Lyon, IARC, pp 465–481

Woodman CBJ, Collins SI, Young LS (2007) The natural history of cervical HPV infection. Nat Rev Cancer 7:11–22

Xu B, Chotewutmontri S, Wolf S, Klos U, Schmitz M, Dürst M, Schwarz E (2013) Multiplex identification of human papillomavirus 16 DNA integration sites in cervical carcinomas. PLoS ONE 8(6):e66693. doi:10.1371/journal.pone.0066693

Ziegert C, Wentzensen N, Vinokurova S, Kisseljov F, Einenkel J, Hoeckel M, Knebel Doeberitz M (2003) A comprehensive analysis of HPV integration loci in anogenital lesions combining transcript and genome-based amplification techniques. Oncogene 22:3977–3984

zur Hausen H (2002) Papillomaviruses and cancer: from basic studies to clinical application. Nat Rev Cancer 2:342–350

第五节　口腔感染 HPV 的风险因素

Pawel Golusinski

摘要

人乳头状瘤病毒已被确定为头颈癌（HNSCC）的一个致病因素。大多数 HPV 阳性肿瘤出现在口咽部，目前，HPV-16 型的感染是口咽癌发展的主要原因。因为 HPV DNA 阳性肿瘤患者年龄较小，所以不太可能有吸烟或饮酒史。已经证实存在 HPV 阳性的肿瘤可能会有更好的预后。年龄 14~69 岁的人群中有 7% 的人口腔黏膜内在任何时间段都可能发生 HPV 的感染。然而，只有约 1% 的这种感染与病毒的高危致癌类型有关。迄今，已经发现了 HPV 感染的一些危险因素，包括年龄、性别和性行为。据报道吸烟和免疫抑制在 HPV 感染中起作用。

关键词

口腔 HPV 感染、风险因素、性行为

一、概述

人乳头状瘤病毒已被确定为头颈癌（HNSCC）的一个致病因素。大多数 HPV 阳性肿瘤出现在口咽部，最常见于腭扁桃体。在口腔、下咽、喉、鼻窦和鼻咽部也检测到 HPV，但程度较低（Gillison et al., 2015)。尽管口腔癌的发病率在过去十年中略有下降,但口咽癌(oropharyngeal cancer, OPC)发病率在某些亚群中持续增加(Gillison et al., 2015;Chaturvedi et al., 2011;Schantz et al., 2002)。口腔癌发病率的下降可能是由于西方国家烟草使用减少所致。HPV 感染是导致口咽癌发病率增加的关键原因。在瑞典,HPV DNA 阳性的扁桃体肿瘤的比例从 20 世纪 70 年代的 28% 上升到 2000 年的 68%(Hammarstedt et al., 2006),同时在美国也有类似的报道(Schantz et al., 2002)。事实上,目前 HPV-16 型的感染被认为是口咽癌发展的主要原因(Chaturvedi et al., 2011;Lewis et al., 2015)。HPV DNA 阳性肿瘤的患者与 HPV DNA 阴性的患者相比,其发病年龄要小 3~5 岁,且不太可能有吸烟或饮酒史(Gillison, 2007)。此外,已经证明存在 HPV 阳性的肿瘤可能会有更好的预后(Gillison et al., 2000;D'Souza et al., 2007;Schwartz et al., 2001)。

　　除了所描述的 HPV 阳性 OPC 患者的年龄因素以外,还有其他因素,比如较好的社会经济状况、危险的性行为(Gillison et al., 2008)。

　　已知黏膜 HPV 可通过性接触传播,事实上,HPV 感染是世界上最常见的性传播疾病(Jay et al., 2000)。为了描绘这种现象的规模,人们可以想象,世界上超过一半的性活跃个体在其一生中至少会有一次生殖器 HPV 感染。年龄 14~69 岁的人群中有 7% 的人口腔黏膜内在任何时间段都可能发生 HPV 的感染。然而,只有约 1% 的这种感染与病毒的高危致癌类型有关(Gillison et al., 2008)。

二、年龄与性别

　　随着时间的推移,HPV 相关 OPC 的诊断年龄显著下降。这符合了与 HPV 阴性 OPC 相比,HPV 相关 OPC 患者更年轻这一结论。通过出生队列的发病率趋势和来自年龄 - 时期 - 队列模型的结果显示,对于 HPV 相关和 HPV 不相关的 OPC 而言,出生队列对发病模式的影响显然起主要作用。值得一提的是,在过去的几年里,对 OPC 的诊断和筛查并没有明显的改变。因此,在较年轻的年龄组中诊断出 HPV

相关的 OPC 可能也是近期出生人群发病率增加的结果（图 1-5-1）。

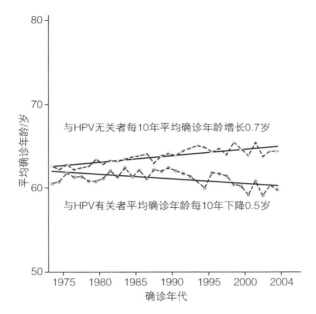

图 1-5-1　在 HPV 感染相关部位（包括舌根、舌扁桃体、扁桃体、口咽部和 Waldeyer 环）和 HPV 感染非相关部位（包括舌的其他部位和非特定部位）中，通过历年诊断年龄调整的发病率（Chaturvedi et al. 2008）

　　Gillisson 等（2012）对非制度化美国人口的统计代表性样本进行了横断面研究［国家健康与营养调查（national health and nutrition examination survey，NHANES）2009—2010］。通过移动检查中心检查，年龄在 14~69 岁（n=5 579）的男性和女性参与了这项研究。参与者提供了 30s 的口腔清洗和漱口水漱口。口腔 HPV 感染的患病率随年龄呈双峰模式（图 1-5-2），在 30~34 岁年龄段可观察到患病率的第一高峰，而在 60~64 岁年龄段患病率出现第二高峰。这些高峰是否是由于个体生命周期内感染持续时间增加所致，或者是由于老年人获得性感染增加所致，这是一个重要的流行病学问题。其中一种假设是在性行为方面的变化趋势,与老一代人相比,目前 30~49 岁的男性和女性更多应用口交这种方式。然而,第二个高峰不能完全通过性行为来解释,也可能是多种原因的一个综合,例如发病率增加、由于年龄相关的免疫力丧失导致的潜伏感染再激活、不同出生人群的性行为差异或者在老年人中持续增加。

全部的口腔 HPV 感染病例中,男性患病率明显高于女性。在多变量分析中,年龄和性别也被确认为是 HPV 感染的独立危险因素,其他被考虑的重大危险因素包括终身性伴侣数量和当前吸烟强度。

即使考虑到男性的高危行为之后,男性中口腔 HPV 感染的患病率也显著高于女性。在性别和年龄之间观察到有显著的相互作用。因此,按性别分层进行了多变量分析。男性观察到了跨年龄的显著双峰分布,但女性则没有(见图 1-5-2)。

Chaturvedi 等(2015)分析了由 219 608 892 人代表的 NHANES 2010—2012 的数据。总体口腔 HPV 感染率为 6.8%,但男性显著高于女性。(10.5% vs. 3.1%,$P<0.001$)。男性仅致癌性 HPV 和 HPV16 组的人数也多于女性(图 1-5-3)。在 NHANES 2010—2012 和 2009—2010 两版数据中,口腔 HPV 感染的患病率相似。

在未经调整的分析中,与男性口腔致癌 HPV 感染显著相关的人口统计学因素包括年龄较大(双峰型)、种族/民族、高中或同等教育程度、婚姻状况、目前吸烟(包括血清可替宁水平)和大麻的使用。在女性中,年龄、种族/民族和血清可替宁水平与口腔致癌 HPV 感染率有关。然而,尽管有这些因素,性别仍然是致癌 HPV 感染的独立危险因素。在其他关键风险因素(包括年龄、吸烟和终身性伴侣数量)的定义下,对美国男性和女性亚群分别进行了分析,结果显示出了进一步的差异。在所有亚群中,男性致癌性感染的发病率均显著高于女性(图 1-5-4,图 1-5-5)。

在这些组中,男性和女性的致癌性感染的发病率与 HPV 相关 OPC 的发病率存在明显的差异。这一现象可能是因为男性和女性之间的行为和生物学存在差异。大多数口腔致癌 HPV 感染的原因是性

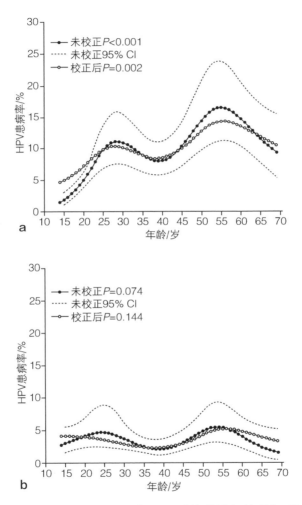

图 1-5-2　美国 14~69 岁人群 HPV 感染的流行情况（Gillisson et al. 2012）

　　a. 感染任何亚型 HPV 的男性；b. 感染任何亚型 HPV 的女性。

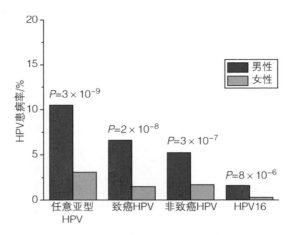

图 1-5-3   任何 HPV 感染、致癌 HPV 感染、非致癌 HPV 感染和
HPV 16 型感染的流行率的男性(黑色条形)和女性(灰色条形)对
照(Chaturvedi Clin Cancer Res,2015)

行为。然而,男性患病率高于女性。据报道,男性患病率较高的部分
原因是男性终生性伴侣数量明显更多。但是,男女之间只有 18% 的
患病率差异可以通过男女之间风险行为(即吸烟和性伴侣数量)的差
异来清楚地解释。

性别之间的生物学差异也可能导致男性对口腔 HPV 感染的易
感性增加。对于寄生虫、细菌和病毒感染以及疫苗接种的免疫反应
已经被确定在男性和女性之间有所不同。男性的特点是免疫反应
通常较弱(Klein,2000)。大部分可用数据是来自对年轻男女中同样
普遍存在的肛门生殖器 HPV 感染的研究。这些数据支持男性生殖
器 HPV 感染后血清转化率较低且血清转化后抗体滴度较低的假设
(Markowitz et al.,2009)。此外,一些研究明确证实,男性中缺乏对再感
染的获得性免疫(Lu et al.,2012)以及男性生殖器 HPV 患病率没有与
年龄相关性下降(Giuliano et al.,2011)。男性中生殖器和口腔 HPV 病
毒载量也显著高于女性(Chaturvedi et al.,2014)。

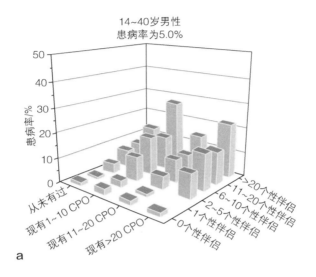

a

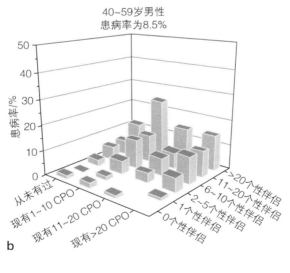

b

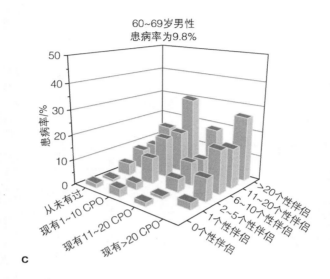

c

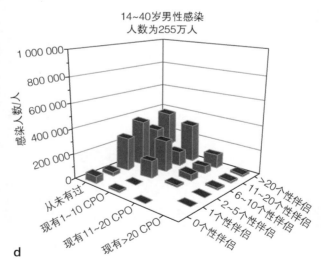

d

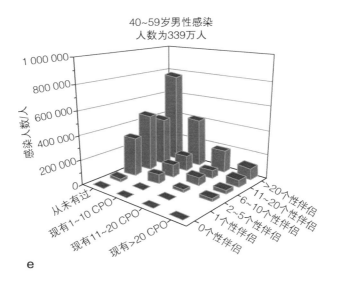

e

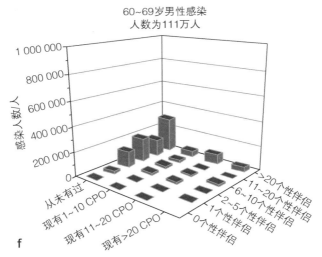

f

图 1-5-4　美国男性口腔致癌性 HPV 感染数量

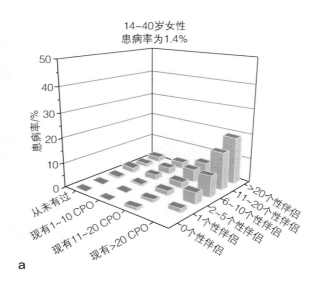

a

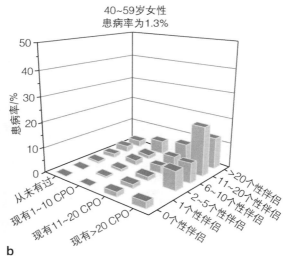

b

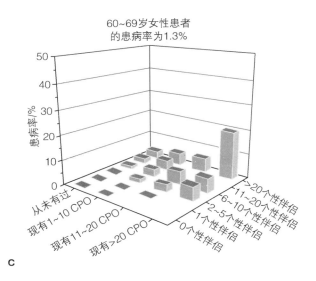

c

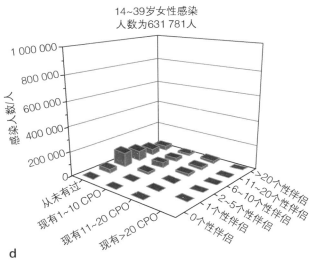

d

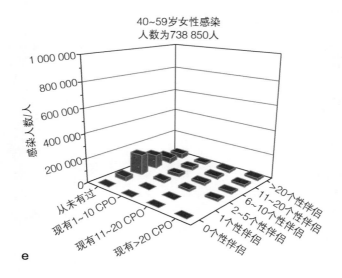

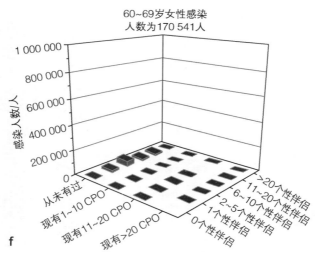

图 1-5-5　美国女性口腔致癌性 HPV 感染数量
（Chaturvedi Clin Cancer Res，2015）

三、性行为

与 OPC 发展相关的口腔 HPV 的感染主要是通过性传播的。对世界不同地区多种异源人群的分析清楚地表明,超过 90% 的致癌型HPV 感染是通过特定形式的性接触传播的,而且性经验不足的个体很少感染。在有性经验的人群中,感染率增加了 8 倍,并且随着性伴侣数量的增加而显著增加。口交性伴侣的数量之前一直被认为是口咽癌最强烈的、持续的和特异的相关性行为指标(Marur et al.,2010)。然而,性接触感染的风险是多因素的。这取决于一生中性伴侣的数量和性接触的形式。Gillison 等(2012)对性行为方面的 NHANES(2009—2010)研究组进行了综合分析。她分析了性接触的类型(任何形式的性接触,阴道、口腔或肛门)、一生中性伴侣的数量、过去 12 个月内性伴侣的数量以及特定接触的频率和性取向(图 1-5-6)。

分析显示,在那些曾经有过性行为的人当中,口腔 HPV 的患病率要高出 8 倍。HPV 的患病率随着终身或近期性伙伴数量的增加而增加,适用于任何方式的性行为,包括性交或口交。终身性伴侣超过 20名的人中,有五分之一会感染 HPV。18 岁或以下进行口交的个体患病率会更高。

最近对 NHANES 数据(2009—2012)(Chaturvedi et al.,2015)的分析表明,与女性相比,男性每个性伴侣在高危口腔 HPV 感染的患病率方面增加了 3 倍,这与之前报道的女性的 HPV 传播速率高于男性相反。还有报道指出,当男性口交性伴侣数量为约 15 个、女性为约 5 个时,其口腔 HPV 感染患病率趋于稳定。(图 1-5-7)。

因此,有 5 位以上性伙伴的男性,其口腔 HPV 感染的患病率呈持续增加,但这一情况在女性中并不存在。这种性别差异可能反映了相比女性,男性在生殖器 HPV 感染后血清转化率降低(Giuliano et al.,2015),因此女性在后续口腔感染中受到更多保护。生殖器 HPV16感染的天然血清转化可降低约 50% 女性后续感染的风险(Ho et al.,2002)。因此,在最近的男女出生队列中口交性行为的增加将导致口

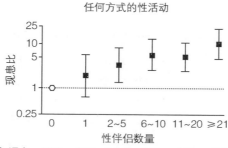

a

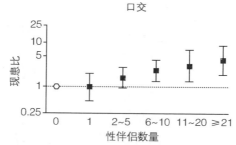

b

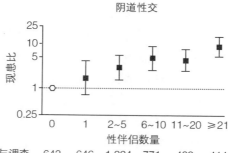

c

图 1-5-6   终生性伴侣数量与流行的口腔 HPV 感染的联系（Gillisson et al. 2012）

腔HPV感染的患病率增加,而且在过去几十年里,在美国男性与女性中,这种性行为提高了HPV阳性OPC的患病率。

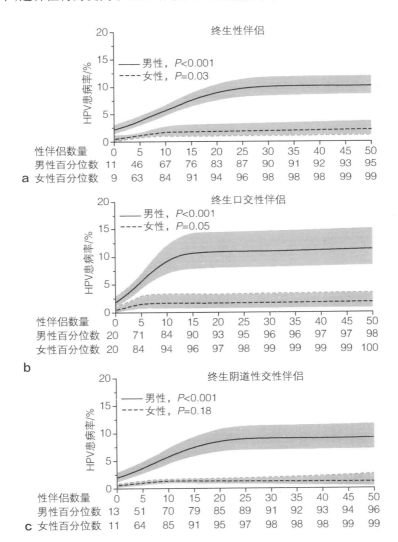

图1-5-7　性别、性行为和口腔HPV
（Chaturvedi Clin Cancer Res .2015）

Kreimer 等(2013)分析了来自巴西、墨西哥和美国的 1 626 名年龄处于 18~73 岁的 HIV 阴性且没有肛门 - 生殖器癌症病史的男性，他们被纳入男性 HPV 感染(HPV infection in men, HIM)队列研究。根据其分析结果，婚姻状况与获得任何致癌的口腔 HPV 感染的风险强烈相关，已婚或有同居生活的男性的风险显著降低。婚姻状况似乎对口腔 HPV 感染的预测性要高于终身性伴侣的数量。同样在多变量模型中，婚姻状况的效果估计值在调整了终身性伴侣的数量后仍然没有变化。在我们的研究中，性取向也与口腔 HPV 感染的风险相关，双性恋男性的风险最高。这些研究结果表明，婚姻状况和性取向可能反映参与者参与危险性行为和有危险性伙伴关系的可能性，或者反映了参与者性关系网的差异，并且这些特征可能比终生性伴侣数量更有风险预测性。

四、吸烟

吸烟和其他形式的烟草使用是发生头颈部鳞状细胞癌最强的致病风险因素。由于过去十年西方国家吸烟率显著下降，与烟草有关的 HNSCC 发病率略有降低。然而，烟草制品的使用通过促进口腔 HPV 感染也可能对 HPV 相关头颈癌的发展产生影响。对于宫颈癌，HPV 感染是必要条件，而吸烟是确定的共存风险因素(Bosch et al., 2007)。

有证据表明现在吸烟可能是 HPV 感染的重要危险因素。Fakhry 等(2014)在基于人群的大型横断面研究中显示吸烟与 HPV 感染之间存在显著的剂量依赖关系。

与非吸烟者相比，当前吸烟者更可能是年轻的男性，其受教育程度更低，并且拥有更多的终生口交性伴侣。与新的 / 既往烟草使用者相比，当前吸烟者的口腔 HPV16 感染率更高。在 HIM 队列研究中(Kreimer et al., 2013)，吸烟与健康男性中口腔 HPV 的感染显著相关；与不吸烟者相比，当前吸烟者获得致癌性口腔 HPV 感染的风险几乎是其 3 倍(HR=2.80)，既往吸烟者高出其两倍以上(HR=2.31)。然而，烟草烟雾作为促进口腔 HPV 感染的一个因素,其具体影响仍不清楚,但已被证实具有局部和全身免疫抑制和促炎效应。烟草烟雾中的致癌物与口腔黏膜直接接触可能会增加 HPV 感染的可能性。

五、HIV 和免疫抑制

HIV 感染者的预期寿命在过去几年有明显增加,主要是由于有效的抗逆转录病毒疗法(antiretroviral therapy,ART)显著减少了病毒相关的恶性肿瘤,如卡波西肉瘤和非霍奇金淋巴瘤。然而,寿命越长,与 HPV 相关的恶性肿瘤发展的可能性越高。几项横断面研究发现,即使调整了性行为和其他相关因素后,与未感染 HIV 者相比,感染 HIV 的人感染口腔癌的概率要高出 2~3 倍(Beachler et al.,2012;Kreimer et al.,2004)。Beachler 在他的研究中(Beachler et al.,2013)分析了以前研究中的 HIV 感染者,发现总体口腔 HPV DNA 患病率在 20%~45% 之间。据报道,HPV16 占主导地位的致癌性口腔 HPV DNA 在 12%~26% 之间。

HIV 阳性个体中 HPV 感染率增加的机制最有可能与 HIV 相关的免疫抑制有关。以 CD4 T 细胞计数低和 HIV 病毒载量高为特征的 HIV 疾病晚期也与口腔 HPV 感染增加相关,这可能反映了免疫系统受损患者病毒控制能力的丧失。免疫抑制对口腔 HPV 持续性存在的直接影响目前知之甚少,但对其他 HPV 相关癌症的研究表明免疫抑制可能更多地作用于 HPV 致癌过程的早期阶段(Palefsky,2006)。实体器官移植受体(另一种免疫抑制人群)发病率的增加支持了免疫抑制可作为促进病毒感染和持续存在的这种假设(Grulich et al.,2007)。在几项独立研究中,CD4 T 细胞计数降低与口咽癌发展的高风险无显著相关性(Clifford et al.,2005;Silverberg et al.,2011;Engels et al.,2008)。Engels 等发现艾滋病患者的口腔/咽喉癌风险相对于未发展为艾滋病的 HIV 感染者更高(Engels et al.,2008)。

然而,有效的抗逆转录病毒疗法大大提高了 HIV 感染者的预期寿命,同时减少了卡波西肉瘤和非霍奇金淋巴瘤等与病毒相关的恶性肿瘤,而 HPV 相关恶性肿瘤的发病率保持稳定。一项初步研究表明,ART 的使用与 6 个月口腔 HPV 持续性增加相关(D'Souza et al., 2007),其他研究表明 ART 的使用与口腔病变 / 疣增加有关(Anaya-Saavedra et al., 2013; Greenspan et al., 2001)。然而,这些研究可能容易受到适应证的混淆,因为 ART 治疗更多是用于病情较重的人群。

来自宫颈 HPV 分析的数据表明,ART 降低了宫颈 HPV 的发病率,降低了鳞状上皮病变的发生率并增加了这些病变的消退(Adler et al., 2012)。然而,如果 ART 疗法不能完全恢复口腔 HPV 特异性免疫,它可能无法大幅度改变 HIV 感染者的口腔 HPV 高发生率或持续性。因此,如果 ART 能够提高存活率,但不能改善对口腔 HPV 感染的控制,那么与 HPV 相关的 OPC 可能会对感染 HIV 的免疫活性个体构成进一步威胁。

六、结论

- HPV 感染已经极大地改变了世界各地许多人 HNC 的现状。尽管在许多地区存在显著差异,但患病率仍在不断增加。

- 性行为是口腔致癌性 HPV 感染最重要的危险因素。

- 男性患 HPV 阳性癌症的风险较高,原因是男性和女性之间的行为和生理差异。

- 与新的 / 既往烟草使用者相比,当前烟草使用者的口腔 HPV16 患病率更高。

- HIV 阳性个体的患病率明显更高,其原因最有可能是与 HIV 相关的免疫抑制作用。

参考文献

Adler DH, Kakinami L, Modisenyane T et al (2012) Increased regression and decreased incidence of human papillomavirus-related cervical lesions among HIV-infected women on HAART. AIDS 26:1645–1652

Anaya-Saavedra G, Flores-Moreno B, Garcia-Carranca A, Irigoyen-Camacho E, Guido-Jimenez M, Ramirez-Amador V (2013) HPV oral lesions in HIV-infected patients: the impact of long-term HAART. J Oral Pathol Med 42:443–449

Beachler DC, D'Souza G (2013) Oral human papillomavirus infection and head and neck cancers in HIV-infected individuals. Curr Opin Oncol 25:503–510

Beachler DC, Weber KM, Margolick JB et al (2012) Risk factors for oral HPV infection among a high prevalence population of HIV-positive and at-risk HIV-negative adults. Cancer Epidemiol Biomarkers Prev 21:122–133

Bosch FX, de Sanjose S (2007) The epidemiology of human papillomavirus infection and cervical cancer. Dis Markers 23:213–227

Chaturvedi AK, Engels EA, Pfeiffer RM et al (2011) Human papillomavirus and rising oropharyngeal cancer incidence in the United States. J Clin Oncol 29:4294–4301

Chaturvedi AK, Graubard BI, Pickard RK, Xiao W, Gillison ML (2014) High-risk oral human papillomavirus load in the US population, National health and nutrition examination survey 2009–2010. J Infect Dis 210:441–447

Chaturvedi AK, Graubard BI, Broutian T et al (2015) NHANES 2009–2012 findings: association of sexual behaviors with higher prevalence of oral oncogenic human papillomavirus infections in U.S. men. Cancer Res 75:2468–2477

Clifford GM, Polesel J, Rickenbach M et al (2005) Cancer risk in the Swiss HIV cohort study: associations with immunodeficiency, smoking, and highly active antiretroviral therapy. J Natl Cancer Inst 97:425–432

D'Souza G, Kreimer AR, Viscidi R et al (2007) Case-control study of human papillomavirus and oropharyngeal cancer. N Engl J Med 356:1944–1956

Engels EA, Biggar RJ, Hall HI et al (2008) Cancer risk in people infected with human immunodeficiency virus in the United States. Int J Cancer 123:187–194

Fakhry C, Gillison ML, D'Souza G (2014) Tobacco use and oral HPV-16 infection. JAMA 312:1465–1467

Gillison ML (2007) Current topics in the epidemiology of oral cavity and oropharyngeal cancers. Head Neck 29:779–792

Gillison ML, Koch WM, Capone RB et al (2000) Evidence for a causal association between human papillomavirus and a subset of head and neck cancers. J Natl Cancer Inst 92:709–720

Gillison ML, D'Souza G, Westra W et al (2008) Distinct risk factor profiles for human papillomavirus type 16-positive and human papillomavirus type 16-negative head and neck cancers. J Natl Cancer Inst 100:407–420

Gillison ML, Broutian T, Pickard RK et al (2012) Prevalence of oral HPV infection in the United States, 2009–2010. JAMA 307:693–703

Gillison ML, Chaturvedi AK, Anderson WF, Fakhry C (2015) Epidemiology of human papillomavirus-positive head and neck squamous cell carcinoma. J Clin Oncol 33:3235–3242

Giuliano AR, Lee JH, Fulp W et al (2011) Incidence and clearance of genital human papillomavirus infection in men (HIM): a cohort study. Lancet 377:932–940

Giuliano AR, Nyitray AG, Kreimer AR et al (2015) EUROGIN 2014 roadmap: Differences in human papillomavirus infection natural history, transmission and human papillomavirus-related cancer incidence by gender and anatomic site of infection. Int J Cancer 136:2752–2760

Greenspan D, Canchola AJ, MacPhail LA, Cheikh B, Greenspan JS (2001) Effect of highly active antiretroviral therapy on frequency of oral warts. Lancet 357:1411–1412

Grulich AE, van Leeuwen MT, Falster MO, Vajdic CM (2007) Incidence of cancers in people with HIV/AIDS compared with immunosuppressed transplant recipients: a meta-analysis. Lancet 370:59–67

Hammarstedt L, Lindquist D, Dahlstrand H et al (2006) Human papillomavirus as a risk factor for the increase in incidence of tonsillar cancer. Int J Cancer 119:2620–2623

Ho GY, Studentsov Y, Hall CB et al (2002) Risk factors for subsequent cervicovaginal human papillomavirus (HPV) infection and the protective role of antibodies to HPV-16 virus-like particles. J Infect Dis 186:737–742

Jay N, Moscicki AB (2000) Human papillomavirus infections in women with HIV disease: prevalence, risk, and management. AIDS Read 10:659–668

Klein SL (2000) The effects of hormones on sex differences in infection: from genes to behavior. Neurosci Biobehav Rev 24:627–638

Kreimer AR, Alberg AJ, Daniel R et al (2004) Oral human papillomavirus infection in adults is associated with sexual behavior and HIV serostatus. J Infect Dis 189:686–698

Kreimer AR, Pierce Campbell CM, Lin HY et al (2013) Incidence and clearance of oral human papillomavirus infection in men: the HIM cohort study. Lancet 382:877–887

Lewis A, Kang R, Levine A, Maghami E (2015) The new face of head and neck cancer: the HPV epidemic. Oncology (Williston Park) 29:616–626

Lu B, Viscidi RP, Wu Y et al (2012) Prevalent serum antibody is not a marker of immune protection against acquisition of oncogenic HPV16 in men. Cancer Res 72:676–685

Markowitz LE, Sternberg M, Dunne EF, McQuillan G, Unger ER (2009) Seroprevalence of human papillomavirus types 6, 11, 16, and 18 in the United States: National health and nutrition examination survey 2003–2004. J Infect Dis 200:1059–1067

Marur S, D'Souza G, Westra WH, Forastiere AA (2010) HPV-associated head and neck cancer: a virus-related cancer epidemic. Lancet Oncol 11:781–789

Palefsky J (2006) Biology of HPV in HIV infection. Adv Dent Res 19:99–105

Schantz SP, Yu GP (2002) Head and neck cancer incidence trends in young Americans, 1973–1997, with a special analysis for tongue cancer. Arch Otolaryngol Head Neck Surg 128:268–274

Schwartz SR, Yueh B, McDougall JK, Daling JR, Schwartz SM (2001) Human papillomavirus infection and survival in oral squamous cell cancer: a population-based study. Otolaryngol Head Neck Surg 125:1–9

Silverberg MJ, Chao C, Leyden WA et al (2011) HIV infection, immunodeficiency, viral replication, and the risk of cancer. Cancer Epidemiol Biomarkers Prev 20:2551–2559

第二章

HPV 检测

第一节　HPV 相关的头颈部鳞状细胞癌

Andrzej Marszałek，Łukasz Szylberg

摘要

5 年多以来，出现了一组新的头颈部鳞状细胞癌患者，即与人乳头状瘤病毒（HPV）相关的（引起的）肿瘤。正如临床统计所表明的那样，与 HPV 阴性肿瘤相比，尽管 HPV 阳性肿瘤处于更晚期阶段，但其预后更好。事实上，免疫组化法测 p16 蛋白的表达可作为临床研究 HPV 感染的替代物。在下一节中，将介绍鳞状细胞癌变异谱，其中显示了 HPV 感染的病例百分比。

关键词

HPV 相关癌、组织病理学、分级

一、概述

正如 Marur 等（2010）在论文中所提到的，HPV 相关肿瘤已成为头颈部鳞状细胞癌的新实体。与 HPV 感染有关的新肿瘤群体有越来越多的流行病学趋势。这些肿瘤多位于口咽部（包括口底和扁桃体）。根据其组织学，它们往往是非角化鳞状细胞癌。临床资料表明，性别差异，即男女比例，仍是经典的 3∶1。这些肿瘤往往在 20~30 岁人群中被发现。此外,虽然 HPV 相关的癌症生物学特征更活跃,但在早期阶段即可被诊断,而且无论何种治疗方式(如手术、化疗、放疗和多模式治疗方法),其治疗效果都较好(PAI et al.,2009;Gray et al.,2015; Betiol et al.,2013;Fakhry et al.,2014)。上述肿瘤类型的发病率正在增加。最常见的原发性头颈癌是鳞状细胞癌(Pannone et al.,2011)。但根据其形态间的变化情况,引入了一些亚型(表 2-1-1)。下文将介绍鳞状细胞癌亚型最重要的形态学和临床数据(El-Mofty,2012)。对已证实出现的 HPV 相关性病例(图 2-1-1)将给予特别关注(图 2-1-2,图 2-1-3)。

表 2-1-1　头颈部鳞状细胞癌

"经典型"变体
疣状癌
嗜碱性鳞状细胞癌
梭形细胞(肉瘤样)鳞状细胞癌
乳头状鳞状细胞癌
腺鳞状细胞癌
淋巴上皮瘤样癌
鼻腔鼻窦非角化癌
腺样鳞状细胞(棘状)癌
HPV 相关的口咽鳞状细胞癌

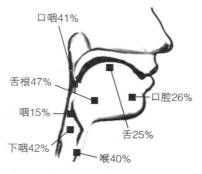

口咽41%

舌根47%

咽15%

下咽42%

口腔26%

舌25%

喉40%

图 2-1-1　欧洲头颈部 HPV 阳性癌症的流行病学分布
(根据 Abogunrin et al.,2014)

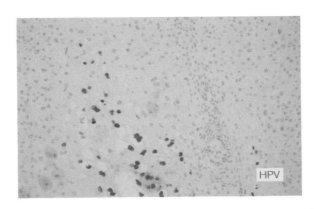

图 2-1-2　在鳞状细胞癌中表达的 HPV 抗原的免疫组化图像

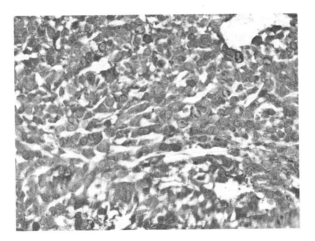

图 2-1-3　鳞状细胞癌中 p16 过表达的免疫组化图像

二、经典型鳞状细胞癌

所谓的头颈部经典型鳞状细胞癌(有一些组织学上可见的角化现象)占人类所有恶性肿瘤的 1%,而在喉部的恶性肿瘤中占 90% 以上。这种类型的肿瘤通常发生于 60~70 岁的成人。其在男性中更为常见,发病率为 1/10 000,而在女性中为 1/10 万。但最常见的男女比例为 6 : 1。这种经典类型是由典型的（常见的）危险因素引起，如吸烟（或暴露在烟草烟雾的环境中）和酗酒等（Pai et al.，2009）。在这种"经典"变体中，发现了常见的 p53 变化，尤其是在那些接触酒精和烟草的病例中。长期的胃食管反流和辐射暴露也有相关性。一些报道显示，还有遗传风险因素，包括 Lynch 综合征、Bloom 综合征和 Li-Fraumeni 综合征。在经典的鳞状细胞癌中，常见表皮生长因子受体（epidermal growth factor receptor，EGFR）的过度表达，这与较好的预后相关。然而，免疫组化检测到 p16 阳性并伴有低 EGFR 的病例有更好的预后（Alexandrov et al.，2013）。形态学检查显示它几乎发生在所有解剖区域，可能是声门上（这种定位在欧洲占主导地位）、声门（美国占主导地位）、声门下、跨声门型。肉眼观，这些肿瘤可能是溃疡性的，或者可能是内生性的，或者是扁平的甚至是息肉样肿块，也有疣状和外生性病变的描述（Cardesa et al.，2011）。

在显微镜检查中，可以是角化性或非角化性的鳞状细胞癌（图 2-1-4）。

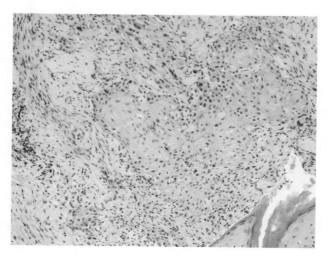

图 2-1-4　典型鳞状细胞癌的组织病理学表现

三、"疣状"型鳞状细胞癌

疣状类型约占头颈部全部鳞状细胞癌的 3%。这种类型的鳞状细胞癌与 HPV 感染明显相关(Orvidas et al.,1998),它最常见于口腔,其次是喉部。在口腔中,女性比男性更常见,而在所有其他部位,男性患者占优势(Orvidas et al.,1999)。这种肿瘤类型具有独特的形态。肉眼观,它是基底宽大的疣状体,可能非常大(甚至直径达 10cm)。显微镜下,它也有明显的特征,如清晰可见的大型杆状网钉状(图 2-1-5)。在所有肿瘤中,都有丰富的角蛋白,但通常情况下,没有肿瘤细胞的多形性,也没有发现有丝分裂活性。最近提到的这些特征与良好的预后相关联,其中五年生存率约为 75%(Santoro et al.,2011;Teymoortash et al.,2014)。

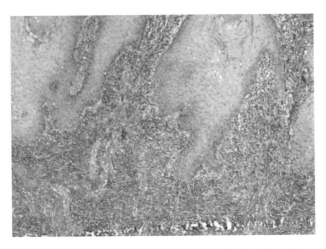

图 2-1-5　鳞状细胞癌的疣状变异的组织病理学表现

四、梭形细胞型(肉瘤样)鳞状细胞癌

肉瘤样鳞状细胞癌根据其显微形态学表现为间叶来源的梭形细胞,应首先与多形性高级别肉瘤鉴别诊断。但这种局部形态的原发

性肉瘤极为罕见。另一方面,如在那些肿瘤中刚巧发现间质起源(波形蛋白阳性)和外胚层/上皮起源(与不同类型的细胞角蛋白的阳性反应)的免疫组化标记物,它们可以被称为"碰撞"鳞状细胞癌——突出它们特有的组织学(Bishop et al.,2014)。在头颈部鳞状细胞癌中,肉瘤样鳞状细胞癌约占 3%。一些报告指出辐射是其可能的风险因素。这种肿瘤可以在喉部发现。其次,依次为口腔、鼻腔(Stransky,2011)。根据性别差异,男性病例比女性更常见。肉眼观,它们通常形成约 2cm 直径的息肉状肿块。显微照片上包含有诊断性的双相形态,存在鳞状细胞癌分化区域以及非典型梭形细胞区域(类似于间叶肿瘤,例如纤维肉瘤或任何其他肉瘤)。这些肿瘤通常是具有明显的多形性和高分裂活性的细胞密集(图 2-1-6)。根据临床资料显示,五年生存率可达 80%。

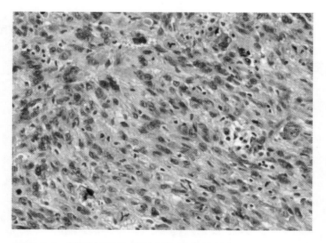

图 2-1-6　鳞状细胞癌的梭形细胞变异的组织病理学表现

五、基底鳞状细胞癌

基底鳞状细胞癌(basaloid squamous cell carcinoma,BSCC)是"经典型"鳞状细胞癌的罕见类型。它在头颈部鳞状细胞癌中不到 1%。

BSCC 与传统风险因素如吸烟和酗酒有关（Marur et al.,2010）。这些病变通常是具有早期淋巴结转移的鳞状细胞癌的侵袭性变体（68% 的患者出现区域性转移），而且预后不佳,2 年生存率低于 40%。它偏好发生于下咽部和喉部,口咽部不常见,但也出现在其他部位,如肺部。显微镜下,BSCC 具有双相模式,包括基底组分和典型的鳞状分化区域（Fakhry et al.,2014）。基底细胞是多形的,具有最小的细胞质和深染细胞核。它们形成具有外围栅栏的小基底细胞的分界巢,并显示许多有丝分裂象。粉刺样坏死很常见（图 2-1-7）,可能存在间质玻样变。类似腺样囊性癌的假腺样空间可能发生。大部分（超过 75% 的病例）口咽 BSCC 可检测到 HPV−16（El-Mofty,2012）。这些肿瘤中 HPV−16 的缺乏与总体生存率的降低有关。HPV 阳性肿瘤会影响较年轻患者。

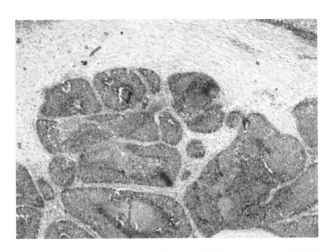

图 2-1-7　伴明显可见粉刺样坏死的鳞状细胞癌的基底样
变异的组织病理学表现

六、乳头状鳞状细胞癌

乳头状鳞状细胞癌（papillary squamous cell carcinoma,PSCC）罕见,通常与其他外生性黏膜恶性肿瘤混淆,如疣状癌和具有疣状特征的鳞状细胞癌。PSCC 在头颈部鳞状细胞癌的发生率不到 1%，且预后良好，五年生存率超过 70%（Marur et al.，2010）。这些病变常发于喉部，口腔和鼻腔黏膜较少见。显微镜下，PSCC 由覆盖了一薄层纤维血管核心的外生性乳头状鳞状细胞增生组成。肿瘤细胞可能类似于未成熟的基底细胞或具有可变角化的异常增生细胞。有显著的细胞学异型性，但基质浸润性可能不突出（Mehrad et al.，2013）。有限的研究调查了 HPV 在头颈部 PSCC 中的重要性。研究揭示超过 50% 的肿瘤中存在有转录活性的 HPV（El-Mofty，2012）。大多数 HPV 阳性肿瘤出现在口咽部并且表现出非角化形态。HPV 相关肿瘤呈现出更好的生存趋势。

七、腺鳞状细胞癌

腺鳞状细胞癌（adenosquamous carcinoma，AdSC）是鳞状细胞癌的罕见类型，其特征在于混合分化，同时伴有鳞状细胞癌和腺癌。在头颈部鳞状细胞癌中发生率不到 1%。常见于喉部，其次见于口腔、鼻腔、口咽和下咽，其发生率依次下降（Masand et al.，2011）。这些病变通常具有侵袭性早期淋巴结转移和不良预后，2 年生存率低于 55%。AdSC 更常见于男性（男女比例为 6：1）。显微镜下，AdSC 有两个不同的组织学成分。在大多数情况下，鳞状细胞癌占主导地位，可以是原位或侵入性的。腺癌成分可形成小管、导管或腺体结构，并通常产生黏蛋白。腺癌通常发生在肿瘤的较深部位。腺癌和鳞状细胞癌的混合物可能类似于黏液表皮样癌（El-Mofty，2012）。其与 HPV 的关系尚未得到很好的研究（Chen et al.，2012）。HPV 阳性 AdSC 肿瘤数量非常有限，尤其是在口咽部，可能具有更好的预后。

八、鼻咽癌 / 淋巴上皮样癌

鼻咽癌（nasopharyngeal carcinoma，NPC）/ 淋巴上皮样癌（lymphoe-pithelioma-like carcinoma）在所谓的"西方世界"是一种罕见的疾病，但在中国很常见。EB 病毒（Epstein‐Barr virus，EBV）感染是其发病的

主要危险因素。其他危险因素包括亚硝胺和吸烟(Gray et al.,2015)。鼻咽癌能发生在相当年轻的患者身上,在 40~60 岁之间是发病高峰期。几乎所有的鳞状细胞癌在男性中都比在女性中更常见。NPC 可能会有肉眼上的不同。组织学上,它可以是角化或非角化的鳞状细胞癌。然而,也可能是未分化癌(Molinolo et al.,2009;Galbiatti et al.,2014)。有助于诊断的显微镜下征象包括:具有局部合胞体排列的扩散细胞区域。在经典病例中,没有角化和坏死。缺乏坏死被用作关键诊断特征之一。然而,在显微镜检查下,很容易发现活跃的有丝分裂和凋亡(图 2-1-8)。这些患者的预后,五年生存率为 65%。

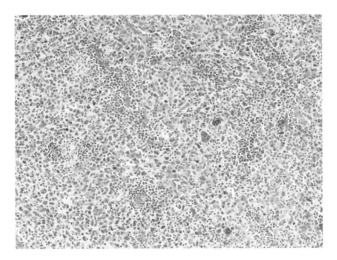

图 2-1-8 鼻咽癌(淋巴上皮样癌)的组织病理学表现

九、鼻窦未分化癌(间变性)

鼻窦未分化癌(间变性)(sinonasal undifferentiated carcinoma,SNUC)是一种罕见的类型,伴随有高度侵袭性的生物学特征。风险因素可能是吸烟(因为 85% 的患者是吸烟者)和辐射。SNUC 主要在鼻腔内诊断(Masand et al.,2011;Galbiatti et al.,2014),但它也可能发生在鼻窦中。发病高峰期在 60 岁,且男性患者更常见。肿瘤具有肉眼可见的蕈伞形和浸润性生长模式。诊断时,肿瘤直径通常超过 4cm。在显微镜检查中,它是一种具有非常高有丝分裂活性的细胞密集型肿瘤;细胞呈现高多形性(图 2-1-9);存在显著的坏死(Machado et al.,2010;Mandapathil et al.,2014);常有淋巴组织和周围神经的侵袭;没有发现鳞状或腺状分化;预后很差。一些研究者发现有 p16 过表达的存在,但可能与 HPV 感染无关。

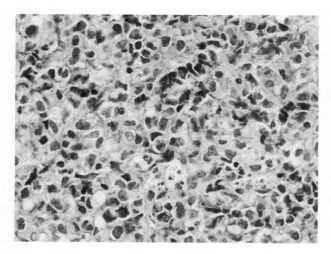

图 2-1-9　鼻窦未分化癌的组织病理学表现

十、结论

原发性鳞状细胞癌是头颈部恶性肿瘤中最常见的诊断。根据临床观察和形态以及肿瘤生物学,最近发现了新的类型。典型危险因素包括吸烟和饮酒。然而,有证据表明某些肿瘤还有其他诱导因素,如病毒感染。上述基于形态学的鳞状细胞癌谱可以帮助理解鳞状细胞癌变异类型的不同预后。

参考文献

Abogunrin S et al (2014) Prevalence of human papillomavirus in head and neck cancers in European populations: a meta-analysis. BMC Cancer 14:968. doi: 10.1186/1471-2407-14-968

Alexandrov LB et al (2013) Signatures of mutational processes in human cancer. Nature 500: 415–421

Betiol J et al (2013) Impact of HPV infection on the development of head and neck cancer. Brazilian J Med Biol Res 46:217–226

Bishop JA et al (2014) Use of p40 and p63 immunohistochemistry and human papillomavirus testing as ancillary tools for the recognition of head and neck sarcomatoid carcinoma and its distinction from benign and malignant mesenchymal processes. Am J Surg Pathol 38:257–264

Cardesa A et al (2011) The Kaiser's cancer revisited: was Virchow totally wrong? Virchows Arch 458:649–57

Chen ZW et al (2012) Equivocal p16 immunostaining in squamous cell carcinoma of the head and neck: staining patterns are suggestive of HPV status. Head Neck Pathol 6:422–429

El-Mofty SK (2012) HPV-related squamous cell carcinoma variants in the head and neck. Head Neck Pathol 6(Suppl 1):S55–S62

Fakhry C et al (2014) Human papillomavirus and overall survival after progression of oropharyngeal squamous cell carcinoma. J Clin Oncol 32:3365–3373

Galbiatti ALS et al (2014) Gene expression profile of 5-fluorouracil metabolic enzymes in laryngeal cancer cell line: predictive parameters for response to 5-fluorouracil-based chemotherapy. Biomed Pharmacother 68:515–519

Gray ST et al (2015) Treatment outcomes and prognostic factors, including human papillomavirus, for sinonasal undifferentiated carcinoma: a retrospective review. Head Neck 37:366–374

Machado J et al (2010) Low prevalence of human papillomavirus in oral cavity carcinomas. Head Neck Oncol 2:6

Mandapathil M et al (2014) Salvage surgery for head and neck squamous cell carcinoma. Eur Arch Otorhinolaryngol 271:1845–1850

Marur S et al (2010) HPV-associated head and neck cancer: a virus-related cancer epidemic. Lancet Oncol 11:781–789

Masand RP et al (2011) Adenosquamous carcinoma of the head and neck: relationship to human papillomavirus and review of the literature. Head Neck Pathol 5:108–116

Mehrad M et al (2013) Papillary squamous cell carcinoma of the head and neck: clinicopathologic and molecular features with special reference to human papillomavirus. Am J Surg Pathol 37:1349–1356

Molinolo AA et al (2009) Dysregulated molecular networks in head and neck carcinogenesis. Oral Oncol 45:324–34

Orvidas LJ et al (1998) Verrucous carcinoma of the larynx: a review of 53 patients. Head Neck 20:197–203

Orvidas LJ et al (1999) Intranasal verrucous carcinoma: relationship to inverting papilloma and human papillomavirus. Laryngoscope 109:371–375

Pai S et al (2009) Molecular pathology of head and neck cancer: implications for diagnosis, prognosis, and treatment. Annu Rev Pathol 4:49–70

Pannone G et al (2011) The role of human papillomavirus in the pathogenesis of head & neck squamous cell carcinoma: an overview. Infect Agent Cancer 6:4

Santoro A et al (2011) A troubling diagnosis of verrucous squamous cell carcinoma ("the bad kind" of keratosis) and the need of clinical and pathological correlations: a review of the literature with a case report. J Skin Cancer

Stransky N et al (2011) The mutational landscape of head and neck squamous cell carcinoma. Science 333:1157–1160

Teymoortash A et al (2014) Verrucous carcinoma: a retrospective diagnosis in three historic patients. Eur Arch Otorhinolaryngol 271:631–633

第二节　临床实践中头颈癌的 HPV 检测

Max Robinson

摘要

病理实验室在为头颈癌患者提供人乳头状瘤病毒(HPV)检测方面发挥着核心作用。关于 HPV 筛查试验有大量的文献和 HPV 测试结果,导致其在该领域难以找到正确的方法。这篇综述对目前头颈癌 HPV 检测的证据和主要出版物,以及在临床实践中使用的指南文件和最常用的方法进行了简明的概述。

关键词

人乳头状瘤病毒(HPV)、分子诊断学、头颈部、p16、免疫组化、原位杂交

一、概述

人乳头状瘤病毒(HPV)相关鳞状细胞癌(SCC)的诊断需要使用实验室检测。理想情况下,实验室检查应提供证据证明 HPV 正在推动恶性的进程。具体而言,恶性细胞应含有致癌 HPV 基因型并显示病毒转录的证据,产生对细胞行为有不利影响的 E6/E7 癌蛋白,即不受控制的细胞增殖、DNA 损伤检查点的丧失和细胞永生的获得(Leemans et al.,2011)。因此,有大量的生物标志物可以用来表明 HPV 感染,从检测 HPV DNA、RNA 和蛋白质,到证明内源性基因和蛋白表达的变化,这些均可作为 HPV 感染的间接、替代标志物。临床实践采用 HPV 检测主要是由于有了易于纳入实验室诊断工作流程的检测方法,即为检测福尔马林固定的石蜡包埋(formalin-fixed paraffin-embedded,FFPE)组织或酒精保存的细胞学样本中的靶分子而制订

的（Schache et al., 2014）。尽管如此，特定检测的临床接受程度还取决于它对分类患者样本分类的精准程度。HPV 检测的准确性可以根据公认的"参考"或"黄金标准"分析检测来评估，也可以通过更具临床相关性以及能识别出具有临床意义的 HPV 相关疾病的患者来评估。这样的检测结果可以为患者的预后提供参考，或招募患者参与 HPV 相关 SCC 的临床试验（Bhatia et al., 2015）。有关 HPV 检测的文献非常丰富，并且有许多专利检测方法是已获得监管部门批准［CE 标记和 / 或美国食品和药物管理局（FDA）批准］的体外诊断设备（in vitro diagnostic devices, IVDs）。HPV 检测的市场围绕宫颈癌（筛查、诊断、疗效检测）的应用发展，最近又应用在头颈癌的评估中。

二、头颈癌中 HPV 检测的适应证

建议对口咽鳞状细胞癌（腭扁桃体、舌根、软腭、咽后壁）进行 HPV 检测，并将信息用于预后评估和入选临床试验（英国皇家病理学会；美国病理学家协会；美国国家综合癌症网络）。在一个颈部肿块结果是颈部鳞状细胞癌的临床案例中，HPV 和 Epstein Barr 病毒（EBV）的检测对于定位其假定的原发部位非常有用。类似的策略可用于将远处转移与寻找原发肿瘤联系起来（Weichert et al., 2009；Huang et al., 2012）。HPV 阳性的鳞状细胞癌通常位于口咽部，而 EBV 阳性的鳞状细胞癌通常位于鼻咽部。该规律也有例外，也有几篇关于 HPV 阳性鼻咽癌的报道（Maxwell et al., 2010；Robinson et al., 2013；Stenmark et al., 2014）。然而，其预后尚不清楚，因为与 EBV 阳性鼻咽癌相比，大多数研究的病例很少，无法显示出显著性差异（Robinson et al., 2013；Stenmark et al., 2014）。尽管头颈部其他部位的癌症很少存在 HPV 感染（Mehanna et al., 2016），但有证据表明这些部位 HPV 阳性的癌症与 HPV 相关的口咽部鳞状细胞癌的预后相似（Salazar et al., 2014；Chung et al., 2014）。当然还需要更大规模的且适当的研究来证实这些发现。但是，将来有可能会在头颈部的其他部位，也许是所有部位都推荐 HPV 检测。此外，还有关于 HPV 相关的口腔上皮内瘤变的报道（Woo et al., 2013; McCord et al., 2013), 由于其病例数量较少且缺乏长期的随访资料, 在这种情况下 HPV 感染的生物学意义尚不确定。因此, 随着新数据的出现和新临床应用的提出, 未来病理学实验室的 HPV 检测可能会增加。

三、使用测试算法检测福尔马林固定石蜡包埋的活检组织中的 HPV

实验室检查具有确定临床准确性的特征。迄今, 还没有任何单一的测试被认为是分类福尔马林固定石蜡包埋 (formalin-fixed paraffin-embedded, FFPE) 的活检组织中 HPV 状态的 "黄金标准"。已经提出了算法中的测试组合, 以解决已知的单个测试的局限性并产生最佳样本分类。

(一) VU 大学 (阿姆斯特丹, 荷兰) 医学中心 HPV 检测算法

该算法最初是由 Smeets 等 (2007) 提出的, 是围绕一组测试的能力而建立的, 以近似于分析参考测试 (图 2-2-1), 定义为用来检测新鲜冰冻组织中 HPV-16 E6/E7 的逆转录酶聚合酶链反应 (reverse transcriptase polymerase chain reaction, RT-PCR)。虽然专门为 FFPE 材

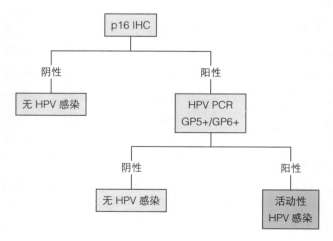

图 2-2-1　VU 大学医学中心 HPV 检测算法

料开发的 RT-PCR 显示与参考测试有完美的相关性,但被认为对技术要求太高而不能用于诊断实验室。尽管如此,对 p16 阳性病例进行 p16 免疫组化(IHC)和使用 GP5+/GP6+ 为引物的 PCR 联合检测,显示与参考测试几乎有完美的相关性,并随后在更大的队列($n=86$)中验证其准确率为 98%(Rietbergen et al.,2013a)。检测策略也与患者预后相关,p16 阳性与 HPV DNA 阳性肿瘤的患者治疗后存活率最高,五年生存率分别为 73.5% 和 40.7%(Rietbergen et al.,2013b),且已经在独立队列中得到验证(Rietbergen et al.,2015)。检测策略已被纳入 www.predictcancer.org 公开发布的多参数分类器中。经过验证的测试算法使用 p16 IHC(CINtec Histology,Roche mtm laboratories)和使用 Luminex 珠阵列进行基因分型的"非专有"GP5+/GP6+ PCR 酶免疫来测定。

(二) 约翰斯霍普金斯医疗机构的 HPV 检测算法

该算法(图 2-2-2)由美国约翰斯霍普金斯医疗机构(the Johns Hopkins Medical Institutions)开发(Singhi et al.,2010;Westra,2014),并被 Ang 等(2010)用了具有里程碑意义的论文中,证实 HPV 相关口咽鳞状细胞癌患者预后好于 HPV 阴性患者(3 年生存率 82.4% vs. 57.1%)。检测策略包括使用 p16 免疫组化(CINtec Histology,Roche mtm laboratories)进行前期筛查,然后进行两层 HPV DNA 原位杂交。第一层采用 HPV-16 特异性探针,理论上可以鉴定大多数 HPV 阳性病例(大约 95% 的 HPV 相关口咽鳞状细胞癌为 HPV16 阳性),第二层包含 HPV "混合物 cocktail"探针检测不常见的致癌 HPV 基因型(HPV16、18、31、33、35、39、45、51、52、56、58、59、68 DAKO Genpoint)。相似的试剂可从其他供应商处获得:INFORM HPV Ⅲ家族 16 探针(Roche Ventana Medical Systems Ltd)作为 cocktail 并检测 HPV16、18、31、33、35、39、45、51、52、56、58、66。Leica 生物系统公司提供检测 HPV16、18、31、33、51 的高风险 HPV 探针组(cocktail)。由于许可限制,美国提供的单基因型特异性探针不在欧洲销售。有证据表明检测策略与分析参考测试十分相符(Schache et al.,2011);此外,作为预后分

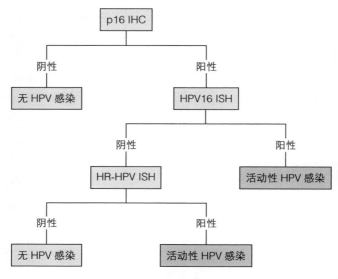

图 2-2-2   约翰霍普金斯医疗机构的 HPV 检测算法

类器的临床重要性已在众多独立队列研究中得到证实（Bhatia et al.，2015）。因此，美国病理学家协会和美国国家综合癌症网络（National Comprehensive Cancer Network，NCCN）推荐"要么用分析 p16 表达的免疫组化法，要么用检测肿瘤细胞核 HPV DNA 的 HPV 原位杂交法"来检测口咽癌和头颈部"隐匿性原发"部位（美国病理学家协会、美国国家综合癌症网络）。在英国，皇家病理学会（The Royal College of Pathologists，UK）的数据库中应用 p16 IHC 和 HPV DNA 原位杂交两种方法来确诊咽部黏膜恶性肿瘤。这些测试也被用于临床试验以确定 HPV 阳性和 HPV 阴性鳞癌患者（Bhatia et al.，2015）。

使用算法的一个固有问题是少数病例不可避免地被分为两个不确定的类别：p16 阳性 /HPV DNA 阴性和 p16 阴性 /HPV DNA 阳性（表 2-2-1）。后一类病例很少，可能代表短暂的 HPV 感染，未激活致癌作用或是可解释的简单错误。相比之下，p16 阳性 /HPV DNA 阴性的病例代表了一个两难处境，因为有证据表明此类肿瘤患者与 p16+/HPV

DNA 阳性肿瘤患者存在相似的良好生存率(Lewis et al.,2010),而在其他研究中,这组患者与 p16-/HPV DNA 阴性患者一样,其生存率不佳(Perrone et al.,2011;Rietbergen et al.,2013b)。对这些数据的解释受到亚组分析中患者数量较少的限制,因此需要进一步研究。

表 2-2-1　应用 p16 IHC 和 HPV DNA
特异性检测对口咽鳞状细胞癌的分类

文献	病例数/例	p16+HPV DNA+/%	p16-HPV DNA-/%	p16+HPV DNA-/%	p16-HPV DNA+/%
Singhi et al.,2010	256	71	24	5	ND
Ang et al.,2010	315	61	30	7	2
Lewis et al.,2010	239	58	20	20	2
Thavaraj et al.,2011	142	53	35	11	1
Jordan et al.,2012	232	60	27	12	2
Rietbergen et al.,2013b	841	19	77	4	ND

四、p16 免疫组化

CINtec Histology 和 CINtec Cytology(p16 clone E6H4,Roche mtm laboratories)是唯一登记为 IVDs 的 p16 产品,有效地使其成为唯一可用于临床诊断的试剂。也可用其他的抗体复制品,但都是"仅研究用"(research-use-only,RUO)产品。CINtec 试剂盒为 Ventana Benchmark 自动染色仪(Roche Ventana Medical Systems Ltd)提供"即用型"(ready-to-use,RTU)产品,或者可作为用于其他专有自动染色平台或手动分析的可用试剂盒。应该在适当认证的病理学实验室中优化和验证该试验。理想情况下,应包含分析对照组,并在载玻片上进行测试,专有的细胞系对照可用于此目的(HistoCyte Laboratories Ltd,www.histocyte.com)。或者,已知的阳性(例如口咽鳞状细胞癌或宫颈上皮内瘤样病变 3 级)和阴性组织样品可以从过剩的组织中进行鉴定以满足诊断需求。内部阳性对照(显示目标分子表达的感兴趣样品中的组织成分)包括网状扁桃体上皮细胞,其显示斑片状中度染色,且二级淋巴滤泡中的滤泡树突细胞呈弱阳性,还有偶尔成纤维细胞表现出弱至中度染色。多核巨细胞(如果存在的话)也是 p16 阳性的(Schache,2014)。在含有致癌 HPV 的癌症中,通常其大多数恶性细胞表现出强细胞核和细胞质染色(图 2-2-3a)。在 Ang 等(2010)的论文中,Westra 的描述是"在 70% 或更多的肿瘤细胞中强烈且弥散的细胞核和细胞质染色"。Jordan 等(2012)通过与分析参考测试(在 FFPE 组织上的 HPV-16、-18、-33 E6/E7 的 RT-PCR)比较来优化"cut-off 截止值",并且表明

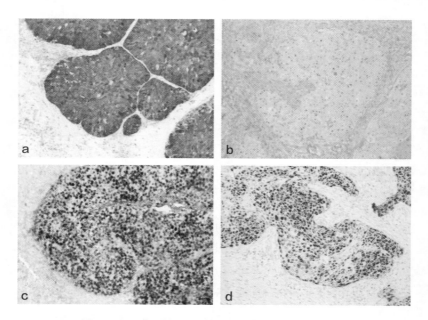

图 2-2-3　典型的 p16 免疫组化阳性显微镜下表现

(a) p16 免疫组化阳性结果(CINtec histology,Roche mtm 实验室)。高危 HPV DNA(INFORM HPV Ⅲ Family 16,Roche Ventana 医疗系统有限公司)显示一个斑点(b)和一个扩散(c)染色模式。高危 HPV RNA(RNAscope,Advanced Cell Diagnostics)在恶性细胞中显示棕色反应产物(d)。

最佳强度≥2 级(分级 0~3),肿瘤细胞染色的最佳百分比≥35%,最佳 H 评分 >60(强度和百分比的乘积,0~300)。接受最低强度评分为 2 分,至少 30% 的肿瘤需要呈阳性以显示与参考测试的最佳相关性,强度评分为 3 分表明只有 20% 的肿瘤需要为 p16 阳性。在临床实践中,大多数病例很容易以二元方式(阳性与阴性)分类,这说明该检测方法具有良好的观察者间一致性(Thavaraj et al.,2011;Jordan et al.,2012)。注册 HPV 相关口咽癌的临床试验倾向于采用上述 >70% 的截止值(Bhatia et al.,2015)。偶尔会遇到局限于大多数细胞细胞质的弱染色或单独核染色的病例,根据上述标准,这种病例被认为是 p16 阴性的。尽管 p16 IHC 具有易于解读的特征,但它被认为只是 HPV 状态的近似值。p16 IHC 被认为有高敏感性,但缺乏特异性,这意味着会存在无 HPV 感染而 p16 过表达的情况,即使是最敏感的 HPV 特异性检测也是如此。p16 是一种内源性基因,在与 HPV 感染无关的其他肿瘤类型中也可以显示表达量的增加。考虑到这一点,有一种观点认为,p16 IHC 检测应始终被 HPV16 特异性检测所支持(Perrone et al.,2011;Robinson et al.,2012;Rietbergen et al.,2013b),还有一种相反观点认为,单独的 p16 IHC 试验对于预后的预测和临床试验的招募是十分有效的(Ang et al.,2010;Lewis et al.,2010;Bhatia et al.,2015)。

五、HPV DNA 检测

HPV DNA 的检测可以通过靶标扩增(聚合酶链式反应)或信号扩增(原位杂交)来实现,但每种方法都有固有的缺陷。非定量 PCR 技术往往过于敏感(产生假阳性结果),这可以通过采用定量 PCR 技术来改善(Schache et al.,2011)。凝胶上 PCR 产物的评估是主观的,并且调整定量 PCR 中的检测阈值决定了测定的灵敏度和特异度。DNA 原位杂交的特点是高特异度,但灵敏度有限,限制因素是大量的 HPV 拷贝数量以及杂交靶标的实用性(Robinson et al.,2010)。DNA 原位杂交的解释显示了良好的观察者间一致性(Thavaraj et al.,2011;

Jordan et al.,2012),不一致的特征是通常在整个组织切片上呈斑片状的弱信号。对于阴性病例,使用基于载玻片的分析物对照是非常重要的,因为没有质量内参来确保染色的充分性。可应用专有的细胞系对照(HistoCyte Laboratories Ltd,www.histocyte.com)和肿瘤异种移植物(HPV 3 合 1 对照,Roche Ventana Medical Systems Ltd)。或者,可以如上所述使用已知的阳性和阴性组织样本。阳性结果因细胞核中的单点状信号而异(图 2-2-3b),被认为是将 HPV 病毒整合到宿主基因组中的单一副本,以及位于细胞核和细胞质中具有弥散染色模式的病例(图 2-2-3c)。

六、HPV RNA 检测

有证据表明 HPV RNA 原位杂交(RNAscope,Advanced Cell Diagnostics)显示与分析参考测试相符(用于新鲜冷冻组织上的 HPV16、18、33 E6/E7 的 RT-PCR;Schache et al.,2013;Mirghani et al.,2015),并在口咽鳞状细胞癌患者中,编码了与上述其他检测(Ukpo et al.,2011;Schache et al.,2013)所证实的相似的预后信息。该技术具有以下几个特点,使其对检测致癌 HPV 特别有用:①专有杂交和扩增过程产生高灵敏性和特异性的比色信号(图 2-2-3d);②小尺寸的寡核苷酸探针有助于检测 FFPE 组织中部分降解的 RNA;③HPV E6/E7 RNA 在感染的恶性细胞中是丰富的靶标;④该技术是以检测 HPV RNA 为基础,这种 HPV RNA 是用于分析参考测试(新鲜冷冻材料上 HPV E6/E7 的 RT-PCR)的靶分子。尽管如此,该产品目前是"仅供研究使用"(research-use-only,RUO),但制造商正在寻求临床使用认证。

总之,向肿瘤学团队提供适当的分子信息以作出特定的诊断是现代病理学的主题,同时也支持了分层医学或个性化医学的概念。对于与 HPV 相关的头颈癌,有适当认证(IVD 状态,CE 标记/FDA 批准)的市售试剂。许多病理学实验室能够使测试达到国际认可的标准(ISO 15189:2012)。该测试在自动染色平台上产生一致的结果,并具有适当的分析对照。外部质量保证可通过美国病理学家

能力验证 / 外部质量保证（CAP PT/EQA）、英国国家外部质量保证计划（UKNEQAS）和北欧免疫组化质量控制（NordiQC）来获得。由经验丰富的病理学家来解释此测试的特点和"截止值"。测试可以很容易地结合到实验室工作流程中，而且周转时间相对较短。考虑患者情况，这些辅助测试显示出了最小的额外成本。尽管如此，国际社会必须共同努力确定一个推荐测试的纲要，为测试的选择和解释以及诊断的临床意义提供指导。在将来，随着这些招募了已知 HPV 感染患者的临床试验团队报告他们的研究成果，有可能 HPV 检测领域将从简单的诊断工具转变为预测性生物标志物，可能对 HPV 相关的头颈癌患者进行更少的毒性治疗，并指导针对 HPV 阴性肿瘤患者的强化治疗。最终的希望是这种分子分类方法将为头颈癌患者带来更好的预后。

参考文献

Ang KK, Harris J, Wheeler R, Weber R, Rosenthal DI, Nguyen-Tan PF et al (2010) Human papillomavirus and survival of patients with oropharyngeal cancer. N Engl J Med 363 (1):24–35

Bhatia A, Burtness B (2015) Human papillomavirus-associated oropharyngeal cancer: defining risk groups and clinical trials. J Clin Oncol 33(29):3243–3250

Chung CH, Zhang Q, Kong CS, Harris J, Fertig EJ, Harari PM et al (2014) p16 protein expression and human papillomavirus status as prognostic biomarkers of nonoropharyngeal head and neck squamous cell carcinoma. J Clin Oncol 32(35):3930–3938

College of American Pathologists (2012) Protocol for the examination of specimens from patients with carcinomas of the pharynx. College of American Pathologists, USA

Huang SH, Perez-Ordonez B, Liu FF, Waldron J, Ringash J, Irish J et al (2012) Atypical clinical behavior of p16-confirmed HPV-related oropharyngeal squamous cell carcinoma treated with radical radiotherapy. Int J Radiat Oncol Biol Phys 82(1):276–283

ISO15189:2012. http://www.iso.org/iso/catalogue_detail?csnumber=56115 (Accessed 06.03.2016)

Jordan RC, Lingen MW, Perez-Ordonez B, He X, Pickard R, Koluder M et al (2012) Validation of methods for oropharyngeal cancer HPV status determination in US cooperative group trials. Am J Surg Pathol 36(7):945–954

Leemans CR, Braakhuis BJ, Brakenhoff RH (2011) The molecular biology of head and neck cancer. Nat Rev Cancer 11(1):9–22

Lewis JS Jr (2012) p16 Immunohistochemistry as a standalone test for risk stratification in oropharyngeal squamous cell carcinoma. Head Neck Pathol 6(Suppl 1):S75–S82

Lewis JS Jr, Thorstad WL, Chernock RD, Haughey BH, Yip JH, Zhang Q et al (2010) p16 positive oropharyngeal squamous cell carcinoma: an entity with a favorable prognosis regardless of tumor HPV status. Am J Surg Pathol 34(8):1088–1096

Maxwell JH, Kumar B, Feng FY, McHugh JB, Cordell KG, Eisbruch A et al (2010) HPV-positive/p16-positive/EBV-negative nasopharyngeal carcinoma in white North Americans. Head Neck 32(5):562–567

McCord C, Xu J, Xu W, Qiu X, McComb RJ, Perez-Ordonez B et al (2013) Association of high-risk human papillomavirus infection with oral epithelial dysplasia. Oral Surg Oral Med Oral Pathol Oral Radiol 115(4):541–549

Mehanna H, Franklin N, Compton N, Robinson M, Powell N, Biswas-Baldwin N et al (2016) Regional and geographic variability in human papillomavirus-associated oropharyngeal cancer: individual patient data and samples from four multi-national randomised trials. Head Neck. doi:10.1002/hed.24336

Mirghani H, Casiraghi O, Amen F, He M, Ma XJ, Saulnier P et al (2015) Diagnosis of HPV-driven head and neck cancer with a single test in routine clinical practice. Mod Pathol 28 (12):1518–1527

National Cancer Comprehensive Network (2014) Clinical practice guidelines in oncology: head and neck cancers. National Cancer Comprehensive Network, USA

Perrone F, Gloghini A, Cortelazzi B, Bossi P, Licitra L, Pilotti S (2011) Isolating p16-positive/HPV-negative oropharyngeal cancer: an effort worth making. Am J Surg Pathol 35(5):774–777

Rietbergen MM, Leemans CR, Bloemena E, Heideman DA, Braakhuis BJ, Hesselink AT, Witte BI, Baatenburg de Jong RJ, Meijer CJ, Snijders PJ, Brakenhoff RH (2013a) Increasing prevalence rates of HPV attributable oropharyngeal squamous cell carcinomas in the Netherlands as assessed by a validated test algorithm. Int J Cancer 132(7):1565–1571

Rietbergen MM, Brakenhoff RH, Bloemena E, Witte BI, Snijders PJ, Heideman DA, et al (2013b) Human papillomavirus detection and comorbidity: critical issues in selection of patients with oropharyngeal cancer for treatment De-escalation trials. Ann Oncol 24(11):2740–2745

Rietbergen MM, Witte BI, Velazquez ER, Snijders PJ, Bloemena E, Speel EJ, Brakenhoff RH, Kremer B, Lambin P, Leemans CR (2015) Different prognostic models for different patient populations: validation of a new prognostic model for patients with oropharyngeal cancer in Western Europe. Br J Cancer 112(11):1733–1736

Robinson M, Sloan P, Shaw R (2010) Refining the diagnosis of oropharyngeal cancer using human papillomavirus testing. Oral Oncol 46(7):492–496

Robinson M, Schache A, Sloan P, Thavaraj S (2012) HPV specific testing: a requirement for oropharyngeal squamous cell carcinoma patients. Head Neck Pathol. 6(Suppl 1):S83–S90

Robinson M, Suh YE, Paleri V, Devlin D, Ayaz B, Pertl L et al (2013) Oncogenic human papillomavirus-associated nasopharyngeal carcinoma: an observational study of correlation with ethnicity, histological subtype and outcome in a UK population. Infect Agent Cancer. 8(1):30

Royal College of Pathologists (2013) Dataset for the reporting of mucosal malignancies of the pharynx. Royal College of Pathologists, UK

Salazar CR, Anayannis N, Smith RV, Wang Y, Haigentz M Jr, Garg M et al (2014) Combined P16 and human papillomavirus testing predicts head and neck cancer survival. Int J Cancer 135 (10):2404–2412

Schache AG, Liloglou T, Risk JM, Filia A, Jones TM, Sheard J et al (2011) Evaluation of human papilloma virus diagnostic testing in oropharyngeal squamous cell carcinoma: sensitivity, specificity, and prognostic discrimination. Clin Cancer Res 17(19):6262–6271

Schache AG, Liloglou T, Risk JM, Jones TM, Ma XJ, Wang H et al (2013) Validation of a novel diagnostic standard in HPV-positive oropharyngeal squamous cell carcinoma. Br J Cancer 108(6):1332–1339

Schache A, Croud J, Robinson M, Thavaraj S (2014) Human papillomavirus testing in head and neck squamous cell carcinoma: best practice for diagnosis. Methods Mol Biol 1180:237–255

Singhi AD, Westra WH (2010) Comparison of human papillomavirus in situ hybridization and p16 immunohistochemistry in the detection of human papillomavirus-associated head and neck cancer based on a prospective clinical experience. Cancer 116(9):2166–2173

Smeets SJ, Hesselink AT, Speel EJ, Haesevoets A, Snijders PJ, Pawlita M et al (2007) A novel algorithm for reliable detection of human papillomavirus in paraffin embedded head and neck cancer specimen. Int J Cancer 121(11):2465–2472

Stenmark MH, McHugh JB, Schipper M, Walline HM, Komarck C, Feng FY et al (2014)

Nonendemic HPV-positive nasopharyngeal carcinoma: association with poor prognosis. Int J Radiat Oncol Biol Phys 88(3):580–588

Thavaraj S, Stokes A, Guerra E, Bible J, Halligan E, Long A et al (2011) Evaluation of human papillomavirus testing for squamous cell carcinoma of the tonsil in clinical practice. J Clin Pathol 64(4):308–312

Ukpo OC, Flanagan JJ, Ma XJ, Luo Y, Thorstad WL, Lewis JS Jr (2011) High-risk human papillomavirus E6/E7 mRNA detection by a novel in situ hybridization assay strongly correlates with p16 expression and patient outcomes in oropharyngeal squamous cell carcinoma. Am J Surg Pathol 35(9):1343–1350

Weichert W, Schewe C, Denkert C, Morawietz L, Dietel M, Petersen I (2009) Molecular HPV typing as a diagnostic tool to discriminate primary from metastatic squamous cell carcinoma of the lung. Am J Surg Pathol 33(4):513–520

Westra WH (2014) Detection of human papillomavirus (HPV) in clinical samples: evolving methods and strategies for the accurate determination of HPV status of head and neck carcinomas. Oral Oncol 50(9):771–779

Woo SB, Cashman EC, Lerman MA (2013) Human papillomavirus-associated oral intraepithelial neoplasia. Mod Pathol 26(10):1288–1297

第三节　HPV 亚型的变异与头颈部 HPV 感染和癌症的关系

Gunnar Wichmann

摘要

人乳头状瘤病毒（HPV）包含一组具有变异潜能的双链 DNA 病毒，可感染人的上皮细胞并引发肿瘤转化。它的 8kb 基因组不仅能编码病毒复制和自我组织形成感染性颗粒所需的蛋白质，而且早期蛋白质 E6 和 E7 能够引发肿瘤转化。高危型（HR）HPV 亚型的 E6 和 E7 可以与 p53 结合或释放 E2F 以及消除复制控制。由于 E6 和 E7 的结合位点中的可变氨基酸序列（amino acid sequence，AAS），亚型中的特定 HRHPV 变体在引发肿瘤转化和癌症发展的功效上有异质性。这可以解释 HPV 诱导头颈癌临床过程的差异。

关键词

人乳头状瘤病毒（HPV）、HPV 亚型、HPV 变体、HPV16 E6 变体、HPV16AA、头颈部鳞状细胞癌（HNSCC）

一、概述

分子证据为人类乳头状瘤病毒(HPV)(特别是 HPV16)的作用提供支持,其不仅深入参与了子宫颈和其他肛门生殖器的鳞状细胞癌(squamous cell carcinoma,SCC)和腺癌(adenocarcinoma,ADC)的发病机制,而且还参与了某些 HNSCC,尤其是发生在口咽部鳞状细胞癌的发病机制(Gillison,2000)。更准确地说,HPV 是在与 Waldeyer 环淋巴组织相邻的上皮细胞内发挥作用,尤其是在腭和舌扁桃体的上皮细胞内。HPV 包含一组具有变异潜能的双链 DNA 病毒,可感染人的上皮细胞并引发肿瘤转化。HPV 基因组由非编码区长控制区(long control region,LCR)和 8 个蛋白质编码基因(*L1*、*L2*、*E1*、*E2*、*E4*、*E5*、*E6* 和 *E7*)组成,总长度约为 7 900 个碱基对(Smith,2011)。HPV 分为五组(A~E),A 组(黏膜和生殖器 HPV 组)包括发现存在于黏膜良恶性肿瘤中的亚型。A 组的系统发生树包括在子宫颈癌、外阴癌、阴茎癌以及 HNSCC 中检测到的 HPV 的三个亚实体。根据乳头状瘤病毒命名委员会,与 *L1* 开放阅读框中已知的 HPV 类型相比,新的 HPV 类型由核苷酸序列(nucleotide sequence,NS)变异超过 10% 来定义。那些变异在 2%~10% 的类型被认为是亚型,而在 L1 区域内,类型变异为 2%(Bernard et al.,1994;Pande et al.,2008)。头颈癌中有意义的亚组分别是 A7(例如,HPV18、HPV39、HPV45)、A10(例如,HPV6、HPV11),以及与 HNSCC 最相关的 A9(亚型 HPV16、HPV31、HPV33、HPV35、HPV52 和 HPV58)。这三组 HPV 亚型在感染头颈部黏膜复层上皮的上皮细胞和引发肿瘤转化的潜力方面有本质上的不同。HPV16 与 HNSCC 最相关,在 HNSCC 中占约 90% 的 HPV(Kreimer et al.,2005)。

二、致癌 HPV 蛋白的功能

约 7.9kb 的 HPV 基因组不仅编码病毒复制和感染性颗粒自我组织形成所需的那些基因,而且还编码引起免疫应答减弱(E5)或能够引发感染细胞肿瘤转化的蛋白质。上皮细胞的致瘤性转化是由高风险（HR）HPV 亚型的两种 HPV 蛋白 E6 和 E7 特异性引起的（Muñoz et al.，2003；Klussmann et al.，2009）。HRHPV 亚型的 E6 和 E7 蛋白通过与细胞周期调节器相互作用而对增殖具有直接刺激作用。E6 以高亲和力结合 p53 并引起 p53 泛素化和这种 DNA 复制的基本调节器的降解。这消除了突变细胞的增殖控制。HRHPV 的 E6 通过不依赖于 UBE3A 的机制引起 p63 同工型 TAp63b 的降解。由于 TAp63b 激活细胞黏附和黏附斑通路，HPHPV E6 介导的 TAp63b 降解与 p53 降解一起有助于建立稳定的独立生长（Khalifa et al.，2011；McLaughlin-Drubin et al.，2012），因此可能负责了 HPV 诱导的 HNSCC 的早期转移，特别是在小的（T_1 或 T_2）原发性肿瘤中也观察到较高频率的局部淋巴结转移。E7 通过灭活 pRB 导致 E2F 的释放，E2F 是细胞周期进程和 DNA 合成所需的转录因子。E7 另外诱导组蛋白去甲基化酶 KDM6A 和 KDM6B 的表达，后者使组蛋白 3（H3K27me3）的（三甲基化的）赖氨酸 27 去甲基化，在 $p16^{INK4a}$-ARF 基因座触发表观遗传学改变，然后增加 $p16^{INK4a}$ 的表达（McLaughlin-Drubin et al.，2011）。然而，由于 E7 介导了 pRB 失活，使得 $p16^{INKa}$ 不能在 HPV 诱导的 HNSCC 中实现细胞周期的阻滞。HPV16 的 E6 和 E7 的其他作用，例如激活 Wnt 信号传导（Rampias et al.，2010）、细胞代谢重编程包括诱导 Warburg 效应（Zwerschke et al.，1999）等也有记录。

三、HPV 亚型在感染上皮细胞和引发肿瘤转化方面的不同能力

在 HPV 诱导的癌症中，HPV 感染细胞的复制控制会被 E6 和 E7 破坏。由于不同亚型的 HPV 基因组的核苷酸序列不同，它们也显示出其蛋白质中氨基酸序列（AAS）的可变性。尤其是，在 E6 和 E7 区域参与结合 p53 和 RB 的特定 HRHPV 亚型（HPV16、18、31、33、35、39、45、51、52、56、58、59、66）和低风险（LR）HPV 亚型（HPV6、11）中，其不同的氨基酸序列会导致 HPV 亚型的 E6 和 E7 在引发上皮细

瘤变和推动癌症发展的能力方面发生本质上的异质性。这意味着各种 HPV 亚型 E6 和 E7 蛋白的氨基酸序列差异可能对感染上皮细胞产生不同的致癌作用,这也可能解释了它们参与 HNSCC 或子宫颈癌发展过程中的不同之处。例如,A7 组的成员对腺体组织具有特殊的趋向性,并且 HPV18 是宫颈腺癌中检测到最常见的类型(Clifford et al.,2003)。这并不是说 HPV18 只能引发腺癌,最近的一篇文章指出 HPV18 具有同样的能力来引发宫颈的腺癌和鳞状细胞癌两种组织学类型,并且早期的流行病学调查结果可能是由于先前调查的病例数较小和不同地域分布的 HPV18 变异体存在差异(Chen et al.,2015)。然而,腺癌在头颈部是较罕见的(9%;Canto et al.,2002),在口咽部更是如此。因此,在口咽部仅检测到 1% 的 HPV18 也并不奇怪,而喉部(3.9%)和口腔(16.0%)更常被此亚型感染(Kreimer et al.,2005)。HPV DNA 阳性的 HNSCC 主要由 HPV16 或 A9 亚群的其他成员(例如,HPV31、HPV33、HPV35;Kreimer et al.,2005)感染。在 HNSCC 中最常检测到的 HPV 亚型是 HPV16(Kreimer et al.,2005),认为该亚型不仅能感染子宫颈鳞状细胞上皮(其中 HPV16 也是 SCC 中的主要亚型;Yamada et al.,1997;Lavezzo et al.,2016),而且在 HPV DNA 阳性的扁桃体病例中,HPV16 占约 90%。头颈部黏膜中 HPV16 的作用细胞是扁桃体隐窝的上皮细胞(Klussmann et al.,2009)。由于各种 HRHPV 亚型的 E6 和 E7 在它们的 p53 和 RB 结合位点共享一些氨基酸(但不是全部),因此它们的生物效应的种类和强度也不同。

四、HPV 亚型内的差异

核苷酸序列(NS)和氨基酸序列(AAS)的差异不仅存在于 HPV 亚型之间,而且也存在于 HPV 亚型之中。由于亚型在 *L1* 中有 2%~ 10% 的核苷酸序列差异,所以在 *L1* 区域内,每个亚型的不同变异最多可达 2% 的核酸碱基(Bernard et al.,1994;Pande et al.,2008),而且在相同亚型的其他基因的变异性甚至可能更高。特别令人感兴趣的是 HPV16 亚型内的异质性。在 HPV16 中,已知有至少 4 种变体:非洲人（Af-1, Af-2）、亚裔美国人（AA）和欧洲人（E），有时甚至可以区分出更多的类别（Yamada et al., 1995, 1997）。而在这些变体中还存在子系，例如已经提出的 AA 变体（AA1, AA2; Smith et al., 2011）和 E 变体（Yamada et al., 1997）。

从 HPV 研究的早期开始就已知 HPV16 亚型内变体（或所谓的谱系）的存在。例如，美国人群中的 HPV16 变种谱系通过 E6、L2 和 L1 编码区段的核苷酸序列分析来表征，并显示出巨大的异质性（Yamada, 1995）。在变体 E（与德国 HPV16 分离物作为参考最相关）和变体 AA（图 2-3-1; Yamada et al., 1995）的比较中观察到最强烈的对比（最高距离）。在调控相关性基因中以及 L1 和 E6 中检测到很多变体（图 2-3-2; Yamada et al., 1995）。而 E7 变体也很常见（Eschle et al., 1992）。总之，HPV16 变体和潜在的其他 HPV 亚型的变体似乎是 HPV 和人种的共同进化产物，其受几个因素的进一步影响，包括"建立者"效应、病毒的不同传播性、人类迁移模式和重组（Yamada et al., 1997; Jiang et al., 2009）。因此，HPV16 基因 L1、L2、E6 和 E7 的序列变异显示地理依赖性并不奇怪（Yamada et al., 1997）。然而，现在，迁移导致各种 HPV16 变体的广泛分布，特别是在美国，对有宫颈上皮内瘤样病变 2 级（CIN 2）的女性进行 HPV16 检测，发现约 20% 或者更多的患者具有一种以上的变体（Emeny et al., 1999）。特别令人感兴趣的可能是关于不同 HPV 亚型之间重组过程的报道（Jiang et al., 2009）。一个女性在同时感染了 HPV6、HPV16（E 变体）、HPV45 和 HPV56 后，在后续检测中仅发现 HPV16 阳性，但由于 HPV 亚型之间的重组过程，导致出现了包括 E6 中维持 E 变体序列但在其他基因组区域携带 Af2 的新 HPV16 变体，而且还导致同时存在 8 种 HPV16 变体（Jiang et al., 2009）。

五、HPV16 变体具有不同的致癌潜力

关于 HPV16 变体不同致癌潜力的大多数发现来自宫颈癌的研究。非 E 型（包括 Af2，但主要为 AA 型）HPV16 变体的妇女发生 CIN

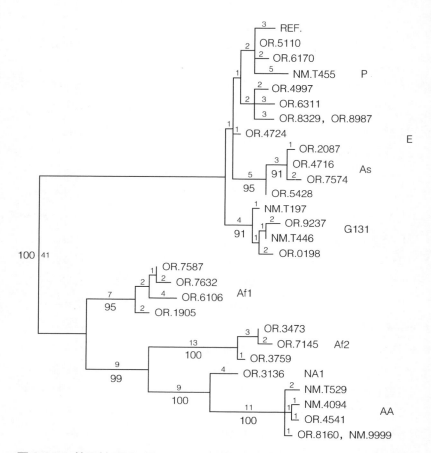

图 2-3-1   美国基于 30 例 HPV16 分离株简约分析鉴定的 HPV16 变体的系统发生树（Yamada et al.,1995）

来自 E6、L2、L1 和 30 个分离株 [包括 HPV16 参考（REF）基因组]的 *E6*、*L2*、*L1* 和 *LCR* 的组合序列在其分析中产生 129 个可变位置的比对。显示了最简单的树（157 步）。分支上方的小数字表示沿相应分支的步（重构点突变）数。每个分支的水平长度与步数成正比，而垂直分支长度仅用于布局。大量的分支表示自展值为≥90%。图右侧标注了 HPV16 类别。

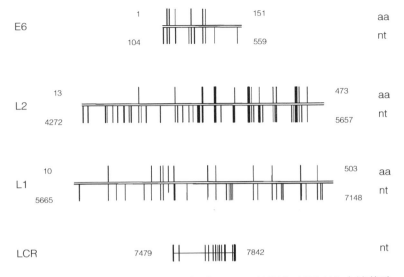

图 2-3-2　在 E6、L2、L1 编码序列和 LCR 片段中，HPV16 中核苷酸（nt）和氨基酸（aa）的分布变化

对于编码区，开始和结束的核苷酸位置分别在线的左右两侧；预测氨基酸序列的起始和结束残基在线的上方。线以下的竖线表示核苷酸替换的位置，而线上方的竖线表示预测的氨基酸变化。对 LCR 而言，开始和结束的核苷酸位置分别表示在左侧和右侧，而穿过线的条则表示核苷酸替换的位置（改编自 Yamada et al.，1995）。

2/3 病变的风险比感染 HPV16 E 变体的妇女风险高 4.5 倍（95%CI：1.2~16.8）（Xi et al.，1997）。在一项病例对照研究中，HPV16 变体 AA 型与 E 型相比宫颈癌的风险更高；与非癌对照组相比，AA 型患者的宫颈癌风险是 E 型患者的 8 倍（Berumen et al.，2001）。此外，HPV16 变体 AA 型患者的年龄比 E 型患者年轻 7.7 岁（P=0.004）（Berumen et al.，2001）。在中国台湾省，发现 AA 型是最普遍的 HPV16 变体（81.8%），尽管预期的共同进化可能导致了适应过程，但对于中国台湾地区女性而言，HPV16 *AA* 型还与组织学确诊的 CIN3 级或更严重的宫颈癌患病率增加有关（Chang et al.，2013）。与 HPV16 *E* 型的检测相比,HPV16 *AA* 的检测伴随着年龄校正后增加的比值比为 10.7 (1.62~451.05,*P*=0.004 9;Chang et al.,2013)。在包括前瞻性试验在内的其他研究中发现了与 *AA* 型 HPV16 变体相关的风险增加(Schiffman et al.,2010)。然而,亚型内变体的不同致癌潜力并不局限在 HPV16 变体,对于其他 HRHPV 亚型也是显著存在的,例如 HPV31、HPV35 和 HPV51(Schiffman et al.,2010)。

非原型 HPV16 变体与宫颈肿瘤的较高发病率有关(Xi et al.,1997)。实验结果揭示 HPV16 E6 氨基酸 83 变体增强 E6 介导的 MAPK 通路并通过 Notch 通路和致癌 Ras 通路差异调节肿瘤发生(Chakrabarti et al.,2004)。与 *E2* 基因的大量突变有关,每个细胞 AA 变体的拷贝数高于 *E* 变体(Casas et al.,1999),表明 AA 变体复制比 *E* 变体更好。由于已知 E2 是 E6 和 E7 转录的调节因子,所以这种更高的突变水平也可以促成 *AA* 变体的更具攻击性的表型。欧洲变体 T350G 导致 E6 蛋白中 83 位氨基酸由亮氨酸变为缬氨酸(L83V),经常在宫颈上皮内瘤变和癌症中发现,并且与宫颈癌进展有关,特别是在北欧的妇女中(Zehbe et al.,1998)。最近一项来自阿根廷的关于宫颈癌中 HPV16 变异体的研究明确显示,*E6* 序列中最常见的突变是 T350G(L83V)(67% 样本中检测到的),与持续 HPV16 感染风险增加有关(Mosmann et al.,2015)。然而,致癌活性的最强影响是由 HPV16 *AA* 变体引起的,并且由 E6 触发,其具有促进细胞永生化,经历向弹性表型转化并促进迁移和侵袭的一些氨基酸转换(Niccoli et al.,2012)。正如利用 HPV16 *AA* 的 E6 蛋白在体外实验中单独转染角化细胞所示(Jackson et al.,2014),仅 HPV16 *AA* 的 E6 蛋白可以减少 p53 并触发 $p16^{INK4A}$ 的表达,这与 HPV16 *E* 的 E6 蛋白形成了鲜明的对比。

六、头颈部鳞状细胞癌中的 HPV16 变体

关于 HNSCC 中的 HPV16 变体只有少数报道。对 21 例 HPV16 阳性 HNSCC 的德国患者进行分析研究中(Hoffmann et al.,2004),

发现 21 例患者中只有 6 例（29%）含有 HPV16 原型序列，而有 8 例（38%）在 *E6* 基因的 350 位置（T350G）上携带了 T 到 G 的碱基调换，另外有 7 例（33%）携带 *A131G*（*E6* 中的 R10G）变异和 C712A 突变（*E7* 中的 H51N）。由于 *E6* 变体 *R10G* 和 *L83V* 具有比原型更高的致癌潜力，并且发现在这一小群 HPV16-DNA 阳性 HNSCC 患者中富集，所以 HPV16 变体也可能在头颈癌发生中起重要作用。不幸的是，除了 Markus Hoffmann 及其同事（Hoffmann et al., 2004）所引用的研究外，对 HNSCC 中 HPV16 变体的研究缺失了。关于它们对 HNSCC 发展的影响、治疗反应和治疗后对结果的影响，没有任何了解。未来对 HNSCC 中 HPV 的研究不应再忽视 HPV16 变体潜在的非常不同的致癌行为，这可能是导致 HPV16 阳性 HNSCC 临床过程异质性的原因之一。由于宫颈病变中 HPV16 变体的不同地理特征（Yamada et al., 1997）和由其引起的不同强度的生物学效应，至少可以解释在世界不同区域 HPV16 诱导的 HNSCC 中流行病学上观察到的一些差异。亚洲、非洲、南美洲和欧洲的 HPV16 阳性 HNSCC 可能与美国 HPV16 阳性 HNSCC 不完全相同；它们可能不是由相同的 HPV16 变体引起的。在受影响人群的不同遗传背景下，不同的 HPV16 变体模式被认为是对 HPV16 感染各自免疫反应的强修饰因子。感染特定 HPV16 变体的脆弱性取决于遗传环境，HPV 感染的持续存在会增加 HPV16 的致癌作用，并强烈影响 HPV 诱导疾病的自然过程。这可能部分解释了在 HPV 诱导的 HNSCC 中所观察到的一些预后差异。因此，我们鼓励开展 HPV16 变体在 HNSCC 中相关性的调查。

鸣谢 感谢莱比锡大学、吉森大学、波兹南大学、米兰大学和海德堡大学的所有同事和合作者，以及我们研究的资助者，尤其感谢所有参与的患者及其家属。

参考文献

Bernard HU, Chan SY, Manos MM, Ong CK, Villa LL, Delius H, Peyton CL, Bauer HM, Wheeler CM (1994) Identification and assessment of known and novel human papillomaviruses by polymerase chain reaction amplification, restriction fragment length polymorphisms, nucleotide sequence, and phylogenetic algorithms. J Infect Dis 170(5):1077–1085

Berumen J, Ordoñez RM, Lazcano E, Salmeron J, Galvan SC, Estrada RA, Yunes E, Garcia-Carranca A, Gonzalez-Lira G (2001) Madrigal-de la Campa A. Asian-American variants of human papillomavirus 16 and risk for cervical cancer: a case-control study. J Natl Cancer Inst 93(17):1325–1330

Canto MT, Devesa SS (2002) Oral cavity and pharynx cancer incidence rates in the United States, 1975-1998. Oral Oncol 38:610–617

Casas L, Galvan SC, Ordonez RM, Lopez N, Guido M, Berumen J (1999) Asian-American variants of human papillomavirus type 16 have extensive mutations in the E2 gene and are highly amplified in cervical carcinomas. Int J Cancer 83:449–455

Chakrabarti O, Veeraraghavalu K, Tergaonkar V, Liu Y, Androphy EJ, Stanley MA, Krishna S (2004) Human papillomavirus type 16 E6 amino acid 83 variants enhance E6-mediated MAPK signaling and differentially regulate tumorigenesis by notch signaling and oncogenic Ras. J Virol 78(11):5934–5945

Chang YJ, Chen HC, Pan MH, Lee BH, You SL, Lin CY, Chou YC, Hsieh CY, Cheng YJ, Liaw KL, Hsing AW, Schiffman M, Chen CJ, CBCSP-HPV Study Group (2013) Intratypic variants of human papillomavirus type 16 and risk of cervical neoplasia in Taiwan. J Med Virol 85(9):1567–1576. doi:10.1002/jmv.23651

Chen AA, Gheit T, Franceschi S, Tommasino M, Clifford GM; IARC HPV variant study group (2015) Human papillomavirus 18 genetic variation and cervical cancer risk worldwide. J Virol 89(20):10680–10687. doi:10.1128/JVI.01747-15

Clifford GM, Smith JS, Plummer M, Munoz N, Franceschi S (2003) Human papillomavirus types in invasive cervical cancer worldwide: a meta-analysis. Br J Cancer 88:63–73

Emeny RT, Herron JR, Xi LF, Koutsky LA, Kiviat NB, Wheeler CM (1999) Comparison of variant-specific hybridization and single-strand conformational polymorphism methods for detection of mixed human papillomavirus type 16 variant infections. J Clin Microbiol 37 (11):3627–3633

Eschle D, Dürst M, ter Meulen J, Luande J, Eberhardt HC, Pawlita M, Gissmann L (1992) Geographical dependence of sequence variation in the E7 gene of human papillomavirus type 16. J Gen Virol 73(Pt7):1829–1832

Gillison ML, Koch WM, Capone RB et al (2000) Evidence for a causal association between human papillomavirus and a subset of head and neck cancers. J Natl Cancer Inst 92:709–720

Hoffmann M, Lohrey C, Hunziker A, Kahn T, Schwarz E (2004) Human papillomavirus type 16 E6 and E7 genotypes in -neck carcinomas. Oral Oncol 40(5):520–524

Jackson R, Togtema M, Lambert PF, Zehbe I (2014) Tumourigenesis driven by the human papillomavirus type 16 Asian-American E6 variant in a three-dimensional keratinocyte model. PLoS ONE 9(7):e101540. doi:10.1371/journal.pone.0101540

Jiang M, Xi LF, Edelstein ZR, Galloway DA, Olsem GJ, Lin WC, Kiviat NB (2009) Identification of recombinant human papillomavirus type 16 variants. Virology 394(1):8–11. doi:10.1016/j. virol.2009.08.040

Khalifa YB, Teissier S, Tan MK, Phan QT, Daynac M, Wong WQ, Thierry F (2011) The human papillomavirus E6 oncogene represses a cell adhesion pathway and disrupts focal adhesion through degradation of TAp63beta upon transformation. PLoS Pathog 7:e1002256. doi:10. 1371/journal.ppat.1002256

Klussmann JP, Preuss SF, Speel EJ (2009) Human papillomavirus and cancer of the oropharynx. Molecular interaction and clinical implications. HNO 57(2):113–122. doi:10.1007/s00106-008-1867-y

Kreimer AR, Clifford GM, Boyle P, Franceschi S (2005) Human papillomavirus types in head and neck squamous cell carcinomas worldwide: a systematic review. Cancer Epidemiol Biomark Prev 14:467–475

Lavezzo E, Masi G, Toppo S, Franchin E, Gazzola V, Sinigaglia A, Masiero S, Trevisan M, Pagni S, Palù G, Barzon L (2016) Characterization of intra-type variants of oncogenic human papillomaviruses by next-generation deep sequencing of the E6/E7 region. Viruses 8(3). pii: E79. doi:10.3390/v8030079

McLaughlin-Drubin ME, Crum CP, Münger K (2011) Human papillomavirus E7 oncoprotein induces KDM6A and KDM6B histone demethylase expression and causes epigenetic reprogramming. Proc Natl Acad Sci USA 108(5):2130–2135. doi:10.1073/pnas.1009933108

McLaughlin-Drubin ME, Meyers J, Munger K (2012) Cancer associated human papillomaviruses. Curr Opin Virol 2(4):459–466. doi:10.1016/j.coviro.2012.05.004

Mosmann JP, Monetti MS, Frutos MC, Kiguen AX, Venezuela RF, Cuffini CG (2015) Mutation detection of E6 and LCR genes from HPV 16 associated with carcinogenesis. Asian Pac J Cancer Prev 16(3):1151–1157

Muñoz N, Bosch FX, de Sanjosé S, Herrero R, Castellsagué X, Shah KV, Snijders PJ, Meijer CJ (2003) International agency for research on cancer multicenter cervical cancer study group. Epidemiologic classification of human papillomavirus types associated with cervical cancer. N Engl J Med 348(6):518–527

Niccoli S, Abraham S, Richard C, Zehbe I (2012) The Asian-American E6 variant protein of human papillomavirus 16 alone is sufficient to promote immortalization, transformation, and migration of primary human foreskin keratinocytes. J Virol 86:12384–12396

Pande S, Jain N, Prusty BK, Bhambhani S, Gupta S, Sharma R, Batra S, Das BC (2008) Human Papillomavirus type 16 variant analysis of E6, E7, and L1 genes and long control region in biopsy samples from cervical cancer patients in north India. J Clin Microbiol 46(3):1060–1066. doi:10.1128/JCM.02202-07

Rampias T, Boutati E, Pectasides E, Sasaki C, Kountourakis P, Weinberger P, Psyrri A (2010) Activation of Wnt signaling pathway by human papillomavirus E6 and E7 oncogenes in HPV16-positive oropharyngeal squamous carcinoma cells. Mol Cancer Res 8(3):433–443. doi:10.1158/1541-7786.MCR-09-0345

Schiffman M, Rodriguez AC, Chen Z, Wacholder S, Herrero R, Hildesheim A, Desalle R, Befano B, Yu K, Safaeian M, Sherman ME, Morales J, Guillen D, Alfaro M, Hutchinson M, Solomon D, Castle PE, Burk RD (2010) A population-based prospective study of carcinogenic human papillomavirus variant lineages, viral persistence, and cervical neoplasia. Cancer Res 70(8):3159–3169. doi:10.1158/0008-5472.CAN-09-4179

Smith B, Chen Z, Reimers L, van Doorslaer K, Schiffman M, Desalle R, Herrero R, Yu K, Wacholder S, Wang T, Burk RD (2011) Sequence imputation of HPV16 genomes for genetic association studies. PLoS ONE 6(6):e21375. doi:10.1371/journal.pone.0021375

Xi LF, Koutsky LA, Galloway DA, Kuypers J, Hughes JP, Wheeler CM, Holmes KK, Kiviat NB (1997) Genomic variation of human papillomavirus type 16 and risk for high grade cervical intraepithelial neoplasia. J Natl Cancer Inst 89(11):796–802

Yamada T, Wheeler CM, Halpern AL, Stewart AC, Hildesheim A, Jenison SA (1995) Human papillomavirus type 16 variant lineages in United States populations characterized by nucleotide sequence analysis of the E6, L2, and L1 coding segments. J Virol 69(12):7743–7753

Yamada T, Manos MM, Peto J, Greer CE, Munoz N, Bosch FX, Wheeler CM (1997) Human papillomavirus type 16 sequence variation in cervical cancers: a worldwide perspective. J Virol 71(3):2463–2472

Zehbe I, Wilander E, Delius H, Tommasino M (1998) Human papillomavirus 16 E6 variants are more prevalent in invasive cervical carcinoma than the prototype. Cancer Res 58(4):829–833

Zwerschke W, Mazurek S, Massimi P, Banks L, Eigenbrodt E, Jansen-Dürr P (1999) Modulation of type M2 pyruvate kinase activity by the human papillomavirus type 16 E7 oncoprotein. Proc Natl Acad Sci USA 96(4):1291–1296

第四节　肿瘤分期和 HPV 相关的口咽癌

Claus Wittekindt, Jens Peter Klussmann

摘要

目前用于口咽癌（OSCC）的 TNM 分期是在非 HPV 相关疾病的基础上设计的。新的证据表明它不适用于 HPV 相关的 OSCC。HPV 阳性肿瘤的患者尽管发现时即处在晚期阶段，但其预后较好。目前的分期系统的缺点已在单机构和多机构的试验中得到了确定。HPV 相关 OSCC 患者通常处于 N 晚期，从而导致更高级别分组。因此，I 期和 II 期病变的罕见性也正体现了 HPV 相关 OSCC 的本质。关于患者的预后，N 分期和包膜外扩散似乎不太重要，而 T 晚期则会导致不利的结果。因此，在 HPV 相关疾病预后风险分类的不同建议中，解剖分期作为一种附加因素已经隐含其中。预后风险分组通过纳入非解剖学因素进一步完善。总之，目前单独的 TNM 系统在 HPV 相关的 OSCC 中几乎没有预后价值。

关键词

分期、口咽癌、HPV、预后、风险分组

一、概述

分期对于成功治疗头颈癌患者至关重要。这是诊断、治疗计划、应用多学科方法治疗、随访和科学调查的精髓。国际抗癌联盟（Union for International Cancer Control, UICC）和美国癌症联合委员会（American Joint Committee on Cancer, AJCC）的第 7 版 TNM 分期已在 2010 年发布（Edge et al., 2010）。该分期遵循 tumor-node-metastasis（TNM）的格式（表 2-4-1），并展示了从 I 到 IV 期的整个疾病阶段（表 2-4-2），这能帮助指导治疗和预测预后。历史上,在生存率方面最重要的分期组成部分是诊断时存在淋巴结转移,据报道可将五年生存率降低至 50%(Argiris et al.,2008)。口咽癌(OSCC)的发病率在过去几十年中急剧上升,预计将继续上升。其风险因素主要包括烟草和酒精的应用,据报道在西方国家两种因素均有所下降。已确定致癌性的 HPV 感染可诱发 OSCC,且被认为是最近 30 年 OSCC 发病率显著增加的原因。TNM分期系统是在 HPV 诱发的 OSCC 被确定为独特的疾病实体之前建立的。由于早期存在淋巴结转移,HPV 阳性 OSCC 通常处于 TNM 分期

表 2-4-1　OSCC 的 TNM 分级

分级	描述
原发肿瘤(T)	
T_x	原发性肿瘤无法评估
T_0	无原发性肿瘤证据
Tis	原位癌
T_1	瘤体直径 =2cm
T_2	2cm< 瘤体直径 ≤4cm
T_3	瘤体 >4cm 或波及会厌舌面
T_{4a}	肿瘤侵及喉、深 / 外层舌肌、翼内肌、硬腭、下颌骨
T_{4b}	肿瘤侵及翼外肌、翼板、鼻咽外侧壁、颅底或颈动脉
局部淋巴结(N)	
N_x	局部淋巴结无法评估
N_0	无淋巴结转移
N_1	单个同侧淋巴结转移,直径 =3cm
N_{2a}	单个同侧淋巴结转移,3cm< 直径 ≤6cm
N_{2b}	多发性同侧淋巴结转移,直径 ≤6cm
N_{2c}	双侧或对侧淋巴结转移,直径 ≤6cm
N_3	淋巴结转移,直径 >6cm
远处转移(M)	
M_0	无远处转移
M_1	远处转移

表 2-4-2　OSCC 癌症分期

分期	T	N	M
0	Tis	N_0	M_0
I	T_1	N_0	M_0
II	T_2	N_0	M_0
III	T_3	N_0	M_0
	T_1	N_1	M_0
	T_2	N_1	M_0
	T_3	N_1	M_0
IVA	T_{4a}	N_0	M_0
	T_{4a}	N_1	M_0
	T_1	N_2	M_0
	T_2	N_2	M_0
	T_3	N_2	M_0
	T_{4a}	N_2	M_0
IVB	T Any	N_3	M_0
	T_{4b}	N Any	M_0
IVC	T Any	N Any	M_1

的晚期阶段,因此可能会导致不理想的结局。然而,许多研究发现,处于晚期的 OSCC 病例,其存活率远远超过 50%,且与治疗方式无关 (Ang et al.,2010;Hong et al.,2010)。因此,只有很少数已发表的研究阐述了经典 TNM 分期是否能准确预测 HPV 阳性患者的存活率这个问题。本章介绍了在 HPV 诱发的 OSCC 领域中,关于当前 TNM 分期系统预后价值的一些文献。

二、HPV 相关 OSCC 的临床差异

除了分子遗传学差异,不同流行病学和病原学之外,OSCC 中的 HPV 相关性会影响患者的临床表现。例如,继发性原发肿瘤据报道

在 HPV 阳性 OSCC 患者中很罕见（Jain et al.，2013），这可能会影响该组患者筛查和随访的结果以及对他们的建议。在 232 例患者的回顾性研究中，64% 的患者在随访的前 6 个月内发生了毒性和失败事件，后续随访的事件发生率均为 2% 以下（Frakes et al.，2016）。然而，HPV 与非 HPV 相关组群之间的差异是不一致的。一系列已发表的文章指出，HPV 阳性的癌症患者较年轻（Smith et al.，2004；Klussmann et al.，2003），但又有报道称此类患者年龄较大（Lindel et al.，2001）。总结概括后，HPV 阳性 OSCC 患者比 HPV 阴性患者的年龄小约 5 岁。据报道，在性别方面，男性与女性的风险相同，但在 HPV 阳性的患者中，男性比例略高或女性比例略高的两种报道都有。与其他解剖学位点相比，通常大多数 HPV 阳性肿瘤来自口咽的侧壁和前壁。组织病理学上，HPV 阳性肿瘤往往表现出分化较差，常为基底细胞型和非角化型。与 HPV 阴性患者相比，患者通常具有较短的吸烟和饮酒史，其表现通常较好。

三、TNM 分期：与 HPV 相关 OSCC 的临床表现

　　HPV 相关 OSCC 的常见表现是伴有晚期淋巴结转移的小原发肿瘤（图 2-4-1）。HPV 相关 OSCC 中的淋巴结病变在影像学上通常主要为囊性变（Goldenberg et al.，2008）。然而，据报道 HPV 阳性 OSCC 的 T 分期较低（Porceddu et al.，2011）或显示在原发肿瘤的大小上无差异（Hafkamp et al.，2009）。关于区域转移，已经注意到 HPV 阳性肿瘤中的淋巴结受累程度较高，但是一些作者发现在 N 分期中并没有差异。与非 HPV 诱导的对照组相比，HPV 相关的 OSCC 处于更晚期的临床阶段，特别是淋巴结受累程度更高的病例。据此，与 HPV 相关的原发性肿瘤可能仍处于临床隐匿期，并且通常仅表现为淋巴结转移。例如，扁桃体鳞状细胞癌长期以来都以有早期淋巴结转移而为人熟知（Thompson et al.，1998）。

　　在 2000—2009 年的一系列连续病例中，HPV 阳性的肿瘤更多处于早期的 T 期和晚期的 N、M 期（表 2-4-3）。在对 266 例患者的进一

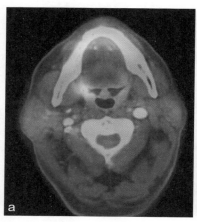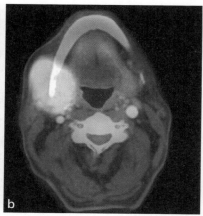

图 2-4-1 HPV 相关 OSCC 的临床表现通常包括小的原发性肿瘤（a）和晚期区域性疾病（b）

表 2-4-3 HPV 相关性肿瘤特点

TNM	All (n=396)	HPV 非相关 (n=305)		HPV 相关 (n=75)		P^*
		n/例	百分比 /%	n/例	百分比 /%	
T 分期						
T_1~T_2	187 例（47.2%）	132	72.1	51	27.9	0.009
T_3	88 例（22.2%）	76	87.4	11	12.6	
$T_{4a/b}$	115 例（29.0%）	93	88.6	12	11.4	
未知	6 例（1.5%）					
N 分期						
N_0	103 例（26.0%）	88	88.9	11	11.1	0.010
N_+	283 例（71.5%）	209	76.8	63	23.2	
未知	10 例（2.5%）					
M 分期						
M_0	341 例（86.1%）	268	81.5	61	18.5	0.203
M_1	26 例（6.6%）	17	70.8	7	29.2	
未知	29 例（7.3%）					

步分析中,也描述了 TNM 分期依据 HPV 状态而产生的差异。HPV 阳性肿瘤患者更可能是 Ⅲ/Ⅳ 期肿瘤(HPV 阳性 93%,HPV 阴性 65%; $P<0.001$)。T 分期的差异没有分别描述,但晚期的 HPV 阳性 OSCC 与 HPV 阴性的相比,更可能是处于 T_1 或 T_2 期(Ward et al.,2015)。与这两份报告一致,HPV 相关 OSCC 处于晚期主要是由于淋巴结受累。一组接受了放化疗或仅接受了放疗的大队列研究人群包括了 573 例与 HPV 相关的 OSCC 患者,其 AJCC 分期的结果:Ⅰ 期 $n=8$;Ⅱ 期 $n=25$; Ⅲ 期 $n=79$;Ⅳ 期 $n=461$。这一结果后来受到了质疑,因为只有 8 例(1%) 患者有 Ⅰ 期病变,25 例(4%)患者有 Ⅱ 期病变,这引发了 Ⅰ 期和 Ⅱ 期 样本量是否足够的问题。然而,Ⅰ 期和 Ⅱ 期的病变较罕见也正体现 了 HPV 相关 OSCC 的本质。在对近 2 000 名患者的不同分析中,只有 2% 和 4% 的患者处于 Ⅰ 期和 Ⅱ 期,在 SEER 数据库中有大于 13 000 名 OSCC 患者,其中处于 Ⅰ 期和 Ⅱ 期的患者仍然很少见(Setton et al., 2015;Keane et al.,2015)。

四、TNM 分期作为 HPV 相关 OSCC 中的预测因子

在描述 OSCC 患者中的经典预后因素时,TNM 分级、受累淋巴 结数目,以及囊外扩散、吸烟和临床表现对患者的存活具有最重要的 影响。

Klozar 等在已发表文章中描述了 170 名患者在 HPV、年龄、性别、 吸烟、饮酒和肿瘤位置这些方面进行调整后,只有 HPV 和 pT 分期有 统计学意义。结论是,在 HPV 阳性 OSCC 患者组中,其研究的预后因 素均无显著性差异。根据这项研究,疾病范围和局部淋巴结转移的 特点对于 HPV OSCC 患者的预后可能并不重要(Klozar et al.,2013)。 特别是对于扁桃体癌患者,通过对 84 名患者进行研究,发现 N 分期 对疾病预后并不重要(Rahmati,2015)。Huang 等报道称,在没有手术 治疗的 573 名 OSCC 患者中,TNM 分期较高的患者有较低的 5 年总 体生存率水平这种现象仅发生在与 HPV 无关的 OSCC 中(Ⅰ 期 70%, Ⅳ 期 30%;$P=0.004$),而 HPV 相关 OSCC 患者中则不同(Ⅰ 期 88%,Ⅳ

期 74%；P=0.56）。只考虑 HPV OSCC 的 T 分期，5 年总体生存率仅在
T_3 和 T_4 期之间有显著差异（74% ：52%）。N_0 和 N_1 期以及 N_{2a} 和 N_{2b}
期之间的生存率也没有差异。作者得出结论，递归分区分析可能为
HPV 相关 OSCC 引导出新的 TNM 分期（Huang et al.，2015）。在已发
表的对 211 例 p16 阳性 OSCC 患者的研究中，所有患者均接受手术治
疗，pT_4 期是恶性疾病患者无瘤生存最强有力的预测因子。吸烟和多
级淋巴结受累是影响预后的重要因素，而在囊外扩散、N 分期和有关
肿瘤边界方面未显示有任何预后意义（Haughey et al.，2012）。在进一
步的回顾性队列研究中，有 266 例患者接受和未接受消融手术治疗，
其相应的 TNM 分期只是 HPV 阴性 OSCC 患者的预后预测分子。在
HPV 阳性 OSCC 中，仅 T 分期有预后意义。与 T_3 期相比，样本的 T_4
期死亡风险比为 3.31。值得注意的是，如果依据是否接受辅助治疗方
法来分析的话，接受了手术治疗患者的生存率与其他相比并没有差
异，而且无论治疗方式如何，HPV 阳性 OSCC 患者均有更好的生存率
（Ward et al.，2015）。据此，作者得出结论认为，目前的 TNM 分期系统
在 HPV 相关的 OSCC 中几乎没有预后价值。

　　当根据 AJCC 分期来评估作者自己的 379 例患者的预后时，其结
果表明，无论 HPV 状态如何，并非所有分期之间都有显著的生存率差
异。这些分组显然也不平衡，而且Ⅱ期比Ⅰ期更好。在 HPV 相关的
OSCC 中，即使合并相近组后，AJCC 分期显示其生存率也没有差异（表
2-4-4）。当根据 T 和 N 分期来评估预后时，我们能够在 Kaplan Meier
曲线之间显示出显著差异。根据患者的 T 分期将患者分成非晚期
（T_1~T_2）和晚期（T_3~T_4）局部疾病的两组，发现其生存率差异显著（图
2-4-2）；根据 N 分期合并所有可能的患者组，也未发现其生存率有显
著差异。当将 N_0~N_{2a} 与 N_{2b}~N_3 进行比较时，达到了最佳鉴别功效，然
而，对数秩检验没有产生显著差异。在头颈部肿瘤患者中，通常使用
囊外扩散（extracapsular spread，ECS）来为辅助化疗提供依据。在经口
腔激光显微手术治疗的 152 例 HPV 相关 OSCC 患者中，确定了 ECS
作为预后因素和辅助治疗决定因素在手术切除过程中的作用。经过

匹配分析后发现,在 ECS 阳性的患者中,虽然有 ECS 或软组织转移的存在,其存活率并没有显著降低;而患者如果接受了单纯放疗或同时放化疗,那么结果就不同了(Sinha et al.,2012)。

表 2-4-4　HPV 相关 OSCC 患者的危险因素和生存状况

HPV 相关 OSCC 患者(*n*=75)				
分组	*n*	五年生存率	对数秩	风险比
年龄				
老年人(≥60 岁)	37	61.1	0.006	1
年轻人(<60 岁)	38	94.6		0.295
并发症				
(ECOG 2~4)	22	50.6	0.008	1
(ECOG 0~1)	52	88.3		0.334
UICC 分级				
Ⅰ~Ⅲ 期	27	92.6	0.222	
Ⅳa 期	35	76.4		
Ⅳb~Ⅳc 期	12	58.3		
Ⅰ 期	4	100.0	0.159	
Ⅱ 期	5	80.0		
Ⅲ 期	18	94.4		
Ⅳa 期	35	76.4		
Ⅳb 期	5	80.0		
Ⅳc 期	7	42.9		

最后,在一项以人群为基础,并且随着时间的推移,T 期效应增加,N 期效应下降的队列研究中,对于 1997—2008 年期间诊断为 OSCC 的 13 000 名患者,其肿瘤分期和淋巴结受累的预后意义的变化已被证实。作者的结论是,这些变化反映了 HPV 相关 OSCC 患病率的增加(Keane et al.,2015)。总之,与非 HPV 的 OSCC 病例相比,可以认为目前的 TNM 分期系统本身已经降低了 HPV 阳性 OSCC 患者的

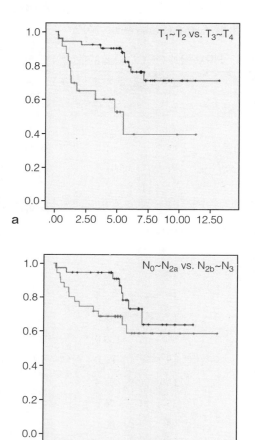

图 2-4-2   根据 T 分期(a)和 N 分期(b),HPV 相关的 OSCC 的残存函数

归并 T_1~T_2 和 T_3~T_4 期导致显著差异。在比较 N_0~N_{2a} 与 N_{2b}~N_3 期之后获得了 N 分类的最佳差异,然而,差异结果无显著性相关。

预后价值。对于患者的预后,一致认为①N 分期的重要性较低和②晚期 T 分期持续有意义。尽管如此,对两种病因的 OSCC 患者进行可靠和准确的预处理临床分期仍然很重要。在 HPV-OSCC 中,不同的 TNM 和 UICC 分期之间的鉴别力仍然在降低。

五、风险模型中的 TNM 分期

越来越多的证据表明,特定的 HPV 状态和其他患者的特征性信息(包括 TNM 分期)必须被纳入 OSCC 癌症治疗策略中。在 HPV 被确定为 OSCC 的主要危险因素的时代来临之前,来自荷兰 801 名患者的递归分区分析(recursive partitioning analysis,RPA)得到了不同的局部控制预后组。作者的最终模型得到了三种不同的风险组:①Ⅰ级(中级风险:$<N_3$,游离的手术切缘,无 ECS);②Ⅱ级(高风险:N_1 ECS +,T_1、T_2 或手术切缘接近或阳性的 T_4 期肿瘤);③Ⅲ级(非常高风险:N_3 颈部,$>N_{2b}$ ECS +,手术切缘阳性的 T_3 期)。据报道其 5 年局部控制率分别为 88%、73% 和 58%(Langendijk et al.,2005)。后来在 2010 年,RTOG 0129 研究提出了一种分层算法,结合了 HPV、T 分期、N 分期和吸烟史,将患者分为不同的预后组(Ang et al.,2010)。这种基于单一队列的算法基于一项随机试验中接受治疗的患者(主要包括局部晚期肿瘤和合并疾病有限的患者),能够根据患者的失败风险区分患者。

放射治疗肿瘤组(RTOG 0129)的Ⅲ期临床试验显示,当与高剂量顺铂联合使用时,加速分割与标准分割之间的总体生存率(overall survival,OS)无差异。此外,研究人员能够根据 RPA 分析将患者分为低、中或高死亡风险类别。RPA 模型由 HPV 状态、吸烟史和 TNM 分期组成。准确地说,在 HPV 相关 OSCC 患者中,每年的累及吸烟量(≤10 包与 >10 包)和淋巴结分期(N_0~N_{2a} 与 N_{2b}~N_3)的数量是总体生存率的附加决定因素(Ang et al.,2010)。这个模型后来得到了一个意大利组织的验证。在 120 例未经手术治疗的患者中,2 年总体生存率估计值分别为 100%、86% 和 70%。已经报道了两种患者样本的一致性指数均为 0.70（Granata et al.，2012）。然而，Ang 所提出的风险模型主要以临床试验人群为基础，严重并发症患者被排除在外。而且，世界各地的吸烟习惯不同。对一系列未被选择的患者采用了 Ang 的风险模型进行评估，在中、高风险组之间发现了严重不平衡的群体规模，而且此模型没有鉴别力（未发表的数据）。

在加拿大，对未经选择的放疗或放化疗患者进行评估，以改进分期和预后分组，其结果在 2015 年发布（Huang et al.，2015）。对于 HPV 相关的 OSCC 病例，采用分期和非解剖性因素进行 RPA 分析。TNM 分期导致 RPA 组 Ⅰ（$T_{1-3}N_{0-2b}$），组 Ⅱ（$T_{1-3}N_{2c}$）和组Ⅲ（T_4 或 N_3）的 5 年总体生存率分别为 82%、76% 和 54%。包括 TNM 分期、年龄、吸烟在内的另一 RPA 模型得出以下四个生存率的预后组：组 Ⅰ（$T_{1-3}N_0{\sim}N_{2c}$_20 包 / 年），组 Ⅱ（$T_{1-3}N_0{\sim}N_{2c}$_20 包 / 年），组Ⅲ（T_4 或 N_3_70 岁）和组 IVA（T_4 或 N_3_70 岁），4 组均具有不同的生存率。作者的结论是，新的以 RPA 的 TNM 分期为依据的分组可以应用于 HPV 相关的 OSCC 中。

还有发表的文章对一系列未经选择的患者进行研究，这些患者采用不同的治疗方式，并且在分期、人口统计学和并发症方面具有较大的异质性。2014 年发布了一种外形验证的图解正常图谱，其不良预后预测因素包括：HPV 阴性、并发症、$T_3{\sim}T_4$ 期、$N_{2b}{\sim}N_3$ 期、男性、低血红蛋白水平和超过 30 年的吸烟史。死亡风险比例为 HPV>T_3>$N_{2b}{\sim}N_3$> 男性 > 并发症 >T_4。值得注意的是，吸烟和饮酒的危害比接近 1.0。作者总结得出，将肿瘤的 HPV 状态与其他重要的预后因素（包括 TNM）相结合的模式要显著优于单独使用 TNM 或单独使用 HPV 状态的模式（Rios Velazquez E et al.，2014）。后来，应用 235 名患者的单机构队列验证了该模型，并发表了包括 HPV、并发症和淋巴结分期在内的模型变量。低、中、高风险组的 5 年总体生存率估计值分别约为 85%、55% 和 30%（Rietbergen et al.，2015）。该决策树已于 2014 年发布，在 HPV 相关 OSCC 中，只有并发症将患者分为低或中等风险组，而非 TNM 分期（Rietbergen et al.，2013）。在我们自己的系列患者中,OSCC 预后的主要危险因素是 HPV 和临床表现(ECOG 0-1)。当共同决策后在未经选择的手术或非手术治疗患者中添加具有高鉴别力的 T 分期和 N 分期信息时,RPA 建模在 OSCC 中产生了三个风险组。

综上所述,对于 HPV 相关的 OSCC 而言,需要一个单独的分期系统,因为这些组群在生存表现上有本质的不同。在 RPA 分析的帮助下提出了新的分期分组方案。包括非解剖信息在内的所有已发表的方案均优于 TNM 分期。

六、结论

与 HPV 相关的 OSCC 患者在生存率上有本质的不同。文献资料也认为目前的解剖分期系统作为 HPV 相关 OSCC 患者的预后工具是有缺陷的。然而,对于 HPV 相关的 OSCC 而言,晚期 T 分期仍然是一个有用的预后指标。目前正在研究包括解剖学 TNM 分期和非解剖学标志的新分期分组方案。

参考文献

Ang KK et al (2010) Human papillomavirus and survival of patients with oropharyngeal cancer. N Engl J Med 363(1):24–35

Argiris A et al (2008) Head and neck cancer. Lancet 371(9625):1695–1709

Edge SB, Compton CC (2010) The American joint committee on cancer: the 7th edition of the AJCC cancer staging manual and the future of TNM. Ann Surg Oncol 17(6):1471–1474

Frakes JM et al (2016) Determining optimal follow-up in the management of human papillomavirus-positive oropharyngeal cancer. Cancer 122(4):634–641

Goldenberg D et al (2008) Cystic lymph node metastasis in patients with head and neck cancer: an HPV-associated phenomenon. Head Neck 30(7):898–903

Granata R et al (2012) Tumor stage, human papillomavirus and smoking status affect the survival of patients with oropharyngeal cancer: an Italian validation study. Ann Oncol 23(7):1832–1837

Hafkamp HC et al (2009) P21 Cip1/WAF1 expression is strongly associated with HPV-positive tonsillar carcinoma and a favorable prognosis. Mod Pathol 22(5):686–698

Haughey BH, Sinha P (2012) Prognostic factors and survival unique to surgically treated p16 + oropharyngeal cancer. Laryngoscope 122(Suppl 2):S13–S33

Hong AM et al (2010) Human papillomavirus predicts outcome in oropharyngeal cancer in patients treated primarily with surgery or radiation therapy. Br J Cancer 103(10):1510–1517

Huang SH et al (2015) Refining American joint committee on cancer/union for international cancer control TNM stage and prognostic groups for human papillomavirus-related oropharyngeal carcinomas. J Clin Oncol 33(8):836–845

Jain KS et al (2013) Synchronous cancers in patients with head and neck cancer: risks in the era of human papillomavirus-associated oropharyngeal cancer. Cancer 119(10):1832–1837

Keane FK et al (2015) Changing prognostic significance of tumor stage and nodal stage in patients with squamous cell carcinoma of the oropharynx in the human papillomavirus era. Cancer 121 (15):2594–2602

Klozar J et al (2013) Nodal status is not a prognostic factor in patients with HPV-positive oral/oropharyngeal tumors. J Surg Oncol 107(6):625–633

Klussmann JP et al (2003) Human papillomavirus-positive tonsillar carcinomas: a different tumor entity? Med Microbiol Immunol 192(3):129–132

Langendijk JA et al (2005) Risk-group definition by recursive partitioning analysis of patients with squamous cell head and neck carcinoma treated with surgery and postoperative radiotherapy. Cancer 104(7):1408–1417

Lindel K et al (2001) Human papillomavirus positive squamous cell carcinoma of the oropharynx: a radiosensitive subgroup of head and neck carcinoma. Cancer 92(4):805–813

Porceddu SV et al (2011) Results of a prospective study of positron emission tomography-directed management of residual nodal abnormalities in node-positive head and neck cancer after definitive radiotherapy with or without systemic therapy. Head Neck 33(12):1675–1682

Rahmati R et al (2015) Squamous cell carcinoma of the tonsil managed by conventional surgery and postoperative radiation. Head Neck 37(6):800–807

Rietbergen MM et al (2013) Human papillomavirus detection and comorbidity: critical issues in selection of patients with oropharyngeal cancer for treatment De-escalation trials. Ann Oncol 24(11):2740–2745

Rietbergen MM et al (2015) Different prognostic models for different patient populations: validation of a new prognostic model for patients with oropharyngeal cancer in Western Europe. Br J Cancer 112(11):1733–1736

Rios Velazquez E et al (2014) Externally validated HPV-based prognostic nomogram for oropharyngeal carcinoma patients yields more accurate predictions than TNM staging. Radiother Oncol 113(3):324–30

Setton J et al (2015) A multi-institution pooled analysis of gastrostomy tube dependence in patients with oropharyngeal cancer treated with definitive intensity-modulated radiotherapy. Cancer 121(2):294–301

Sinha P et al (2012) Extracapsular spread and adjuvant therapy in human papillomavirus-related, p16-positive oropharyngeal carcinoma. Cancer 118(14):3519–3530

Smith EM et al (2004) Age, sexual behavior and human papillomavirus infection in oral cavity and oropharyngeal cancers. Int J Cancer 108(5):766–772

Thompson LD, Heffner DK (1998) The clinical importance of cystic squamous cell carcinomas in the neck: a study of 136 cases. Cancer 82(5):944–956

Ward MJ et al (2015) Staging and treatment of oropharyngeal cancer in the human papillomavirus era. Head Neck 37(7):1002–1013

第三章

HPV 阳性肿瘤的非手术治疗

第一节　HPV 检测：可作为头颈部鳞状细胞癌的一项治疗指标？

Jan B. Vermorken

摘要

当决定如何治疗头颈部鳞状细胞癌（HNSCC）患者时，必须考虑几个因素：疾病因素、患者因素、治疗因素及患者期望值。这篇专题讨论文章是在 HNSCC 患者的决策背景下，总结了的局部晚期患者和复发/转移患者的 HPV（p16）的相关信息。文献数据表明 HPV（p16）在局部晚期疾病（尤其是口咽癌中）和复发/转移疾病中有预后意义，其预测意义的数据有限。HPV（p16）的测试结果不应当改变临床试验以外的管理。

关键词

决策、人类乳头状瘤病毒、p16、预后因素、预测因素、西妥昔单抗、帕尼单抗、放疗、化疗

一、概述

头颈部鳞状细胞癌的传统危险因素包括吸烟、饮酒和口腔健康状况不佳。近年来人乳头状瘤病毒（HPV）的感染尤其是 HPV-16，已

经成为一种新的危险因素,其在口咽癌(OPC)中的发病率在许多国家中都有增长,但有很大的地理差异。尽管 SCCHN 的许多解剖部位中都可以找到 HPV,但 HPV–16 诱导的癌变通常发生于口咽部(Kreimer et al.,2005;D'Souza et al.,2007),因其中包含多种结构促进 HPV 诱导的恶变。与其 HPV 阴性肿瘤(高突变负担,特别是 *p53* 突变,*p16* 正常或受抑制)相比,HPV 相关的 OPC 具有不同的分子特征(*p16* 过表达,野生型 *p53*)(Rampias et al.,2013)。HPV+(p16+)的 OPC 患者相较于其 HPV 阴性的对照而言,有不同的危险因素特征,其患者更年轻,经常会有不同的临床表现(T 期早期即出现更广泛的淋巴结受累),但尽管如此,他们仍表现出更好的预后,尤其是在局部晚期疾病的情况下(Ang et al.,2010;Rischin et al.,2010)。

二、决策

HNSCC 的诊断和治疗是一个多学科的挑战。因此,参与头颈癌患者治疗的各种专业人士在多学科肿瘤委员会上一起讨论,这可以提高决策能力,并最终改善患者的管理和结局(Ruhstaller et al.,2006;Friedland et al.,2011)。在此决策的过程中,需要考虑的因素如下:①疾病因素,例如疾病部位、疾病分期、疾病生物学[HPV 和表皮生长因子受体(epidermal growth factor receptor,EGFR)都起作用],局部复发的明确危险因素(例如浸润深度、软组织受累及边缘阳性)或者远处复发[多淋巴结受累和囊外扩散(extracapsular extension,ECE)];②患者因素,例如年龄、性别、体能状态、营养状况、共存慢性疾病、口腔健康、生活方式习惯和社会经济地位;③治疗因素(外科手术、放疗、化疗、靶向治疗和免疫治疗),每个方法都有其典型的不良反应;④什么是患者想要的(很明显,生存对患者至关重要,掩盖了相关毒性和潜在的功能障碍)(Gregoire et al.,2010;List et al.,2004)。同样,患者在决策中是积极的还是消极的也极其重要。越来越明显的是,患者需要情感上的支持,不仅要帮助他们战胜癌症,而且要成功地重新融入社会和日常生活中(Reich et al.,2014)。急性的毒性或较晚的毒性评估,以及生存者的生活质量也越来越成为一个问题(Bentzen et al.,2007;Haddad et al.,2008)。这篇专题讨论的文章总结了 HNSCC 的局部晚期患者和复发 / 转移患者在决策背景下 HPV(p16)的相关信息。

三、局部晚期 HNSCC

目前的数据表明,在局部晚期(locoregionally advanced,LA)OPC 中 HPV 的状态是最有力的预后变量。表 3-1-1 阐明了 HPV 的预后意义,在使用不同方式治疗 OPC 患者的研究中,当比较 HPV/p16 阳

表 3-1-1 局部晚期 SCCHN 中 HPV 的预后意义

作者	年	病例数 / 例	部位	HPV/ %	治疗	风险率
Gillison et al.	2000	252	H&N	25	Surg a/o RT	0.40
Licitra et al.	2006	90	OPC	19	Surg ± RT	0.26
Fakhry et al.	2008	96	Lar/OPC	40	ICT → CCRT	0.36
Lassen et al.	2010	331	Lar/Phar*	25	RT ± 尼莫拉唑	0.34
Rischin et al.	2010	185	H&N	57	CCRT ± TPZ	0.36
Ang et al.	2010	316	OPC	68	CCRT	0.33
Posner et al.	2011	111	OPC	50	ICT → CCRT	0.20
Rosenthal	2014	182	OPC	41	RT ± 西妥昔单抗	0.27

注:头颈的位点包括:OPC. 口咽癌;Lar. 喉癌;Phar. 鼻咽癌;Surg. 外科手术;RT. 放疗;ICT. 诱导化疗;CCRT. 同步放化疗;*74 位 OPC 患者(32% 的 p16 阳性);TPZ. 替拉扎明。

性队列与 HPV/p16 阴性队列时,显示其生存风险比为 0.20~0.40(死亡风险降低 60%~80%),而在一些研究中,同一时间段也包含了其他疾病部位(Ang et al.,2010;Rischin et al.,2010;Gillison et al.,2000;Licitra et al.,2006;Fakhry et al.,2008;Lassen et al.,2010;Posner et al.,2011;Rosenthal,2014)。来源于肿瘤放射治疗组(Radiation Therapy Oncology Group,RTOG)0129 试验的数据已经起到重要作用并且被引用得最频繁。Ang 等在其研究中报道了 HPV(p16)- 阴性状态、>10 年的烟草暴露史、T_4 和 N_{2b}~N_3 对于 OPC 的总生存期和无进展生存期是不利因素(Ang et al.,2010)。进一步分析阐述了 3 个组的不同结果:低风险组的 3 年总体生存率(overall survival,OS)为 93.0%(95%CI,88.3%~97.7%);中间风险组的 3 年 OS 率为 70.8%(95%CI,60.7%~80.0%);高风险组的 3 年 OS 率为 46.2%(95%CI,34.7%~57.7%)。HPV(p16) 阳性似乎与局部控制(locoregional control,LRC)的改善有关,但是未必与远处控制的改善有关,表明改善的 LRC 是 HPV 阳性的 LA-OPC 生存的主要决定因素。同样,正如预期的,在该研究中,HPV(p16) 阳性患者的第二个原发肿瘤显著地减少,相对于 HPV(p16) 阴性队列的 3 年 14.5% 的发生率,其 3 年发生率仅为 5.9%(P=0.02)。

多伦多 Princess Margaret 癌症中心的同事在 624 例Ⅲ/Ⅳ期 OPC 患者[这些患者接受单纯放疗或同步放化疗(concurrent chemoradiotherapy,CCRT)]中回顾性分析已有的 p16 数据,得到了相似的结论(Huang et al.,2013)。与 p16 阴性病例相比,p16 阳性病例 3 年内的局部控制、区域控制及总体生存率都显著地提高(P<0.001)。此外,他们将兴趣集中在发生远处转移的风险上而不是只有生存的结果。不仅是远处转移的自然过程不同,即 p16 阳性 OPC 的远处转移发生的时间可能晚于 p16 阴性病例,而且他们也注意到远处转移的发生率与 T_4 类疾病、淋巴结受累程度有很大的联系,另外,Ang 等报道在 RTOG 的 0129 试验中显示与吸烟史有同样的关联(见上)。T_1~T_3、N_0~N_{2a} 期疾病远处转移的风险在轻度和重度吸烟者中似乎都很低,但是超过 10 年的吸烟史对于 N_{2b} 期疾病很重要,而 N_{2c} 和 N_3 期疾病无

论其有无吸烟史，都会有远处转移的风险（O'Sullivan et al.，2013）。来自 Princess Margaret 医院的同事也报道了不同的远处转移类型及其后果。p16 阴性的病例中，最常见的远处转移是肺，其次按转移频率是骨和肝脏，一般而言，这些转移被认为是无法治愈的。p16 阳性病例中，可分为两种类型的远处转移：①传播型（disseminating type），发生在多种器官和不寻常的部位；②惰性型（indolent phenotype），还可能通过补救手段来治愈（外科手术、化疗或放疗）（Huang et al.，2013）。

虽然 HPV 对 OPC 的预后重要性无可辩驳，但 HPV 状态对治疗反应的影响却不那么明显。随机试验中的回顾性分析，并未确定 HPV 阳性 OPC 患者的某一特殊疗法有其超过其他疗法的特定疗效（Rischin et al.，2010；Lassen et al.，2010）。DAHANCA 5 研究中，尼莫拉唑的益处似乎仅表现在 p16 阴性队列里，而 TROG 02.02 第三期试验中，仅有替拉扎明可用于改善 p16 阴性患者局部控制。由于这些数据相当有限而且未经核实，所以 HPV 状态在 LA-OPC 患者中的预测性意义需要更深一步的研究。

因此，应该得出的结论是 HPV 状态目前并没有改变 LA-OPC 患者的管理。实际上无论是在美国还是在欧洲，HPV 阳性 OPC 的治疗都还没有相关指南。然而有一些推荐的方案，其中之一是使用诱导化疗（一个前瞻性研究显示，在 HPV 阳性 OPC 中的效果优于 HPV 阴性 OPC。Fakhry et al.，2008）来选择那些后来可能需要较低强度局部治疗的患者。这一概念在东方合作肿瘤小组（Eastern Cooperative Oncolog Group，ECOG)1308 试验中得到了研究，起初在 2014 年 ASCO 上发表，最近在 2015 年 ASCO 得到更新（Cmelak，2015）。如果能在 3 个周期的诱导化疗（其中包括顺铂第 1 天 75mg/m^2，紫杉醇第 1、8、15 天 90mg/m^2 及西妥昔单抗第 1、8、15 天 250mg/m^2，给药间隔为 3 周）中获得完全的临床反应，那么 ECOG 1308 允许在可行手术切除的Ⅲ期或Ⅳ期 HPV 阳性 OPC 患者中减少放射治疗的剂量（IMRT：54Gy/27fx + 西妥昔单抗每周）。那些只得到部分缓解或仍然存在的患者接受全剂量的生物放射治疗（IMRT 69.3Gy/33fx + 西妥昔单抗）。更新报告了在这些患者中观察到的症状减轻,使用 Vanderbilt 头颈部症状调查第 2 版(VHNSS V2)在 6 个月和 12 个月时与基线相比。吞咽固体难度差异(35% vs. 100%)达到了统计学意义($P=0.01$)。对 3 组中任何一组在 12 个月内的中 - 重度症状(固体吞咽困难、口干和味觉 / 嗅觉改变)综合分析的结果为 70% vs. 100%。研究人员的结论是 15Gy 的剂量减少似乎可以在不影响药效的情况下有效降低一些晚期毒性(Cmelak,2015)。值得一提的是关于药效最终结论的观察时间相当短以至于不能得到一个明确的结论。另一个使用诱导化疗(induction chemotherapy,ICT)的去强化研究是四分卫试验(quarterback trial)。此试验中,Ⅲ 和Ⅳ期 HPV OPC 患者接受 3 个周期的多西他赛、顺铂和氟尿嘧啶(TPF)联合使用的 ICT;当达到 CR/PR,然后患者随机的接受 56 或 70Gy 放疗,当没有反应时患者接受标准 CCRT 治疗。另一种方法是用单纯放疗而不是 CCRT,正如 ADEPT 试验中所做的那样。此试验中,经口机器人手术后 $T_1 \sim T_{4a}$、N+(ECE+)HPV OPC 及边缘阴性的患者随机接受单纯放疗或顺铂 CCRT 治疗。最终,研究生物放疗(BRT)的使用而非 CCRT 是为了探讨是否 BRT 导致了较少的急性和晚期毒性。后一种方法正在三项世界范围的研究中进行试验——美国 RTOG 1016 研究、英国 DeESCALaTE 研究、澳大利亚 TROG12.01 研究。最有可能的是最后的三项研究将会联合起来做具体分析。然而,再次获得疗效结果数据将需要很多年的时间。未来的 LA-OPC 临床试验应当至少按 HPV 状态来分层。理想情况下,HPV 阳性和 HPV 阴性组应该在单独的试验中进行评估。

四、HNSCC 的复发 / 转移

当选择 HNSCC 复发 / 转移(R/M)患者的治疗方案时应考虑的因素如下:复发类型(仅局部、仅区域、局部和区域、仅有远处转移或远处转移加上局部区域复发疾病),检测原发疾病的治疗与复发之间的时间间隔、患者在治疗环境中接受的治疗类型、复发时的表现状态、相关共存疾病的存在、患者偏好及患者即将接受治疗的机构

(Vermorken,2005)。最近愈加明显的是 HPV (p16) 状态也可能对复发 / 转移疾病中产生影响。

Fakhry 及同事报道了一个回顾性分析,分析了 Ⅲ/Ⅳ 期 OPC 患者肿瘤 p16 状态与总体生存率(OS)之间的关联。患者加入 RTOG 0129 和 0522 试验后,在局部、区域和 / 或远处进一步发展并对铂类药物为基础的 CCRT 治疗无效。通过免疫组化(IHC)评估肿瘤 p16 的表达,如果肿瘤细胞中至少 70% 的细胞表现为强而弥漫性的细胞核及细胞质染色则 p16 的表达被记为阳性。在疾病进展后对患者进行了 4 年的中位随访,p16 阳性 OPC 患者的生存率明显高于 p16 阴性患者(2 年 OS:54.6% vs. 27.6%;中位 OS:2.6 年 vs. 0.8 年,$P<0.001$)。多变量分析中,疾病进展后的 OS 相关独立因素包括 p16 状态、肿瘤分期、入选时的吸烟包年数、远处与局部进展以及挽救手术(Fakhry et al., 2014)。这些数据使研究者得出结论,即 HPV 状态应当作为复发或转移的 OPC 患者临床试验的分层因素。

Argiris 和同事们根据一组相对较少的 R/M HNSCC 患者的汇总分析发表了类似的结论,患者来源于两组 ECOG 试验,一个是比较顺铂 / 氟尿嘧啶和顺铂联合紫杉醇的 ECOG 1395 Ⅲ期试验,另一个是研究伊立替康联合多西他赛的 ECOG 3301 Ⅱ期试验(Argiris et al., 2014)。在 65 份样品中对肿瘤进行 HPV 分析,由此用广谱探针通过原位杂交(in situ hybridization,ISH)检测 HPV DNA,如果存在对肿瘤细胞核特异的点状信号,则将载玻片评分记为 HPV ISH+ 阳性。用 IHC 评估 66 个样本的 p16,如果超过 80% 的肿瘤细胞表现为强染色且呈弥散性则认为是染色阳性,如果是未着色或有局灶性染色则为阴性。根据这些标准,11 例(17%)是 HPV 阳性,12 例(18%)是 p16 阳性,而 52 例是 HPV 和 p16 均为阴性。客观有效率 HPV 阳性患者为 55%,HPV 阴性患者 19%($P=0.022$);p16 阳性患者为 50%,p16 阴性患者 19%($P=0.057$)。HPV 阳性和 HPV 阴性患者的中位生存期分别为 12.9 个月和 6.7 个月($P=0.014$),p16 阳性和 p16 阴性患者的中位生存期为 11.9 个月和 6.7 个月($P=0.027$)(表 3-1-2)。尽管此分析有几个局限性（回顾性，从最初试验小样本中选择肿瘤子集），但影响的程度说明即使少数 HPV 阳性 R/M 的 HNSCC 患者也可以影响前瞻性治疗研究的结果（Argiris et al.，2014）。

表 3-1-2　HPV（p16）对复发 / 转移性 SCCHN 患者使用细胞毒性化疗（ECOG1395 和 3301，EXTREME 和 SPECTRUM 试验控制臂）的预后意义

药物	中位数 / [月（可评估病例数）]		生存率 / [月（可评估病例数）]	
	p16 阳性	p16 阴性	HPV 阳性	HPV 阴性
PF vs. PT；CPT-11+ 多西他赛 [1]	11.9(12)	6.7*(53)	12.9(11)	6.7[§](53)
铂类 / 氟尿嘧啶 [2]	9.6(23)	7.3(162)	7.1(13)	6.7(152)
风险比（95%CI）	0.83（0.50~1.36）			0.92（0.48~1.77）
铂类 / 氟尿嘧啶 [3]	12.6(42)	8.6(165)	—	—
风险比（95%CI）	0.70（0.47~1.04）			

注：[1] Argiris et al.，（参考 24；p16 免疫组化；HPV 原位杂交）。

[2] Vermorken et al.，2014（p16 免疫组化，HPV Cervista 16/18；Cervista 风险比分析）。

[3] Vermorken et al.，2013（p16 免疫组化）。

* 对数秩检验 P=0.027；P=0.014。

直到最近，关于 RM-HNSCC（不限于 OPC）的大型随机Ⅲ期试验的子分析中评估了 HPV（p16）与治疗结果之间的关系，其中测试了抗 EGFR 药物的作用。HPV（p16）阳性的发生率非常低，尤其是在欧洲的试验中。例如，在 EXTREME 试验的意向性治疗人群中，一个Ⅲ期研究将单纯铂类 / 氟尿嘧啶的联合化疗和相同化疗联合西妥昔单抗（一种抗 EGFR 的嵌合单克隆抗体）作对比，10% 的患者被发现是 p16 阳性而 5% 是 HPV 阳性。此试验里 OPC 亚型患者的此数据分别是 16% 和 12%。通过 IHC 检测 p16 表达。为此，采用 CINtec®，p16INK4A 分析检测 p16 表达，当超过 70% 的肿瘤细胞表现为中 / 强

而且弥漫的核染色(不论细胞质染色强度如何)则被认为是 p16 阳性;低强度的染色被分类为 p16 阴性;不均匀的中至高强度染色(包括细胞质和细胞核)被认为是不确定的。使用寡核苷酸杂交试验(FDA 批准的 Cervista®HPV 16/18 和 Cervista® HPV HR 分析)检测 HPV DNA。总体而言,在西妥昔单抗和对照组中,p16 阳性和 HPV 阳性与 p16 阴性和 HPV 阴性相比拥有更长的生存期(Vermorken et al.,2014)。表 3-1-2 中描述了对照组的观察结果。不管 p16 和 HPV 状态如何,化疗中西妥昔单抗的加入提高了获得反应的机会,且 OS 数据也是如此,尽管这结果受限于患者数量较少,且只在 HPV 阴性亚组有显著性(表 3-1-3)。研究人员得出结论,化疗联合西妥昔单抗的生存效益与肿瘤 p16 和 HPV 状态无关,而且超过单纯化疗(Vermorken et al.,2014)。这些观察结果与回顾性分析中 p16 在"Bonner 研究"中作用的观察结

表 3-1-3　铂类 / 氟尿嘧啶联合或不联合抗 EGFR 单克隆抗体治疗的复发 / 转移性 SCCHN 患者中 HPV(p16)的预测意义

研究方案	文献	联合 / 不联合西妥昔单抗或帕尼单抗的中位生存时间 / 月			
		p16 阳性	p16 阴性	HPV 阳性	HPV 阴性
EXTREME[1]	25	12.6/9.6	9.7/7.3	13.2/7.1	9.7/6.7
例数		18/23	178/16	11/13	145/152
风险比		0.63	0.82	0.72	0.73
95%CI		0.30~1.34	0.65~1.04	0.28~1.83	0.56~0.94
SPECTRUM[2]	27	11.0/12.6	11.7/8.6	—	—
例数		57/42	179/165		
风险比		1.00	0.73		
95%CI		0.62~1.61	0.58~0.93		

注:[1]Vermorken et al.,2014(EXTREME. 铂类 / 氟尿嘧啶联合或不联合西妥昔单抗;p16. 免疫组化,HPV Cervista 16/18 和 Cervista 风险比分析)。

[2]Vermorken et al.,2013.(SPECTRUM. 顺铂 / 氟尿嘧啶联合或不联合帕尼单抗;p16 免疫组化);EGFR. 表皮生长因子受体;MoAb. 单克隆抗体;CI. 置信区间。

果一致,并由 Rosenthal 于 2014 在 ASCO 上报道(Rosenthal,2014;表 3-1-1)。OPC 患者的亚组分析结果表明,在所有端点[LRC,无进展生存期(progression-free suvival,PFS)和 OS]的在 p16 阳性 OPC 患者中,RT+ 西妥昔单抗对比单纯 RT,其治疗效果更显著。此外,尽管亚组里的患者数量很小,但无论 p16 状态如何,该结果表明 RT+ 西妥昔单抗与单纯 RT 相比改善了临床效果(Rosenthal,2014)。

SPECTRUM 试验是一项Ⅲ期研究,将 R/M-HNSCC 患者随机接受一线 PF 联合 / 不联合帕尼单抗(一种抗 EGFR IgG2 全人单克隆抗体)。帕尼单抗加入 PF 后显著地提高了反应率和 PFS,但在主要端点 OS 中未达到有意义。这项试验的结果是关于 p16 状态对加入帕尼单抗后的预后效果和预测效果,在表 3-1-2、表 3-1-3 中总结。对于 p16 的评估,使用经验证的 IHC 方法,当样本出现至少 10% 的肿瘤细胞有强而弥漫的细胞核和细胞质的染色时,判定样本为 p16 阳性(Vermorken et al.,2013)。虽然这些标准与 EXTREME 试验使用的不同,但使用替代截断值(10%~70%)的分析显示了一致的结果(Vermorken et al.,2013)。研究对照组的患者中,p16 阳性患者数量较多,但与 p16 阴性患者相比,其生存期并无显著延长(表 3-1-2)。然而,与 EXTREME 试验中观察到的情况相反,p16 状态可预测帕尼单抗的效果,仅在 p16 阴性肿瘤患者将帕尼单抗加入 PF 时才显示出有益效果(表 3-1-3)。目前尚不清楚为何 p16 阳性患者中帕尼单抗的加入与 p16 阳性患者中西妥昔单抗的加入会有不同。有人认为这可能与西妥昔单抗诱导的抗体依赖性细胞介导的细胞毒性有关,其可能增强了 HPV 阳性 OPC 的抗肿瘤作用,但这仅仅是推测(Psyrri et al.,2014)。出现在 R/M 疾病研究对比过程中的复杂问题包括 OPC 以外的疾病部位、相对较少数量的 HPV(p16)阳性患者、HPV 评估的变异性和阳性定义标准的不同。

尽管如此,这三项研究都表明 HPV(p16)状态在化疗的 R/M HNSCC 患者中具有预后意义。然而,当抗 EGFR 单克隆抗体联合化疗时,考虑到 EXTREME 和 SPECTRUM 不同的结果,HPV(p16)的预测价值变得不确定。目前还不清楚是否在抗 EGFR 靶向治疗联合或不联合 DNA 损伤剂（化疗或者放疗）的情况下，HPV（p16）的预测能力有所不同。原因是最近的研究发现，单药抗 EGFR 治疗在 HPV（p16）阴性患者中特别有效（Fayette et al.，2014；Machiels et al.，2015）。因此，在这方面继续进一步研究是很重要的。总的来说，R/M HNSCC 现有的数据表明 HPV（p16）在 R/M HNSCC 中有预后但不具有预测意义。

五、总结

以下是关于 HPV（p16）作为 HNSCC 决策标准的声明。

1. 局部晚期 HNSCC　HPV（p16）对预后有显著的影响，尤其是 OPC 患者。关于 HPV（p16）的预测意义仅有有限的数据。HPV（p16）检测的结果不应当改变临床试验以外的管理。

2. 复发 / 转移 HNSCC　HPV（p16）阳性疾病似乎比 HPV（p16）阴性疾病有更好的预后，应考虑对 HPV（p16）进行分层。

R/M HNSCC 中 HPV（p16）的预测意义需要进一步的研究，尤其是针对靶向治疗，无论是单独治疗还是与 DNA 损伤剂联合治疗。

参考文献

Ang KK, Harris J, Wheeler R et al (2010) Human papillomavirus and survival of patients with oropharyngeal cancer. N Engl J Med 363:24–35

Argiris A, Li S, Ghebremichael M et al (2014) Prognostic significance of human papillomavirus in recurrent or metastatic head and neck cancer: an analysis of eastern cooperative oncology group trials. Ann Oncol 25:1410–1416

Bentzen SM, Trotti A (2007) Evaluation of early and late toxicities in chemoradiation trials. J Clin Oncol 25:4096–4103

Cmelak A (2015) Symprom reducrtion from IMRT dose deintensification: Resulkts from ECOG 1308 using the Vanderbilt Head and Neck Symptom Survey version 2 (VHNSS V2). J Clin Oncol 33 (suppl. Abstr 6021)

D'Souza G, Kreimer AR, Viscidi R et al (2007) Case-control study of human papillomavirus and oropharyngeal cancer. N Engl J Med 356:1944–1956

Fakhry C, Westra WH, Li S et al (2008) Improved survival of patients with human papillomavirus-positive head and neck squamous cell carcinoma in a prospective clinical trial. J Natl Cancer Inst 100:261–269

Fakhry C, Zhang Q, Nguyen-Tan PF et al (2014) Human papillomavirus and overall survival after progression of oropharyngeal squamous cell carcinoma. J Clin Oncol 32:3365–3373

Fayette J, Wirth LJ, Oprean C et al (2014) Randomized phase II study of MEHD7945A (MEHD) vs cetuximab (Cet) in >= 2nd-line recurrent/metastatic squamous cell Carcinoma of the head & neck (RMSCCHN) progressive on/after platinum-based chemotherapy (PtCT). Ann Oncol 25 (suppl 4): iv340, (Abstr # 986O)

Friedland PL, Bozic B, Dewar J, Kuan R, Meyer C, Phillips M (2011) Impact of multidisciplinary team management in head and neck cancer patients. Br J Cancer 104:1246–1248

Gillison ML, Koch WM, Capone RB et al (2000) Evidence for a causal association between human papillomvirus and a subset of head and neck cancers. J Natl Cancer Inst 92:709–720

Gregoire V, Lefebvre J-L, Licitra L, Felip E (2010) Squamous cell carcinoma of the head and neck: EHNS-ESMO-ESTRO cklinical practice Guidelines for diagnosis, treatment and follow-up. Ann Oncol 21(suppl. 5):v184–v186

Haddad RI, Shin DM (2008) Recent advances in head and neck cancer. N Engl J Med 359:1143–1154

Huang SH, Perez-Ordonez B, Weinreb I et al (2013) Natural course of distant metastases following radiotherapy or chemoradiotherapy in HPV-related oropharyngeal cancer. Oral Oncol 49:79–85

Kreimer AR, Clifford GM, Boyle P, Franceschi S (2005) Human papillomavirus types in head and neck squamous cell carcinomas worldwide: a systematic review. Cancer Epidemiol Biomarkers Prev 14:467–475

Lassen P, Eriksen JG, Hamilton-Dutoit S, Tramm T (2010) Alsner, Overgaard J. HPV-associated p16-expression and response to hypoxic modification of radiotherapy in head and neck cancer. Radiat Oncol 94:30–35

Licitra L, Perrone F, Bossi P et al (2006) High-risk human papillomavirus affect prognosis in patients with surgically treated oropharyngeal squamous cell carcinoma. J Clin Oncol 24:5630–5636

List MA, Rutherford JL, Strachs J et al (2004) Prioritizing treatment outcomes: head and neck cancer patients versus nonpatients. Head Neck 26:163–170

Machiels JP, Haddad RI, Fayette J et al (2015) LUX-H&N 1 investigators. Afatinib versus methotrexate as second-line treatment in patients with recurrent or metastatic squamous-cell carcinoma of the head and neck progressing on or after platinum-based therapy (LUX-Head & Neck 1): an open-label, randomised phase 3 trial. Lancet Oncol 16(5):583–594

O'Sullivan B, Huang SH, Siu LL et al (2013) Deintensification candidate subgroups in human papillomavirus–related oropharyngeal cancer according to minimal risk of distant metastasis. J Clin Oncol 31:543–550

Posner MR, Lorch JH, Goloubeva O et al (2011) Survival and human papillomavirus in oropharynx cancer in TAX 324: a subset analysis from an international phase III trial. Ann Oncol 22:1071–1077

Psyrri A, Rampias T, Vermorken JB (2014) The current and future impact of human papillomavirus on treatment of squamous cell carcinoma of the head and neck. Ann Oncol 25:2101–2115

Rampias T, Pectasides E, Prasad M et al (2013) Molecular profile of head and neck squamous cell carcinomas bearing p16 high phenotype. Ann Oncol 24:2124–2131

Reich M, Leemans CR, Vermorken JB, Bernier J, Licitra L, Parmar S, Golusinski W, Lefebvre JL (2014) Best practices in the management of the psycho-oncologic aspects of head and neck cancer patients: recommendations from the European head and neck cancer society make sense campaign. Ann Oncol 25:2115–2124

Rischin D, Young RJ, Fisher R et al (2010) Prognostic significance of p16INK4A and human papillomavirus in patients with oropharyngeal cancer treated on TROG 02.02 phase III trial. J Clin Oncol 28:4142–4148

Rosenthal DI (2014) Impact of p 16 status on the results of the phase III cetuximab (cet)/radiotherapy(RT). J Clin Oncol 32 (suppl. Abstr 6001)

Ruhstaller T, Roe H, Thürlimann B, Nicoll JJ (2006) The multidisciplinary meeting: an indispensable aid to communication between different specialties. Eur J Cancer 42:2459–2462

Vermorken JB (2005) Medical treatment in head and neck cancer. Ann Oncol 16 (suppl. 2): ii258–ii264

Vermorken JB, Stöhlmacher-Williams J, Davidenko I et al (2013) Cisplatin and fluorouracil with or without panitumumab in patients with recurrent or metastatoc squamous-cell carcinoma of the head and neck (SPECTRUM): an open-label phase 3 randomised trial. Lancet Oncol 14:697–710

Vermorken JB, Psyrri A, Mesia R et al (2014) Impact of tumor HPV status on outcome in patients with recurrent and/or metastatic squamous cell carcinoma of the head and neck receiving chemotherapy with or without cetxuyimab: retrospective analysis of the phase III EXTREME trial. Ann Oncol 25:801–807

第二节　HPV 诱发的头颈部鳞状细胞癌复发和转移的综合治疗

Damian T. Rieke，Ulrich Keilholz

摘要

复发或转移的头颈癌描述了初次治疗后又在局部、区域或远处部位发生的或者初次诊断时就有远处转移的肿瘤沉积。R/M 的头颈部鳞状细胞癌（HNSCC）的预后不佳，在这种情况下其治疗的选择也十分局限。人乳头状瘤病毒（HPV）对于 HNSCC 来说是一个重要的危险因素。在欧洲，大约 40% 的 HNSCC 中是由 HPV 引起。早期诊断 HPV 阳性是生存的唯一最佳预后因素。然而 HPV 在 R/M 情况下，关于 HPV 预后和预测价值的数据仍然很少。由于 HPV 相关癌症的发病率不断上升，R/M HPV 阳性癌症的数量预计也会上升。因此本节旨在概述目前关于 HPV 在复发和转移性 HNSCC 中作为预后和预测标记作用的知识。

关键词

HPV、复发 / 转移性 HNSCC、预测性生物标记物、靶向治疗、检测点、抑制剂、化疗、表皮生长因子受体抑制剂

一、HPV 诱发的 HNSCC 在复发或者转移人群中的患病率及预后的影响

北美和西欧中 HPV 相关 HNSCC 的发病率在过去的几年里显著上升（Chaturvedi et al.，2011；Mehanna et al.，2013；Abogunrin et al.，2014；Tinhofer et al.，2015）。其中部分患者最终会发展为局部或远处复发。

当观察 HPV+HNSCC 的治疗失败的发生率和模式时，由于几个局限性，数据在很大程度上有缺失：临床常规工作中，HPV 的诊断还没有被标准化，而且 p16 的免疫组化（IHC）、HPV 的 IHC 或者 PCR 的灵敏度和特异度有所不同。另外，不同解剖部位的患病率和测试表现各不相同。由于预后较好，所以最终走向 R/M 情况的 HPV+ 患者会较少。其他的危险因素（例如吸烟包/年数、肿瘤分期）以及突变特征有助于 HPV 阳性癌症的预后（Ang et al.，2010；Tinhofer et al.，2016）。此外，发病率的上升导致了依靠于不同队列招募时间的 HPV 患病率的差异，而且由于 HPV 只在最近才被描述为有因果关系的，所以更久的队列研究往往缺乏关于 HPV 状态的信息。

我们已经确定了一些关于患病率和预后意义的关键问题。

（一）在 R/M 情况下 HPV+ 癌的患病率是多少？

有关 R/M HNSCC 患者的几个研究已经将 p16（通过 IHC）作为 HPV 阳性或直接 HPV 的替代标记物[例如通过原位杂交（ISH）]进行评估。口咽癌中两种方法很好地重叠。然而其他癌症部位确实表现出相关性差异，因为 HPV 相关的非口咽癌的患病率较低、HPV 敏感性较低和 p16 测试的特异性较低。因此，应当谨慎对待结果。据报道，p16 IHC 的假阳性率高达 7%，HPV ISH 的假阴性率则高达 11%（Jordan et al.，2012）。更准确的测试方法（例如 HPV-DNA PCR）很少用于临床，并且需要用于 HPV 测试的标准。由于这些限制，从 R/M 头颈部鳞状细胞癌的研究评估，HPV+ 复发或转移性肿瘤的发生率估计在 10%~20% 之间（表 3-2-1）。研究与测试方法之间的观察差异不

表 3-2-1　R/M 组中 HPV 或 p16 阳性患者的患病率

研究方法	方法	试验组	阳性患者 / 例(百分比)	引用
SPECTRUM	p16	443	99(22%)	Vermorken et al., 2013
EXTREME	p16	381	41(12%)	Vermorken et al., 2014
EXTREME	HPV	321	24(8%)	Vermorken et al., 2014
ADVANTAGE	p16	177	25(14%)	Vermorken et al., 2014
E1395 & E3301	HPV	64	11(17%)	Argiris et al., 2014
E1395 & E3301	p16	65	12(18%)	Argiris et al., 2014
LUX-H&N1	p16	257	49(19%)	Machiels et al., 2015
PRISM	p16	30	6(20%)	Rischin et al., 2016
Seiwert et al.	p16	65	17(26%)	Seiwert et al., 2014
PARTNER	p16	66	19(29%)	Wirth et al., 2013(suppl; abstr 6029)
Gilbert et al.	p16	44	9(20%)	Gilbert et al., 2015
Machiels et al.	HPV	21	1(5%)	Machiels et al., 2015
TEMHEAD	HPV	24	4(17%)	Grünwald et al., 2015
GORTEC	p16	12	3(25%)	Guigay et al., 2015

注:1 540 例患者进行 p16 检测,280 例(18%)为阳性。430 名患者进行 HPV 检测,40 例(9%)为阳性。

仅可以通过测试方法的不同敏感性和特异性来解释,还可以通过解剖部位、地理位置和研究包含的时间来解释。在观察临床研究时,还应考虑选择偏差的风险。HPV 阳性患者稍年轻,预后较好,因此可能会被过度表达。因此,一项小型研究观察到 HPV+ 患者中治疗干预有增多的趋势(Deeken et al. Head Neck. 2015)。

　　另一个评估 R/M 人群中 HPV 阳性患者所占百分比的方法将是着眼于前瞻性随访的 HPV 阳性队列中失访的数量。

　　在 Posner 等的研究中(2011),对 111 例在 TAX324 研究中治疗过的口咽癌患者(通过 E6/7 PCR 评定,56 例 HPV+,55 例 HPV−)随访了

5 年。HPV+ 组中,27% 的人出现了疾病进展,而 HPV− 组为 71%。

在 Ang 等的研究中(2010),323 例患者检测了 HPV(HPV ISH, p16)。3 年后,206 例 HPV+ 阳性患者中 26.3% 有疾病进展,而 117 例 HPV− 患者中有 56.6%。

将这些数据扩展到一般的 HNSCC 人群中,其中 HPV 的患病率为 40%,那么预计有 20%~30% 的 R/M 患者是 HPV+。然而,这些数据来源于晚期口咽癌的研究,因此不代表一般的 HNSCC 人群。

(二)局部和 / 或远处复发率是多少?

先前的数据表明 HPV+HNSCC 经常出现治疗失败。治疗失败可以出现在局部或是远处部位。为了临床实践中,观察这些复发的不同临床特征是很重要的。因此本节目的在于确定 HPV+ 人群中疾病复发的模式及其与 HPV− 癌的不同之处。

在口咽癌中,Ang 等的研究(2010)是关于Ⅲ/Ⅳ期口咽癌的回顾性分析(加速分割 RTx+ 顺铂或标准分割放疗 + 顺铂治疗后生存率没有明显的差异)。323 例口咽癌患者中 206 例(63.8%)是 HPV 阳性(HPV ISH & p16)。3 年后,HPV 阴性患者的肿瘤局部复发率显著高于 HPV 阳性患者[35.1%(95%CI 26.4%~43.8%)vs. 13.6%(95%CI 8.9%~18.3%)]。两组中远处转移率并没有明显差异。

Rischin 等的回顾性分析(2010)鉴定出 185 例Ⅲ或Ⅳ期口咽癌患者(用化疗和顺铂 ± 替拉扎明治疗)中 106 例(57%)是 p16 阳性。2 年后,HPV 阴性组局部复发率更高(14% vs. 7%,P=0.091),而两组的远处转移率相似。

Posner 等的研究(2011)检测出 111 例局部晚期口咽癌患者中 56 例(50%)是 HPV 阳性(HPV PCR)癌症。5 年后,HPV 阳性癌症的局部 - 区域复发率明显少于阴性癌症,但是二者远处转移率没有显著的差异。

Huang 等的研究(2013)检测到 654 例给予明确化疗或放疗的口咽癌患者中 457 例为 p16+ 患者。p16+ 患者的中位随访时间更长(4.2 年 vs. 3.3 年)。p16+ 患者中 27 例(6%)发生了局部区域复发,相比之下 p16– 患者中为 35 例。在 54 例 p16+（12%）和 25 例 p16–（15%）患者中发现了远处转移（伴或不伴局部复发）。

综上所述，这些结果表明 HPV+ 癌中局部复发较少见，而两组远处转移率是相近的。

（三）在 HPV 相关的肿瘤中转移扩散的特征是否不同？

由于 HPV 阳性和 HPV 阴性患者中远处转移率似乎是相近的，因此研究这些组间潜在的临床表现差异是很有意义的。

Fakhry 等（2014）的研究未发现 p16+ 和 p16– 口咽癌转移的解剖部位存在显著差异。81 例远处转移患者中，肺（p16+ vs. p16–；72.9% vs. 69.7%）、骨（14.6% vs. 15.2%）和肝脏（16.7% vs. 12.1%）是最常见的远处部位。

Huang 等（2012）经过 3.3 年中位随访时间后观察到 36 例远处转移。总体的发病率在 p16 阳性和阴性患者之间并没有明显的差异（10% vs. 16%）。两组中，肺、肝脏和骨转移是复发的常见部位，但是在 HPV+ 患者中转移可扩散至皮肤（7 例患者）、腹腔内淋巴结（$n=5$）、脑（$n=4$）、十二指肠（$n=1$）、椎旁肌肉（$n=1$）及腋窝淋巴结（$n=1$）。p16+ 肿瘤患者中发现 11 例有多发性远处转移，而在 p16– 患者中没有出现。p16+ 癌患者的中位转移时间也明显更长（1.6 年 vs. 0.5 年）。

其他作者也描述了相似的转移模式。在 11 例 HNSCC 脑转移的患者队列中，5 例患者是 p16+（Bulute et al.，2014）。之后一个关于 p16+ 亚组中脑转移的介绍在此研究中也有细述（45.6 个月 vs. 26.4 个月）。Ruzevick 等的一项研究（2013）检测出 7 例来自头颈原发部位的脑转移。其中 4 例是 HPV+，并且治疗和脑转移之间的平均时间是 45 个月。

在 Huang 等（2013）的另一项研究中已经描述了一种播散性转移表型。此研究中，457 例 p16+ 和 167 例 p16– 口咽癌患者的中位随访时间是 3.9 年。在 p16+ 和 p16– 组中分别观察到 54 例和 25 例远处转移。在 18 例 p16+ 患者中观察到两个以上器官的转移（p16– 患者中为 0），其中 11 例表现为作者所谓的一个"爆炸性"特征，出现迅速恶化和大转移灶。在 HPV+ 癌中,低位转移至肺部与一种相对缓慢的过程有关。

综合考虑,这些信息提示有肺、骨和肝脏转移的 HPV+ 和 HPV– 患者之间最常见的转移播散模式是相近的。HPV+ 患者的一个亚组中可能有高达 30% 的患者存在相关性差异。非典型部位(脑、皮肤、腹腔内淋巴结)和临床上迅速恶化是这些患者关心的问题。由于其对随访时间表有影响,所以更长的转移间隔也具有临床相关性的。在这些患者中,对 X 线成像应用于随访中的讨论越来越受关注,因为他们的平均年龄较小(Misiukiewicz et al.,2014)。综上所述,报道的差异反映了 HPV+ 人群中预后较差的亚组。因此,用预后因素识别有风险的患者对于这些模式来说是有必要的。此外吸烟可能是一个危险因素,但是与 HPV 相关的远处转移的异常时间、部位和播散在有超过 10 年吸烟史或者 10 年及不到 10 年的患者间并没有显著差别(Huang et al.,2012)。已提出根据 p16 状态、吸烟包 / 年数和 TN 分期,将患者分成高、中或低风险组,但在远处转移方面未发现有明显差异(Fakhry et al.,2014)。循环肿瘤细胞和其他分子变异(包括 Bcl2 或 TP53)可能有助于在未来确定处于不良预后风险的患者(Tinhofer et al.,2014;Tinhofer et al.,2016;Nichols et al.,2010;Morris et al.,2016)。

(四)具体的预后是什么?

目前的研究已经表明,HPV 是初始表现最强的预后因素。因为转移性播散在 HPV+ 患者中很常见,而且其中一些如上所述显示出急速恶化,因此 R/M HPV+ 患者的总体预后将综述于此。

谈到远处转移,Huang 等所作的研究(2013)中显示出 p16 阳性口咽癌远处转移后有一个明显延长的生存期。因此预后不佳的亚组似乎与转移情况下 HPV+ 患者的总体较好预后无关。

直到最近才有研究明确地提出了这个问题。Fakhry 等(2014)可以表明 p16+ 口咽肿瘤在疾病进展之后仍然有死亡风险的降低。来自 E1395 和 E3301 的汇总分析也显示出 HPV+ 患者有更长的 OS,且具有统计学意义(Argiris et al.,2014)。Vermorken 等(2014)可以在

HPV+ HNSCC 中重现这个结果。因此,HPV 阳性在 R/M HNSCC 中仍是一个重要的预后因素,但对复发 / 转移疾病的影响强度远小于原发疾病。

二、HPV 诱发的 HNSCC 对细胞毒性药物的敏感性

由于许多引用的研究都显示出 HPV+ 肿瘤有更好的 OS 和 PFS,因此当比较治疗和对照组时,也可以从这些研究的数据中查询 HPV 状态的预测价值。

E1395 和 E3301 研究的联合分析中,65 例患者(12 例 p16 阳性)分别予以顺铂 /5FU 与顺铂 / 紫杉醇或多西他赛 / 伊立替康治疗。p16+ 客观反应率(objective response rate,ORR)为 50%,而 p16- 患者为 19%(P=0.057),并且当 HPV 状态(ISH)被评估时有统计学意义(HPV+ vs. HPV-,55%~19%,P=0.022)(Argiris et al.,2014)。

EXTREME 试验中,患者给予铂 /5-FU 联合或不联合西妥昔单抗的治疗(Vermorken et al.,2014;Vermorken et al.,2008)。单纯化疗组中,OS 和 ORR 在 p16+ 和 p16- 以及 HPV+ 和 HPV- 患者之间并没有表现出明显的差异(分别为 ORR 22% vs. 17%,P=0.6;8% vs. 20%,P=0.27)。

SPECTRUM 试验中,患者随机接受顺铂 /5-FU 联合或不联合帕尼单抗的治疗(Vermorken et al.,2013)。单纯化疗组中,p16+ 患者的总体生存率没有明显改善。两组的 PFS 没有差异[p16+ vs. p16-;PFS 5.5 个月(95%CI 3.4~6.7 个月)vs. 5.1 个月(95%CI 4.1~5.5 个月)]。

PARTNER 试验中,患者接受多西他赛 / 顺铂联合或不联合帕尼单抗的治疗。单纯化疗组中,p16+ 患者的 ORR 并没有明显更高[54%(95%CI 为 27%~81%)vs. 27%(95%CI 为 9%~46%)](Wirth et al.,2013)。

综上所述,这些研究并没有提供足够的证据将 HPV 状态用作细胞毒性化疗的预测性生物标记物。正如一些研究中报道的,总体生存率略有提高可能反映了 HPV+ 患者预后较好。有些研究也表示出 HPV+ 患者有更高的反应率。这种效果似乎并不局限于所使用的特

定类型化疗, 并且在研究中不一致。

三、HPV 诱导的 HNSCC 对 EGFR 阻断的敏感性

EGFR 抑制是除细胞毒性化疗外头颈部复发或转移鳞状细胞癌的治疗标准。各种不同的 EGFR 抑制剂的作用已经有所展示, 包括西妥昔单抗、(Bonner et al., 2006; Vermorken et al., 2008) 阿帕替尼 (Machiels et al., 2015; Seiwert et al., 2014) 或者帕尼单抗 (Vermorken et al., 2013)。SPECTRUM 试验中 (Vermorken et al., 2013) 一个计划外的亚组分析表明帕尼单抗除化疗外的益处仅限于 p16 阴性患者。PRISM 试验的一个亚组分析也发现了 p16 阴性患者中帕尼单抗更高的疾病控制率, 但由于样本量较小 (30 位患者有 p16 状态), 因此解释有限 (Rischin et al., 2016)。LUX-H&N1 研究的生物标记物分析发现, 在 p16 阴性的 R/M HNSCC 中, 阿帕替尼疗法比甲氨蝶呤有更显著的益处 (Machiels et al., 2015)。

综上所述, 大多数的研究表明 HPV 阳性肿瘤在 EGFR 抑制疗法加入后只有较小的效果, 但是由于几乎所有分析本质是回顾性, 因此这种解释应当予以谨慎对待。此背景下进一步的结果是有趣的: 如基因组分析中观察到的, HPV 阴性肿瘤的 EGFR 变异率比 HPV 阳性的低 (TCGA, 2015; Seiwert et al., 2015)。EGFR 阻断后, 已报道的 EGFR 表达和扩增对于临床结果来说都是无预测意义的 (Licitra et al., 2013; Licitra et al., 2011)。体内及意外的数据均不能显示 E6/E7 表达或者 HPV 状态在西妥昔单抗的药效上有影响 (Pogorzelski et al., 2014)。临床数据更加否定了 HPV 阳性作为 EGFR 抑制剂抵抗的生物标记物这一假设:

EXTREME 试验关于复发/转移疾病的一个回顾性分析中, 西妥昔单抗治疗的益处不依赖于 p16 状态 (Vermorken et al., 2014)。另一组接受阿帕替尼或者西妥昔单抗治疗的 R/M 患者也没有依据 p16 状态发现相关差异 (Seiwert et al., 2014)。来自 PARTNER 研究的初步结果按照 p16 状态也没有辨别出 R/M HNSCC 中帕尼单抗治疗的反应差

异[Wirth et al., 2013（suppl；abstr 6029）]。对于以放疗为主的口咽癌患者，发现应用西妥昔单抗治疗的结果也是一样的（Rosenthal et al., 2016）。Pogorzelski 等也没有发现在应用西妥昔单抗治疗的 HNSCC 患者中的存在差异（Pogorzelski et al., 2014）。

这些不同的结果如何协调一致？ 一种可能的解释应该是所用抑制剂的药理学差异。阿帕替尼是一种不可逆的酪氨酸激酶抑制剂，因此可能更加积极地对抗 HPV 阴性肿瘤中更常见体细胞改变。在另一方面，诸如西妥昔单抗这样的抗体，已被推荐对配体活化受体更具活性（Arteaga et al., 2014）。而且 EGFR 抑制在癌症中的机制并不只限于中断相关通路。抗体依赖性细胞毒性描述了 T 细胞介导的细胞毒性通过抗体结合来调节。与西妥昔单抗相比，帕尼单抗已被认为不具有这种效应。正如先前引用的研究中所看到的，这也可能导致观察到的 HPV 状态对基于 EGFR 抗体治疗的预测值的差异。

结果相异的另一种可能的解释是可用的样本数量小及数据有限。从现在的数据来看，HPV 状态不应该作为 EGFR 抑制的生物标记物。根据 HPV 的状态（由可靠的方法评估，例如联合 p16 IHC 和 HPV ISH），对不同类型的 EGFR 抑制剂和分层进行进一步实验时是必要的。

四、HPV 诱发的 HNSCC 对免疫治疗的敏感性

免疫治疗，特别是通过 PD-L1 抑制进行的检测点阻断最近已经在 R/M HNSCC 中显示出有前景的结果。HPV 状态是否提供关于这种治疗选择的预测信息？ 在 Keynote012 研究中，HPV+ 和 HPV− 具有 PD-L1+（通过 IHC 检测，肿瘤细胞或基质的 PD-L1 表达 >1%）的 R/M HNSCC 患者被募集以接受 PD-1 抑制剂帕姆单抗的治疗（Seiwert et al., 2016）。60 例患者入选并予以治疗，其中 23 例（38%）是 p16 阳性。p16 阳性组中总体反应率无显著性升高[（p16+ ORR 25%，95%CI：7~52）vs.（p16%~14%，95%CI：4~32）]。另一项研究没有发现 HPV 阳性及 HPV 阴性患者间 PD-L1 表达的差异（Kim et al., 2016）。作为炎

症和检查点抑制反应的另一个潜在标志物,CD8 及 CD3 阳性细胞浸润在 HPV+ 患者中明显更加常见(Balermpas et al.,2016)。Russell 等(2013)描述了与 HPV- 肿瘤相比,HPV+ 肿瘤中有更高的瘤内 CD8/Foxp3 T 细胞比例及 CD20 表达。已经提出炎症信号的表达作为预测性生物标记物,但不一定涵盖上述报道的基因。HNSCC 中基因表达的对比分析鉴定了具有炎症表达表型的 HPV 阳性肿瘤子集(Keck et al.,2015)。然而,在 HNSCC 中的炎性亚组不只是局限于 HPV 阳性肿瘤。

总之,一些研究显示 HPV+HNSCC 中有更高程度的 T 细胞浸润。过早的临床数据尚不支持依据 HPV 状态使用检测点抑制剂进行治疗分层。

HPV 检验对于所有前瞻性临床试验都至关重要,而当前正在进行的特异性试验将会在未来的 3~5 年里回答关键性问题。

五、结论

这些结果会对临床实践产生什么影响? HPV 阳性患者占 R/M 人群的 10%~20%。首次表现的患病率差异可通过局部复发率较低来解释。HPV 阳性和 HPV 阴性患者间的远处转移相似,HPV 阳性患者可能表现出不典型的转移模式,这由异常的解剖部位和之后的发生事件所决定。虽然有这些不同,HPV+HNSCC 患者预后较好仍然适用于 R/M 情况,尽管有一个亚组预后不佳。这些差异可能是由额外的危险因素(突变特征、包年数)所介导的,后续的实践在未来可能由这些分层者来指导。

R/M 情况下 HPV 阳性的预测价值仍有待确定。目前的研究不支持 HPV+R/M HNSCC 中不同的治疗策略。

参考文献

Abogunrin S, Di Tanna GL, Keeping S et al. (2014) Prevalence of human papillomavirus in head and neck cancers in European populations: a meta-analysis. BMC Cancer 14:968
Ang KK, Harris J, Wheeler R et al. (2010) Human papillomavirus and survival of patients with

oropharyngeal cancer. N Engl J Med 363:24–35

Argiris A, Li S, Ghebremichael M et al. (2014) Prognostic significance of human papillomavirus in recurrent or metastatic head and neck cancer: an analysis of Eastern Cooperative Oncology Group trials. Ann Oncol 25:1410–1416

Arteaga CL, Engelman JA (2014) ERBB receptors: from oncogene discovery to basic science to mechanism-based cancer therapeutics. Cancer Cell 25:282–303

Balermpas P, Rodel F, Rodel C et al. (2016) CD8+ tumour-infiltrating lymphocytes in relation to HPV status and clinical outcome in patients with head and neck cancer after postoperative chemoradiotherapy: A multicentre study of the German cancer consortium radiation oncology group (DKTK-ROG). Int J Cancer 138:171–181

Bonner JA, Harari PM, Giralt J et al. (2006) Radiotherapy plus cetuximab for squamous-cell carcinoma of the head and neck. N Engl J Med 354:567–578

Bulut OC, Lindel K, Hauswald H et al. (2014) Clinical and molecular characteristics of HNSCC patients with brain metastases: a retrospective study. Eur Arch Otorhinolaryngol 271:1715–1722

Cancer Genome Atlas N (2015) Comprehensive genomic characterization of head and neck squamous cell carcinomas. Nature 517:576–582

Chaturvedi AK, Engels EA, Pfeiffer RM et al. (2011) Human papillomavirus and rising oropharyngeal cancer incidence in the United States. J Clin Oncol 29:4294–4301

Deeken JF, Newkirk K, Harter KW et al. (2015) Effect of multimodality treatment on overall survival for patients with metastatic or recurrent HPV-positive head and neck squamous cell carcinoma. Head Neck 37:630–635

Fakhry C, Zhang Q, Nguyen-Tan PF et al. (2014) Human papillomavirus and overall survival after progression of oropharyngeal squamous cell carcinoma. J Clin Oncol 32:3365–3373

Gilbert J, Schell MJ, Zhao X et al. (2015) A randomized phase II efficacy and correlative studies of cetuximab with or without sorafenib in recurrent and/or metastatic head and neck squamous cell carcinoma. Oral Oncol 51:376–382

Grünwald V, Keilholz U, Boehm A et al. (2015) TEMHEAD: a single-arm multicentre phase II study of temsirolimus in platin- and cetuximab refractory recurrent and/or metastatic squamous cell carcinoma of the head and neck (SCCHN) of the German SCCHN Group (AIO). Ann Oncol 26:561-567

Guigay J, Fayette J, Dillies AF et al. (2015) Cetuximab, docetaxel, and cisplatin as first-line treatment in patients with recurrent or metastatic head and neck squamous cell carcinoma: a multicenter, phase II GORTEC study. Ann Oncol 26:1941–1947

Huang SH, Perez-Ordonez B, Liu FF et al. (2012) Atypical clinical behavior of p16-confirmed HPV-related oropharyngeal squamous cell carcinoma treated with radical radiotherapy. Int J Radiat Oncol Biol Phys 82:276–283

Huang SH, Perez-Ordonez B, Weinreb I et al. (2013) Natural course of distant metastases following radiotherapy or chemoradiotherapy in HPV-related oropharyngeal cancer. Oral Oncol 49:79–85

Jordan RC, Lingen MW, Perez-Ordonez B et al. (2012) Validation of methods for oropharyngeal cancer HPV status determination in US cooperative group trials. Am J Surg Pathol 36:945–954

Keck MK, Zuo Z, Khattri A et al. (2015) Integrative analysis of head and neck cancer identifies two biologically distinct HPV and three non-HPV subtypes. Clin Cancer Res 21:870–881

Kim HS, Lee JY, Lim SH et al. (2016) Association Between PD-L1 and HPV Status and the Prognostic Value of PD-L1 in Oropharyngeal Squamous Cell Carcinoma. Cancer Res Treat 48:527-536

Licitra L, Mesia R, Rivera F et al. (2011) Evaluation of EGFR gene copy number as a predictive biomarker for the efficacy of cetuximab in combination with chemotherapy in the first-line treatment of recurrent and/or metastatic squamous cell carcinoma of the head and neck: EXTREME study. Ann Oncol 22:1078–1087

Licitra L, Storkel S, Kerr KM et al. (2013) Predictive value of epidermal growth factor receptor expression for first-line chemotherapy plus cetuximab in patients with head and neck and colorectal cancer: analysis of data from the EXTREME and CRYSTAL studies. Eur J Cancer

49:1161–1168

Machiels JP, Haddad RI, Fayette J et al. (2015) Afatinib versus methotrexate as second-line treatment in patients with recurrent or metastatic squamous-cell carcinoma of the head and neck progressing on or after platinum-based therapy (LUX-Head & Neck 1): an open-label, randomised phase 3 trial. Lancet Oncol 16:583–594

Machiels JP, Specenier P, Krauss J et al. (2015) A proof of concept trial of the anti-EGFR antibody mixture Sym004 in patients with squamous cell carcinoma of the head and neck. Cancer Chemother Pharmacol 76:13–20

Mehanna H, Beech T, Nicholson T et al. (2013) Prevalence of human papillomavirus in oropharyngeal and nonoropharyngeal head and neck cancer–systematic review and meta-analysis of trends by time and region. Head Neck 35:747–755

Misiukiewicz K, Camille N, Gupta V et al. (2014) The role of HPV status in recurrent/metastatic squamous cell carcinoma of the head and neck. Clin Adv Hematol Oncol 12:812–819

Morris LG, Chandramohan R, West L et al. (2016) The Molecular Landscape of Recurrent and Metastatic Head and Neck Cancers: Insights From a Precision Oncology Sequencing Platform. JAMA Oncol

Nichols AC, Finkelstein DM, Faquin WC et al. (2010) Bcl2 and human papilloma virus 16 as predictors of outcome following concurrent chemoradiation for advanced oropharyngeal cancer. Clin Cancer Res 16:2138–2146

Pogorzelski M, Ting S, Gauler TC et al. (2014) Impact of human papilloma virus infection on the response of head and neck cancers to anti-epidermal growth factor receptor antibody therapy. Cell Death Dis 5:e1091

Posner MR, Lorch JH, Goloubeva O et al. (2011) Survival and human papillomavirus in oropharynx cancer in TAX 324: a subset analysis from an international phase III trial. Ann Oncol 22:1071–1077

Rischin D, Spigel DR, Adkins D et al. (2016) PRISM: Phase 2 trial with panitumumab monotherapy as second-line treatment in patients with recurrent or metastatic squamous cell carcinoma of the head and neck. Head Neck 38 Suppl 1:E1756–1761

Rischin D, Young RJ, Fisher R et al. (2010) Prognostic significance of p16INK4A and human papillomavirus in patients with oropharyngeal cancer treated on TROG 02.02 phase III trial. J Clin Oncol 28:4142–4148

Rosenthal DI, Harari PM, Giralt J et al. (2016) Association of Human Papillomavirus and p16 Status With Outcomes in the IMCL-9815 Phase III Registration Trial for Patients With Locoregionally Advanced Oropharyngeal Squamous Cell Carcinoma of the Head and Neck Treated With Radiotherapy With or Without Cetuximab. J Clin Oncol 34:1300–1308

Russell S, Angell T, Lechner M et al. (2013) Immune cell infiltration patterns and survival in head and neck squamous cell carcinoma. Head Neck Oncol 5:24

Ruzevick J, Olivi A, Westra WH (2013) Metastatic squamous cell carcinoma to the brain: an unrecognized pattern of distant spread in patients with HPV-related head and neck cancer. J Neurooncol 112:449–454

Seiwert TY, Burtness B, Mehra R et al. (2016) Safety and clinical activity of pembrolizumab for treatment of recurrent or metastatic squamous cell carcinoma of the head and neck (KEYNOTE-012): an open-label, multicentre, phase 1b trial. Lancet Oncol 17:956–965

Seiwert TY, Fayette J, Cupissol D et al. (2014) A randomized, phase II study of afatinib versus cetuximab in metastatic or recurrent squamous cell carcinoma of the head and neck. Ann Oncol 25:1813–1820

Seiwert TY, Zuo Z, Keck MK et al. (2015) Integrative and comparative genomic analysis of HPV-positive and HPV-negative head and neck squamous cell carcinomas. Clin Cancer Res 21:632–641

Tinhofer I, Budach V, Saki M et al. (2016) Targeted next-generation sequencing of locally advanced squamous cell carcinomas of the head and neck reveals druggable targets for improving adjuvant chemoradiation. Eur J Cancer 57:78–86

Tinhofer I, Johrens K, Keilholz U et al. (2015) Contribution of human papilloma virus to the incidence of squamous cell carcinoma of the head and neck in a European population with high smoking prevalence. Eur J Cancer 51:514–521

Tinhofer I, Konschak R, Stromberger C et al. (2014) Detection of circulating tumor cells for prediction of recurrence after adjuvant chemoradiation in locally advanced squamous cell carcinoma of the head and neck. Ann Oncol 25:2042–2047

Vermorken JB, Mesia R, Rivera F et al. (2008) Platinum-based chemotherapy plus cetuximab in head and neck cancer. N Engl J Med 359:1116–1127

Vermorken JB, Peyrade F, Krauss J et al. (2014) Cisplatin, 5-fluorouracil, and cetuximab (PFE) with or without cilengitide in recurrent/metastatic squamous cell carcinoma of the head and neck: results of the randomized phase I/II ADVANTAGE trial (phase II part). Ann Oncol 25:682–688

Vermorken JB, Psyrri A, Mesia R et al. (2014) Impact of tumor HPV status on outcome in patients with recurrent and/or metastatic squamous cell carcinoma of the head and neck receiving chemotherapy with or without cetuximab: retrospective analysis of the phase III EXTREME trial. Ann Oncol 25:801–807

Vermorken JB, Stohlmacher-Williams J, Davidenko I et al. (2013) Cisplatin and fluorouracil with or without panitumumab in patients with recurrent or metastatic squamous-cell carcinoma of the head and neck (SPECTRUM): an open-label phase 3 randomised trial. Lancet Oncol 14:697–710

Wirth LJ, Dakhil SR, Kornek G et al. PARTNER: A randomized phase II study of docetaxel/cisplatin (doc/cis) chemotherapy with or without panitumumab (pmab) as first-line treatment (tx) for recurrent or metastatic squamous cell carcinoma of the head and neck (R/M SCCHN). J Clin Oncol 31, 2013 (suppl; abstr 6029)

补充书目

Misiukiewicz K et al (2014) The role of HPV status in recurrent/metastatic squamous cell carcinoma of the head and neck. Clin Adv Hematol Oncol 12(12):812–819

Psyrri A et al (2014) The current and future impact of human papillomavirus on treatment of squamous cell carcinoma of the head and neck. Ann Oncol

Spreafico A et al (2014) Demystifying the role of tumor HPV status in recurrent and/or metastatic squamous cell carcinoma of the head and neck. Ann Oncol 25(4):760–762

Vokes E et al (2015) HPV-associated head and neck cancer. J Natl Cancer Inst 107(12)

第三节　HPV 相关口咽癌患者的优化放疗

Johannes A. Langendijk, Roel J.H.M. Steenbakkers

摘要

同步放化疗被认为是局部晚期口咽癌（OPC）治疗的金标准。然而，考虑 HPV 阳性 OPC 有很高的生存率以及急性和迟发性治疗相关副作用有很高的发生率，故必须考虑降级策略。在本节中，描述了一些降级方案的潜在益处，包括西安昔单抗替代同步化疗、基于诱导化疗反应的放疗剂量减量、无系统治疗的单纯放疗及限制选择性淋巴结靶点的放射量。除了降级外,像质子这样的现代放疗技术将会提供越来越多的机会去降低正常组织的剂量,以防止放疗引起的毒性反应。初步分析表明,基于对诱导化疗联合调强质子治疗(intensity-modulated proton therapy,IMPT)的反应,减少放疗剂量具有降低急性和迟发性毒性反应的最大潜力。

关键词

HPV 阳性口咽癌、化疗、降级疗法、质子疗法、西妥昔单抗、放化疗、毒性反应

一、概述

目前,同步放化疗(concurrent chemoradiation,CRT)被认为是局部晚期(Ⅲ~Ⅳ期)口咽癌(OPC)治疗的金标准。然而,在 HPV 阳性 OPC 中,有几个原因需要考虑降级方案。

首先,CRT 的总体生存率获得了很好的结果,在最良好的患者组中超过 90%(Ang et al.,2010;O'Sullivan et al.,2013)。这些良好的结果也引发了这样的假想,即良好的 HPV 阳性患者可能被过度治疗。这种过度治疗可能引起不必要的急性及迟发的治疗相关副作用。因此,对于这些患者的局部肿瘤控制和总体生存率而言,较低强度的治疗方法可能也会带来相似的预后,且副作用更少。

其次,以 CRT 治疗的头颈癌患者严重迟发治疗相关副作用的累积发生率在 5 年后是 43%,主要包括咽部功能障碍、鼻饲依赖及喉功能障碍(Machtay et al.,2008)。此外,许多研究表明,甚至 5 年后,也可能出现新的严重迟发性副作用(Ward et al.,2016;Forastiere et al.,2013;Cooper et al.,2012)。RTOG 91-11 研究的长期结果显示,喉癌患者被随机分配接受单纯放疗、连续化疗和同步 CRT 的放射治疗,在 7~8 年的随访后,CRT 组非癌症相关的死亡率增加(Forastiere et al.,2013)。最近,Ward 等(Ward et al.,2016)报道了 84 例用 CRT 治疗的

喉癌患者的回顾性分析,该分析符合 RTOG 91-11 的合格标准,且发现超过 5 年随访后,有 60% 的患者出现误吸入院,63% 的患者还出现鼻饲管嵌入情况。在术后的情况中,将术后单纯放疗与术后放化疗相比,RTOG 95-01 研究中发现了类似的结果(Cooper et al.,2012)。此研究中,在 CRT 治疗后,4 级毒性反应 10 年累积发病率几乎比 CRT 治疗后高出 1 倍(7.3% vs. 3.9%)。这与临床相关,因为许多研究表明,辐射引起的副作用对生活质量(quality of life,QoL)的总体维度有重要影响(Langendijk et al.,2008;Jellema et al.,2007)。而且,来自 Groningen 大学医学中心放射肿瘤科未公布的结果显示,当辐射诱发的吞咽困难率较高时会导致非癌症相关死亡率显著升高。鉴于 HPV 阳性患者的良好预后,预计在接下来的几十年里,处于晚期与极晚期辐射诱发的副作用风险下的长期存活者患病率将会急剧上升。因此,迫切需要去考虑如何进一步优化明确的器官保留治疗策略,特别是在预防晚期与极晚期副作用方面。

再者,近期的研究表示,在 HPV 阳性患者中,明确性化疗或 CRT 后的局部控制在中等风险患者中有 80%,而在低风险患者中超过 90%。此外,似乎远处失败已成为主要失败部位,而在 HPV 阴性病例中,局部失败是最常见的失败部位(O'Sullivan et al.,2013)。迄今,同步 CRT 没有表现出对远处转移的发生有任何影响(Pignon et al.,2009)。

头颈癌中使用降级 CRT 的方法有许多。目前正在研究的策略之一就是用同步西妥昔单抗替代同步 CRT(Bonner et al.,2010;Bonner et al.,2006),本章中的其他部分会对此进行讨论。本小节中,将讨论放疗本身的降级和解毒策略。

二、单纯放疗

除了用另一种代替一种同步全身的治疗外(例如西妥昔单抗,而非化疗),降级治疗也可以通过将放疗作为单一的方式应用来实现。许多作者报道了 HPV 阳性肿瘤中单纯放疗的结果。

　　Lassen 等报告了纳入 DAHANCA 5 试验中 HPV 阳性患者的结果,这是一项Ⅲ期试验,患者在试验中随机分配来接受单纯放疗或者放疗加尼莫唑(一种缺氧细胞敏化剂)治疗(Lassen et al.,2010)。84 例 p16 阳性肿瘤患者的 5 年局部控制率是 61%,明显好于 p16 阴性病例(35%)。此外,这些作者还报道了用常规或加速放疗的 p16 阳性 HNSCC 的结果,结合或不结合 DAHANCA 5 及 7 试验中包含的缺氧修饰,显示 5 年原发及局部控制率分别是 84% 和 72%(Lassen et al.,2013)。在多变量分析中,p16 阳性对于所有相关终点来说是个独立且最强的预后因子。

　　多伦多 Princess Margaret 医院的一系列回顾性分析中,单独用放疗或 CRT 治疗的 HPV 阳性患者显示出良好的结果。单纯放疗是这些Ⅰ~Ⅱ期患者和部分Ⅲ期患者的标准治疗方案,然而对于Ⅲ期和Ⅳ期中不适合 CRT 治疗的患者(例如高龄、虚弱、医疗原因或者患者拒绝),保留了单纯 RT 疗法(O'Sullivan et al.,2012)。这个系列里,与所有的 HPV 阴性病例相比,所有的 HPV 阳性病例中观察到的总体生存率、局部控制和区域控制方面结局更好,而关于远处转移的发生率没有观察到差异。用 CRT 治疗的Ⅳ期 HPV 阳性患者的总体生存率明显高于单纯组(89% vs. 70%),但在局部、区域和远处疾病控制方面没有差异。特别是在Ⅳ期和吸烟史≤10 包年的 HPV 阳性患者中,结局极好,3 年的总体生存率、局部和区域控制率分别是 85%、95% 和 97%。

　　Chen 等报道了一项回顾性系列,其中有接受单纯放疗(中位剂量:70Gy)治疗的 23 例 HPV 阳性 HNC 患者。不使用 CRT 的决定高度个体化,并由治疗医师酌情决定(Chen et al.,2013)。Ⅰ~Ⅱ期疾病患者中观察到的 3 年总体生存率和局部控制率均很好(分别是 100% 和 100%)。对于更晚期的患者,相应的比率分别是 81% 和 88%。而且,在 18 例从不吸烟的 HPV 阳性患者中,3 年总体和局部控制率也分别为 100% 和 100%。

　　近来,Rosenthal 等报道了 IMCL-9815 试验的一项回顾性分析,其中 HNSCC 患者被随机分配来接受单纯放疗或者放疗加西妥昔单抗治疗(Rosenthal et al., 2016)。此分析只包括了 OPC 患者的一部分，其中 41% 是 p16 阳性。给予单纯放疗的 p16 阳性病例中的 3 年总体生存率相比于接受放疗加西妥昔单抗治疗者明显更低(72% vs. 88%)。在局部控制中显示出了相似的结果，即单纯放疗后为 65%，对比之下放疗加西妥昔单抗后为 87%。

考虑到这些研究的结果，清楚的是 p16/HPV 状态对于单纯放疗患者是一个一致且强烈的预后因素，局部控制率在 HPV 阳性病例中从 65% 到 100% 不等，表明不是所有的 HPV 阳性 HNSCC 在单纯放疗后都有优异的结果。IMCL 试验的亚组分析提示在 HPV 阳性病例中，可以通过在放疗中添加西妥昔单抗显著地改善结果。然而，关键问题仍是哪些 HPV 阳性 HNSCC 患者有如此高的局部控制率(例如超过 90%)，可以安全地省去全身治疗。

O'Sullivan 等使用递归分区分析尝试根据远处转移风险找出患者中适合降级治疗的一部分患者(O'Sullivan et al., 2013)。他们显示，T_1~T_3 和 N_0~N_{2c} 期 HPV 阳性 OPC 疾病患者中的 3 年局部控制率为 95%。单纯 RT 和 CRT 治疗的 HPV 阳性、低风险的 N_0~N_{2a} 或少于 10 年吸烟史的 N_{2b} 患者的远处控制率相似，但是在由单纯 RT 治疗的 N_{2c} 子集中观察到明显更多的远处转移。基于这些结果，作者得出结论：HPV 阳性 T_1~T_3 N_0~N_{2c} 患者远处转移的风险较低，局部控制率较好，但 N_{2c} 患者单独应用 RT 治疗远处转移的风险较高，不太适合于忽略化疗的降级策略(O'Sullivan et al., 2013)。

总的来说，单纯放疗可能在选择良好的患者中产生较高局部控制率，但是在局部晚期病例中不能被视为治疗的标准。

三、放疗的降级和减毒

有几个方法来减少由放疗诱发的急性和迟发性不良反应。可以区分为两种一般策略，即降级和减毒性疗法。

降级是指治疗策略概念上的改变，例如通过减少治疗的(肉眼可见的肿瘤区域)或预防性的目标体积(选择性淋巴结区域)的总体辐射量或通过排除部分预防性的目标体积(例如单侧而不是双侧选择性淋巴结照射)来实现。用这个方法,周围健康的组织辐射暴露可以显著地减少,但是由于较低靶向剂量水平或者在作为省去(部分)预防性目标体积结果的选择性淋巴结区域中可能引发高风险区域的局部和/或区域性失败率升高。

减毒是指放疗技术改进,允许在目标体积周围形成更好的剂量构造,以减少对健康组织的剂量暴露,同时目标体积和剂量保持不变。可能导致放疗进一步降毒性的技术包括吞咽保留调强放疗(intendity-modulated radiotherapy,IMRT)(Christianen et al.,2016)、多标准优化(multicriteria optimization,MCO)(Kierkels et al.,2014,2015)和调强质子治疗(intensity-modulated proton therapy,IMPT)(van Dijk,2016;van der Laan et al.,2013;van de Water et al.,2011)。理论上来说,这个方法更安全,因为目标体积和靶向剂量保持相似,但是保留健康组织可能性通常被认为较少。

目前,一些随机对照试验(randomized controlled trials,RCTs)正在进行,研究 HPV 阳性 HNSCC 中不同的降级策略。一般来说,两种普通的方法可以被区分,包括:①用放疗加西妥昔单抗替代同步 CRT;②诱导化疗之后如果发生有部分或者全部的诱导化疗反应则行较低总剂量的靶向放疗。

(一) 放化疗对比生物放疗试验

有三项随机研究调查是否同时使用顺铂的 CRT 可以被放疗加西妥昔单抗代替。这种方法主要是建立在对比放疗和放疗加西妥昔单抗的 RCT 研究结果的基础上(Bonner et al.,2006,2010)。这项研究显示西妥昔单抗治疗组放疗的局部控制率和总生存率明显改善,但没有增强放疗引起的副作用。

在 RTOG 1016 的Ⅲ期试验中,HPV 相关 OPC 患者(p16 阳性)被随机分配接受加速 IMRT 与同步高剂量顺铂治疗($2 \times 100mg/m^2$)和加速 IMRT 与西妥昔单抗治疗(负荷剂量 $400mg/m^2+6 \times 250mg/m^2$),并做比较(NCT01302834)。这项试验被设计为非干预研究,5 年总体生存率作为主要终点(临界值差异:9%)。最重要的次级终点是急性及迟发性不良反应。总共有 987 例患者被纳入研究,且此研究已经关闭,以获取最终结果(www.clinicaltrial.gov)。

De-ESCALaTE HPV 试验中(NCT018741710),将 304 例 p16 阳性 OPC 患者随机化分配到常规 CRT(70 Gy 7 周 $+3\times$ 顺铂 $100mg/m^2$)和常规放疗联合西妥昔单抗(负荷剂量为 $400mg/m^2+7\times250mg/m^2$)。此研究中的主要终点是西妥昔单抗加放疗或者顺铂加放疗引起的严重急性及迟发性 3~5 级毒性反应(www.clinicaltrial.gov)。这项研究仍在招募患者。

TROG 12.01(NCT01855451)旨在找出 HPV 相关 OPC 的最佳治疗方案,实际上与 De-ESCALaTE HPV 试验具有类似的设计(主要终点相似)(www.clinicaltrial.gov)。目标患者累计 200 人,该研究仍在招募患者。

(二)诱导化疗后剂量降级试验

有三项包含 HPV 相关 OPC 患者的临床研究,调查诱导化疗后反应良好的情况下是否可以减少放疗总剂量。

ECOG 1308 试验(NCT01084083)中,Ⅱ期临床试验,首先对 HPV 相关Ⅲ~Ⅳ期手术的 OPC 患者采用首诱导化疗($3\times$ 紫杉醇 $90mg/m^2$,$1\times$ 顺铂 $75mg/m^2$,西妥昔单抗负荷剂量为 $400mg/m^2$ 和每周西妥昔单抗 $250mg/m^2$)。临床完全缓解的患者接受总剂量为 54Gy 与每周同步西妥昔单抗治疗,然而未完全缓解的患者予以总剂量为 70Gy 加西妥昔单抗的治疗。这项研究的目的是评估低剂量组的 2 年无进展的生存率(www.clinicaltrial.gov)。患者的累积量已经被完成(90 例患者)。初步结果揭示诱导化疗后的完全缓解率为 71%,61 例患者被分配去接受低剂量放疗(Cmelak et al.,2014)。所有这些≤10 年吸烟史、处于 T_1~T_3 和 N_0~N_{2b} 疾病期患者的 2 年无进展生存率为 84%,而且有 27 例特别好(96%)。次要的终点是急性和迟发性不良反应。此外,在低剂量治疗的患者组中提示有较少的辐射诱发的头颈癌症状(Cmelak et al.,2015)。

芝加哥大学目前正在进行一项包含Ⅲ~Ⅳ期 HPV 相关 OPC 患者的随机Ⅱ期临床研究（NCT01133678）。患者被随机分配接受依维莫司或安慰剂联合顺铂、紫杉醇和西妥昔单抗的诱导化疗。然后将具有良好临床反应的患者随机分配在治疗性靶向体积上接受 70Gy 或 55Gy 的治疗。此研究中的主要终点是 2 年无进展生存率，而次要终点包括缓解率、总体生存率和急性及迟发性毒性反应（www.clinicaltrial.gov）。

最终，Quarterback 试验中，局部晚期的 HPV 相关 OPC 患者首先接受 3 个周期的 TPF 诱导化疗（NCT01706939）。诱导化疗后有部分或者完全缓解的患者被随机分配接受标准剂量（70Gy）联合卡铂或减量放疗（56Gy）与卡铂治疗。这项研究的主要终点是 3 年无进展生存率。次要终点也包括急性和迟发性不良反应。目标是纳入 365 例患者，且患者招募仍在进行中。

（三）降毒性疗法研究

休斯敦的 MD Anderson 癌症中心目前正在进行一项随机Ⅱ~Ⅲ期研究，其中包括给予同步 CRT 治疗的 HPV 阳性 OPC 患者（NCT01893307）（www.clinicaltrial.gov）。患者被随机分配为接受 IMRT 的同步 CRT 或用 IMPT 的同步 CRT 的治疗。常规分馏法被用于总剂量 70Gy 联合顺铂（3 个周期 100mg/m²）治疗上。这里的主要终点是完全治疗后 90 天 ~2 年的迟发性 3~5 级毒性反应。这项研究中纳入的患者人数为 360 人，这项研究仍在招募患者。

总之，一些数量的Ⅱ期和Ⅲ期临床试验目前正在招募患者，使用不同的策略来减少健康组织的剂量。现在还没有最终结果。因此，问题是哪个方法最有希望减少副作用。

四、降级和降毒性策略的预期收益

为了研究上述策略的潜在益处，我们近来实施了一个计算机模拟比较（in silico planning comparative，ISPCS），包括 50 例在 UMCG 肿瘤放射科接受同步放化疗或放疗加西妥昔单抗治疗的局部晚期

（Ⅲ~Ⅳ期）口咽癌患者（未公布的数据）。

所有患者进行了计划性 CT 扫描，其中治疗部位对比度增强。总的来说，治疗性临床目标体积（clinical target volume，CTV）（CTV1）由原发肿瘤和病理性淋巴结加 1.0cm 边缘构成。按照 Gregoire 等人报道的指南来选择颈部两侧预防性淋巴结区域。增加照射的 CTV（CTV2）由原发肿瘤和 0.5cm 边缘的病理性淋巴结构成。计划性目标体积（PTV1 和 PTV2）使用 0.5cm 的边距。

四种不同的模仿策略包括：

1. 当前标准剂量保留吞咽 IMRT（SW-IMRT）的标准 CRT 是使用了一个同步综合增强（simultaneous integrated boost，SIB）技术（Cmelak et al.，2015）。预防性 PTV 用 35 次 1.55Gy，直至总剂量达到 54.25Gy，而治疗性 PTV 用 35 次 2Gy，直至总剂量达到 70Gy（CRT-70）。

2. 与法 1 相同，但是以放疗加西妥昔单抗代替同步 CRT（BioRT-70）。

3. SW-IMRT 剂量减少的 CRT 使用了总剂量为 56Gy 的治疗性 PTV，每次分为 1.6Gy，而预防性 PTV 被计划为 35 次 1.55Gy 直至总剂量达到 54.25Gy（CRT-56），在诱导化疗得到完全缓解后，模拟减少靶向剂量。

4. 与法 1 相同，但是之后是使用 IMPT（CPT-70）（van der Laan et al.，2013）。

5. 与法 2 相同，但是之后是使用 IMPT（CPT-56）。

6. 与法 3 相同，但是之后是使用 IMPT（CPT-56）。

为了评估潜在的临床益处，减少辐射诱发的副作用，近来公布的正常组织并发症概率（normal tissue complication，NTCP）模型（Beetz et al.，2012ab；Christianen et al.，2012）被用于将不同风险器官的剂量分布转化为副作用风险的评估（NTCP 值）。

对于中至重度患者评分的口干症，Beetz 等（2012a）的多变量 NTCP 模型被使用。这种副作用的风险取决于对侧腮腺的平均剂量和口干症的基线评分。

对于 Ⅱ~Ⅳ 级吞咽困难,Christianen 等(2012)的多变量 NTCP 模型被使用。这种副作用的风险取决于上咽缩肌和声门上区域的平均剂量。

对于鼻饲依赖,Wopken 等(2014)的多变量模型被使用。这种副作用的风险取决于 T 分期、体重减轻基线、治疗方式及四种剂量学因素,包括上下咽缩肌及环咽肌的平均剂量和对侧腮腺区域的平均剂量。这项分析中,接受西妥昔单抗和同步 CRT 治疗的患者相对风险度为 1.74 和 6.73,维持了 6 个月的鼻饲依赖。

结果在图 3-3-1 中有所总结。结果表明,在这些模型的基础上,用放疗加西妥昔单抗替代 CRT 治疗的晚期辐射诱发的毒性反应被认为很有限,而且鼻饲依赖风险较低。预计低剂量的放疗是引起所有副作用风险减少的原因。预估质子治疗的使用可以进一步减少辐射诱发的迟发性不良反应的风险,尤其是在口干症和鼻饲依赖方面。

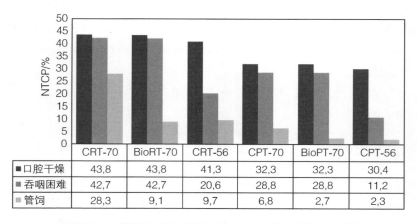

	CRT-70	BioRT-70	CRT-56	CPT-70	BioPT-70	CPT-56
■口腔干燥	43,8	43,8	41,3	32,3	32,3	30,4
■吞咽困难	42,7	42,7	20,6	28,8	28,8	11,2
■管饲	28,3	9,1	9,7	6,8	2,7	2,3

图 3-3-1　根据 6 种不同方法的 NTCP 值(副作用风险)

CRT-70 现行标准放化疗;BioRT-70 标准放疗联合西妥昔单抗;CRT-56 减少放射剂量的放化疗;CPT-70 标准放射剂量同时 IMPT;BioPT 标准剂量 IMPT 加西妥昔单抗;CPT-56 降低剂量同时 IMPT。

五、结论

HPV 相关 OPC 的单纯放疗在选择良好且含有利预后因素的病例中具有较高的局部控制率,尤其是当 CRT 被认为毒性很大时可以应用。辐射诱发的毒性反应在 HPV 相关 OPC 中可以通过不同的降级和降毒性策略来减少。当患者接受 IMRT 治疗时,最有希望的降级方法是诱导化疗反应良好后予以减量的 IMRT 治疗,但这可能会以部分局部控制损失为代价。有了 IMPT,辐射引发的副作用风险可以被进一步减少,并且对于降级疗法不太理想的中级风险患者,在未来可能会考虑此法。

参考文献

Ang KK, Harris J, Wheeler R, Weber R, Rosenthal DI, Nguyen-Tân PF, Westra WH, Chung CH, Jordan RC, Lu C, Kim H, Axelrod R, Silverman CC, Redmond KP, Gillison ML (2010) Human papillomavirus and survival of patients with oropharyngeal cancer. N Engl J Med 363 (1):24–35

Beetz I, Schilstra C, Burlage FR, Koken PW, Doornaert P, Bijl HP, Chouvalova O, Leemans CR, de Bock GH, Christianen ME, van der Laan BF, Vissink A, Steenbakkers RJ, Langendijk JA (2012a) Development of NTCP models for head and neck cancer patients treated with three-dimensional conformal radiotherapy for xerostomia and sticky saliva: the role of dosimetric and clinical factors. Radiother Oncol 105(1):86–93

Beetz I, Schilstra C, van der Schaaf A, van den Heuvel ER, Doornaert P, van Luijk P, Vissink A, van der Laan BF, Leemans CR, Bijl HP, Christianen ME, Steenbakkers RJ, Langendijk JA (2012b) NTCP models for patient-rated xerostomia and sticky saliva after treatment with intensity modulated radiotherapy for head and neck cancer: the role of dosimetric and clinical factors. Radiother Oncol 105(1):101–106

Bonner JA, Harari PM, Giralt J, Azarnia N, Shin DM, Cohen RB, Jones CU, Sur R, Raben D, Jassem J, Ove R, Kies MS, Baselga J, Youssoufian H, Amellal N, Rowinsky EK, Ang KK (2006) Radiotherapy plus cetuximab for squamous-cell carcinoma of the head and neck. N Engl J Med 354(6):567–578

Bonner JA, Harari PM, Giralt J, Cohen RB, Jones CU, Sur RK, Raben D, Baselga J, Spencer SA, Zhu J, Youssoufian H, Rowinsky EK, Ang KK (2010) Radiotherapy plus cetuximab for locoregionally advanced head and neck cancer: 5-year survival data from a phase 3 randomised trial, and relation between cetuximab-induced rash and survival. Lancet Oncol 11(1):21–28

Chen AM, Zahra T, Daly ME, Farwell DG, Luu Q, Gandour-Edwards R, Vaughan AT (2013) Definitive radiation therapy without chemotherapy for human papillomavirus-positive head and neck cancer. Head Neck 35(11):1652–1656

Christianen ME, Schilstra C, Beetz I, Muijs CT, Chouvalova O, Burlage FR, Doornaert P, Koken PW, Leemans CR, Rinkel RN, de Bruijn MJ, de Bock GH, Roodenburg JL, van der Laan BF, Slotman BJ, Verdonck-de Leeuw IM, Bijl HP, Langendijk JA (2012) Predictive modelling for swallowing dysfunction after primary (chemo)radiation: results of a prospective observational study. Radiother Oncol 105(1):107–114

Christianen ME, van der Schaaf A, van der Laan HP, Verdonck-de Leeuw IM, Doornaert P,

Chouvalova O, Steenbakkers RJ, Leemans CR, Oosting SF, van der Laan BF, Roodenburg JL, Slotman BJ, Bijl HP, Langendijk JA (2016) Swallowing sparing intensity modulated radiotherapy (SW-IMRT) in head and neck cancer: clinical validation according to the model-based approach. Radiother Oncol 118(2):298–303

Cmelak A, Li S, Marur S et al (2014) E1308: reduced-dose IMRT in human papilloma virus (HPV)-associated resectable oropharyngeal squamous carcinomas (OPSCC) after clinical complete response (cCR) to induction chemotherapy (IC). J Clin Oncol 32(18) Supplement: S. Meeting Abstract: LBA6006

Cmelak A, Li S, Marur S et al (2015) Symptom reduction from IMRT dose deintensification: Results from ECOG 1308 using the vanderbilt head and neck symptom survey version 2 (VHNSS V2). J Clin Oncol 33(15) Supplement: S, Meeting Abstract: 6021

Cooper JS, Zhang Q, Pajak TF, Forastiere AA, Jacobs J, Saxman SB, Kish JA, Kim HE, Cmelak AJ, Rotman M, Lustig R, Ensley JF, Thorstad W, Schultz CJ, Yom SS, Ang KK (2012) Long-term follow-up of the RTOG 9501/intergroup phase III trial: postoperative concurrent radiation therapy and chemotherapy in high-risk squamous cell carcinoma of the head and neck. Int J Radiat Oncol Biol Phys 84(5):1198–1205

Forastiere AA, Zhang Q, Weber RS, Maor MH, Goepfert H, Pajak TF, Morrison W, Glisson B, Trotti A, Ridge JA, Thorstad W, Wagner H, Ensley JF, Cooper JS (2013) Long-term results of RTOG 91-11: a comparison of three nonsurgical treatment strategies to preserve the larynx in patients with locally advanced larynx cancer. J Clin Oncol 31(7):845–852

Jellema AP, Slotman BJ, Doornaert P, Leemans CR, Langendijk JA (2007) Impact of radiation-induced xerostomia on quality of life after primary radiotherapy among patients with head and neck cancer. Int J Radiat Oncol Biol Phys 69(3):751–760

Kierkels RG, Korevaar EW, Steenbakkers RJ, Janssen T, van't Veld AA, Langendijk JA, Schilstra C, van der Schaaf A (2014) Direct use of multivariable normal tissue complication probability models in treatment plan optimisation for individualised head and neck cancer radiotherapy produces clinically acceptable treatment plans. Radiother Oncol 112(3):430–436

Kierkels RG, Visser R, Bijl HP, Langendijk JA, van't Veld AA, Steenbakkers RJ, Korevaar EW (2015) Multicriteria optimization enables less experienced planners to efficiently produce high quality treatment plans in head and neck cancer radiotherapy. Radiat Oncol 10:87

Langendijk JA, Doornaert P, Verdonck-de Leeuw IM, Leemans CR, Aaronson NK, Slotman BJ (2008) Impact of late treatment-related toxicity on quality of life among patients with head and neck cancer treated with radiotherapy. J Clin Oncol 26(22):3770–3776

Lassen P, Eriksen JG, Hamilton-Dutoit S, Tramm T, Alsner J, Overgaard J, Danish Head and Neck Cancer Group (DAHANCA) (2010) HPV-associated p16-expression and response to hypoxic modification of radiotherapy in head and neck cancer. Radiother Oncol 94(1):30–35

Lassen P, Overgaard J, Eriksen JG (2013) Expression of EGFR and HPV-associated p16 in oropharyngeal carcinoma: correlation and influence on prognosis after radiotherapy in the randomized DAHANCA 5 and 7 trials. Radiother Oncol 108(3):489–494

Machtay M, Moughan J, Trotti A, Garden AS, Weber RS, Cooper JS, Forastiere A, Ang KK (2008) Factors associated with severe late toxicity after concurrent chemoradiation for locally advanced head and neck cancer: an RTOG analysis. J Clin Oncol 26(21):3582–3589

O'Sullivan B, Huang SH, Perez-Ordonez B, Massey C, Siu LL, Weinreb I, Hope A, Kim J, Bayley AJ, Cummings B, Ringash J, Dawson LA, Cho BC, Chen E, Irish J, Gilbert RW, Hui A, Liu FF, Zhao H, Waldron JN, Xu W (2012) Outcomes of HPV-related oropharyngeal cancer patients treated by radiotherapy alone using altered fractionation. Radiother Oncol 103 (1):49–56

O'Sullivan B, Huang SH, Siu LL, Waldron J, Zhao H, Perez-Ordonez B, Weinreb I, Kim J, Ringash J, Bayley A, Dawson LA, Hope A, Cho J, Irish J, Gilbert R, Gullane P, Hui A, Liu FF, Chen E, Xu W (2013) Deintensification candidate subgroups in human papillomavirus-related oropharyngeal cancer according to minimal risk of distant metastasis. J Clin Oncol 31(5): 543–550

Pignon JP, le Maître A, Maillard E, Bourhis J, MACH-NC Collaborative Group (2009) Meta-analysis of chemotherapy in head and neck cancer (MACH-NC): an update on 93 randomised trials and 17,346 patients. Radiother Oncol 92(1):4–14

Rosenthal DI, Harari PM, Giralt J, Bell D, Raben D, Liu J, Schulten J, Ang KK, Bonner JA (2016) Association of human papillomavirus and p16 status with outcomes in the IMCL-9815 phase III registration trial for patients with locoregionally advanced oropharyngeal squamous cell carcinoma of the head and neck treated with radiotherapy with or without cetuximab. J Clin Oncol 34(12):1300–1308

van de Water TA, Bijl HP, Schilstra C, Pijls-Johannesma M, Langendijk JA (2011) The potential benefit of radiotherapy with protons in head and neck cancer with respect to normal tissue sparing: a systematic review of literature. Oncologist 16(3):366–377

van der Laan HP, van de Water TA, van Herpt HE, Christianen ME, Bijl HP, Korevaar EW, Rasch CR, van't Veld AA, van der Schaaf A, Schilstra C, Langendijk JA, Rococo cooperative group (2013) The potential of intensity-modulated proton radiotherapy to reduce swallowing dysfunction in the treatment of head and neck cancer: a planning comparative study. Acta Oncol 52(3):561–569

van Dijk LV, Steenbakkers RJ, Ten Haken B, van der Laan HP, van't Veld AA, Langendijk JA, Korevaar EW (2016) Robust intensity modulated proton therapy (IMPT) increases estimated clinical benefit in head and neck cancer patients. PLoS One 11(3):e0152472

Ward MC, Adelstein DJ, Bhateja P, Nwizu TI, Scharpf J, Houston N, Lamarre ED, Lorenz R, Burkey BB, Greskovich JF, Koyfman SA (2016) Severe late dysphagia and cause of death after concurrent chemoradiation for larynx cancer in patients eligible for RTOG 91-11. Oral Oncol 57:21–26

Wopken K, Bijl HP, van der Schaaf A, van der Laan HP, Chouvalova O, Steenbakkers RJ, Doornaert P, Slotman BJ, Oosting SF, Christianen ME, van der Laan BF, Roodenburg JL, Leemans CR, Verdonck-de Leeuw IM, Langendijk JA (2014) Development of a multivariable normal tissue complication probability (NTCP) model for tube feeding dependence after curative radiotherapy/chemo-radiotherapy in head and neck cancer. Radiother Oncol 113(1): 95–101

第四节　是否应该逐步降级对 HPV 阳性肿瘤的治疗?

Andreas Dietz, Gunnar Wichmann, Susanne Wiegand

摘要

因为许多对前期试验的回顾性分析显示,患有 p16/HPV16 阳性的头颈部口咽鳞状细胞癌(OSCCHN)的患者预后明显较好,因此探讨了降级和去强化治疗。这些观察结果已得到全面解决,但是读者必须谨记,目前没有一项来自前瞻性对照试验的数据结果表明主要终点设计中 HPV 的区别。真正的 HPV16 相关肿瘤鉴别仍具有挑战性,并且因为不同的临床报告和前瞻性试验数据缺乏,2016 年的常规临床决策尚不成熟。除目前缺乏 HPV 依赖性降级治疗的证据外,有一些关于这个问题的相关论证,需要由正在进行的及未来的试验来阐述。

关键词

降级、去强化、HPV 相关治疗分层、经口手术、迟发性毒性反应、功能性预后、生活质量(QoL)、生存

因为许多对前期试验的回顾性分析显示,p16/HPV16 阳性的头颈部口咽鳞状细胞癌(oropharyngeal squamous cell carcinoma of head and neck,OSCCHN)的患者预后明显较好,因此探讨了降级和去强化治疗。本书全面论述了这些观察结果,但是读者必须谨记,目前没有一个来自前瞻性对照试验的数据结果表明主要终点设计中 HPV 的区别。目前,许多国家正在开展一个全面的试验体系,并且在未来几年内,将会出现许多新的(或许是实践改变的)数据(Masterson et al.,2014;Mirghani et al.,2015)。回顾性分析中这些良好的预后结果与目前的治疗选择无关,这些明显不同的预后结果取决于 RTOG 0129(Ang et al.,2010)初级放疗试验中 p16 阳性着色的结果或者 Haughey 等(2011)关于 p16 阳性 OHNSCC 经口激光显微手术(transoral laser microsurgery,TLM)后明显更好的结果。有趣的是,目前的辩论是失衡的,这表明 p16 阳性 OSCCHN 因缺乏外科手术试验,所以相比于初级手术而言,其从初级放疗中获益更多。头颈癌中治疗试验的失衡已在荟萃分析中证实,大多数放疗试验,对 HPV16/p16 阳性结果的疗效更好(O'Rorke et al.,2012)。然而,缺乏前瞻性试验的结果,因此 OSCCHN 中常规治疗改变的建议很难在现如今的指南中得到解决。

除了现在缺少 HPV 依赖降级治疗的证据,有些相关的论证,需要由正在进行的及未来的试验来阐述。鉴于这些患者通常都年轻,并且幸存的可能性高,因此治疗后的生存质量变得至关重要。事实上,相当数量的患者将会经历严重的毒性反应,包括口干、吞咽困难、颈部疼痛和僵硬以及耳毒性。自从 Machtay 等(2008)注意到初级放化

疗后严重的晚期毒性预后问题,使得国际上对头颈癌治疗的迟发性毒性反应和晚期功能性预后障碍的相关意识日益增强。这种认识影响了对放射肿瘤学更好的功能性预后的思考[在IMRT中缩小勾画范围,降低R0切除后辅助治疗剂量(Quon et al.,2011ab)]和对首次外科手术的思考[经口机器人手术(transoral robotic surgery,TORS)、经口激光显微手术(TLM),通过避免外部途径来减少发病率]。去强化治疗的目的应是保持良好的治愈率,同时尽量减少长期发病率。目前正在采取不同的方法来实现这种治疗相关发病率的降低:①限制放射剂量;②顺铂替代品同时给予放射治疗;③按照诱导化疗反应调节放射剂量;④整合微创手术。

　　这些策略很有趣,但是由于需要实现降级而又不损害HPV+患者的良好生存率,故提出了许多问题。必须考虑该患者亚组转移复发的风险。如何准确定义HPV诱导的癌症? 在HPV背景下,什么是新的"微创手术"? 颈部治疗似乎遇见了不同的风险情况。患者的偏好是什么? 在试验之外的常规治疗中是否有降级治疗的一席之地?

一、患者的偏好是什么?

　　在头颈癌和其他部位癌症中,研究表明患者高度重视生存的价值,并且为了能最大限度地提高其生存机会,愿意去接受附加的毒性反应。了解患者对去强化研究的观点对于计划多机构试验至关重要,因为HPV阳性口咽SCC患者必须冒着降低其高生存率的潜在风险,而标准CRT有利于减少毒性反应,这是可以通过试验实现的。Brotherston等(2013)进行了一项调查,来回答这个具体问题,以便为患者选择可接受的治疗恶性肿瘤的费用。51例口咽SCC患者(CRT后)经历了半结构化访问,以对比单纯放疗(RT)和CRT的毒性反应。患者被问及癌症生存率的哪些潜在差异是可以接受的,以选择RT优于CRT。最初,两种治疗的生存率是相同的,然后RT率降低,直到偏好转换。90%的患者最初选择RT,但69%的患者在存活率降低0%~5%后转为CRT。自认为治疗经历是温和的患者将会接受较低的生存率对比于严格的治疗(*P*=0.02)。83% 的患者(33/40)表示他们更偏向于减少 CRT 的化疗。研究显示患者主要关注的是生存期,采访的患者中有 35% 不愿意冒着任何生存率下降的风险去转变成 RT,而不是CRT,还有 34% 患者愿意接受 5% 或者更少概率的生存率降低。总之,根据目前有限的数据显示,大多数的口咽 SCC 患者愿意接受极少或完全不存在的生存率下降的风险,并仅接受单纯 RT 作为去强化的方案。

二、如何准确定义 HPV 诱发的癌症?

然而,头颈癌依据 HPV16 状态来分类,因为此病毒的存在与更好的存活相关。但是,如果 DNA 不表达,HPV16 DNA 在肿瘤中的存在可能不会影响疾病特征。*E6/E7* mRNA 的测定被认为是病毒参与的确凿证据,但是,在常规日常实践中往往是不可行的。因此,p16 染色被确立为全球许多中心里可简易测定替代参数的方法。事实上,一些作者已经报道,通过聚合酶链反应和原位杂交法,大约 15%~20% 的p16 阳性 OPSCC 是 HPV16 阴性的(Robinson et al.,2012;Smeets et al.,2007;Lewis,2012;Rischin et al.,2010;Wasylyk et al.,2013;Adelstein et al.,2009)。基于 HPV16 DNA 及 RNA 状态、基因表达模式和候选基因突变的头颈鳞状细胞癌(HNSCC)分层可能有助于促进患者治疗的决定。最近我们组可与其他协会研究小组达成一致,表示 DNA 阳性和RNA 阳性 OHNSCC 必须准确区分真正的 HPV16 参与和有联系的典型生物学肿瘤行为(Wichmann et al.,2015)。我们通过基因表达谱和50 个基因的靶向测序,从 290 例连续招募的患者中鉴定出 OHNSCC具有不同的 HPV16 DNA 和 RNA(E6* Ⅰ)状态。我们发现,HPV16(DNA+RNA–)转录失活肿瘤与 HPV 阴性(DNA–)肿瘤在基因表达和TP53 突变频率方面是相似的(分别是 47%,8/17;43%,72/167)。我们还发现免疫应答相关基因簇与淋巴结转移相关,与 HPV16 状态无关。

根据我们的观察,Holzinger 等(2013)指出,目前快速冰冻活检中 HPV16 特异性 RNA 模式检测最适合于鉴定肿瘤中有生物学活性

HPV 的 OHNSCC 患者，并且改善了预后。HPV16 DNA 和 RNA 状态已知的 180 例 OHNSCC 患者的肿瘤样本被纳入。高 p16INK4a，但低 pRb、Cyclin D1 和正常 p53 蛋白水平也与携带生物学活性 HPV 的 OHNSCC 密切相关。然而，p16INK4a 单独在该患者队列中仅具有有限的预后价值，而且预测 RNA+ 肿瘤的能力不尽如人意。其在单因素 Kaplan-Meier 分析中显著延长了生存期，但是调整性别、年龄、临床分期、治疗状态及酒精和烟草消费后，失去了显著的生存优势。Kostareli 等 (2013) 可以另外描述一个 HPV16 特异性甲基化特征，该特征与 3 个独立的表征良好的患者队列（芝加哥、海德堡、莱比锡）中明显更好的总体生存率有联系，但有趣的是，如果 HPV16 是阴性，也与更好的生存相关。这个研究中，15 个 OHNSCC 肿瘤（5 HPV DNA−、5 DNA+ RNA−、5 DNA+ RNA+）的 CpG 岛甲基化组显示了在 220 例 OHNSCC 中筛选出来的特异性甲基化标记［5- 基因（*ALDH1A2*、*OSR2*、*GATA4*、*GRIA4*、*IRX4*）启动子 - 甲基化标记评分］。可以证明，除遗传变异外，表观遗传学极大地促进了由 HPV 诱发和非 HPV 诱发肿瘤间组织病理学和临床上的差异。

　　总而言之，单独的 p16 筛选不足以检测真正 HPV16 诱发的 OHNSCC。为了确定可以推荐用于临床常规实践的公认的明确诊断程序，目前仍在进行试验中。

三、新的"微创手术"是什么？

　　目前 HNSCC 治疗的主要指南仍是依据Ⅲ期临床试验和综合荟萃分析来建立的，放疗和放化疗的研究过多，且以手术试验为代价（Pignon et al.，2009）。正如 Higgins 和 Wang（2008）所述，基于证据的 HNSCC 治疗临床推荐是困难的，因为手术和非手术试验的不平衡。这种冲突由于评估最佳外科手术的工具与非手术Ⅱ期或Ⅲ期试验中的方法标准不同而增加。但是回到常规临床，HNSCC 手术中，已经建立和证实的标准被定义为最先进的肿瘤切除手术和重建，遵循准许的切除标准，如清晰的边缘（R0 切除）（Shah et al.，2003）。一般来说，如近来 Wittekind 等(2009)建议的,将肿瘤组织和切除边缘间最小距离纳入当前的 R 分类将会是有用的。HNSCC 中,强烈推荐至少 5mm 的距离(除了声门襞肿瘤)。标准化颈清扫术(Robbins et al.,2008)也应纳入肿瘤阶段相关手术概念中。总之,如果可行 R0 切除,曾建议 HNSCC 进行初级手术和其他辅助治疗(于是今天的临床常规工作中也忽略肿瘤分子生物学结构)。因此,手术或多种治疗方法的选择主要是基于临床经验和医疗文化,因为最佳的生物学基础治疗仍存在高度的朦胧感。

关于经口激光显微手术(TLM:Canis et al.,2013ab,2015;Sinha et al.,2014)和经口机器人手术(TORS:Hockstein et al.,2005;Gross et al.,2016;Kaczmar et al.,2016)的一些关键出版物与 HPV 对 OSCCHN 预后影响的认识有强烈一致性,手术降级也成为口咽癌治疗的一个重要主题。如已经提到的,OSCCHN 中 TLM 也为 p16+ 肿瘤提供了明显更好的预后(Haughey et al.,2011)。TLM 和 TORS 的手术方法可产生最少的并发症,因为外部全面的破坏打开口腔和咽部结构可以通过经口手术避免。两种技术都描述完善并且可以由训练有素的术者操作,而不影响提供 R0 切除肿瘤手术的质量。通过手术的"降级",经口途径对于传统经典外部途径的损害明确有更少的侵入性(例如下颌骨裂开)。此外,包括非手术和手术治疗在内的治疗降级试验正在进行,提示微创手术技术(TLM、TORS)作为可接受的选择,来最大限度减少 HPV16 阳性疾病的功能性损伤。

对比头颈手术经口和开放两种途径的结果表明,在有限的疾病中,对经口治疗的晚期结果具有更好的功能。该结果与 HPV 无关,因为正确的肿瘤切除标准并没有由于使用经口途径而改变。但是值得注意的是,HPV 推动了美国经口外科手术领域的发展,并且在 HPV 辩论开始前的许多年在欧洲使用 TLM 建立了这些技术的共同标准。最近,TORS 已被批准用于小型(T_1、T_2)口咽部病变,并在许多北美中心用于常规治疗扁桃体区和舌根部病变,结果良好。在欧洲,TORS 与 TLM 竞争激烈,特别是在舌部病变的基础上存在局限性,但是如果术者训练充分,那在上消化道的绝大部分区域是高度有效的。由于 TORS 仍是新的,既不存在优于 TLM 的证据,且在欧洲也不存在报销这笔巨大费用的情况,所以不推荐这种技术用于首选常规治疗。

通过比较在 OSCCHN 中以皮瓣重建为需求的更大程度的手术和初级放化疗提出了另一种观点。Tschiesner 等(2012)进行了一项突出的横断面多机构研究,比较手术切除和微血管游离皮瓣重建术治疗的晚期头颈癌(口腔 + 口咽部)患者的功能结局,随后进行了基于世界卫生组织的功能、残疾和健康国际分类(International Classification of Functioning, Disability and Health, ICF)的辅助放化疗与初级放化疗(radiochemotherapy, RCT)的对比。全球生活质量评分表明手术方式的功能预后稍优一些。大多数 ICF 类别(81/93,87%)在两种治疗方法之间的功能预后上没有显示出差异。在剩下的 12 个 ICF 类别中,$n=3$ 个身体结构在手术组中受到更多影响,而 $n=3$ 个身体功能以及 $n=6$ 个活动 / 参与在 RCT 组中更成问题。这包括口腔吞咽和体重维持功能以及社会关系、获得工作和经济自给自足。这个功能分析清楚地表明,避免手术本身并不意味着在晚期 OSCCHN 中像 RCT 那样潜在减少伤害的治疗可以被称为降级。比较晚期功能结果,基于铂类的 RCT 被认为具有高度的毒性,而且与晚期 OSCCHN 的游离皮瓣重建术相比,具有明显的破坏性。记住这一点,Quon 等(2010)提出了有关晚期功能结果和更好的放射肿瘤治疗计划的一些高度相关性问题。随着这些微创手术技术的普及,还存在许多未解决的问题,例如应当怎样将术后放疗(postoperative radiation, PORT)和化疗整合到进行初级手术口咽癌患者的管理中。有关三联疗法潜在的风险和益处的问题也是要解决的重要问题,因为这些外科技术已经融入了传统的治疗模式。必须讨论使用 IMRT 和专门顺铂减少勾勒范围技术。进一步的思考应该集中在原发肿瘤领域 R_0 切除后的放疗剂量减少上。所有这些问题必须在前瞻性临床试验中解决,以便通过更精确地治疗 OSCCHN 患者来制订特异性 HPV 相关效应。这可能是我们学会了向精准手术概念方向前进,以获得改善的结果,减少后期毒性,而不依赖于任何预后因素,如 HPV。

四、结论

HPV 相关 OSCCHN 的降级治疗是临床研究中高度相关的话题,为我们的患者提升治疗和预后的质量。鉴定真正的 HPV16 相关肿瘤仍然比较困难,此外,由于不同的临床报告和缺乏前瞻性试验的数据,2016 年将降级策略纳入常规临床决策尚不成熟。然而,HPV 诱发的 OSCCHN 中如 TLM 和 TORS 等破坏性较小的经口术式的发展推动了一场精彩的临床科学辩论,并使一些被忽视的头颈肿瘤手术的优势得到了更高的认可。

参考文献

Adelstein DJ, Ridge JA, Gillison ML, Chaturvedi AK, D'Souza G, Gravitt PE, Westra W, Psyrri A, Kast WM, Koutsky LA, Giuliano A, Krosnick S, Trotti A, Schuller DE, Forastiere A, Ullmann CD (2009) Head and neck squamous cell cancer and the human papillomavirus: summary of a National Cancer Institute State of the Science Meeting, November 9–10, 2008, Washington, D.C. Head Neck 31(11):1393–1422

Ang KK, Harris J, Wheeler R, Weber R, Rosenthal DI, Nguyen-Tân PF, Westra WH, Chung CH, Jordan RC, Lu C, Kim H, Axelrod R, Silverman CC, Redmond KP, Gillison ML (2010) Human papillomavirus and survival of patients with oropharyngeal cancer. N Engl J Med 363(1):24–35

Brotherston DC, Poon I, Le T, Leung M, Kiss A, Ringash J, Balogh J, Lee J, Wright JR (2013) Patient preferences for oropharyngeal cancer treatment de-escalation. Head Neck 35(2): 151–159

Canis M, Martin A, Kron M, Konstantinou A, Ihler F, Wolff HA, Matthias C, Steiner W (2013a) Results of transoral laser microsurgery in 102 patients with squamous cell carcinoma of the tonsil. Eur Arch Otorhinolaryngol 270(8):2299–2306

Canis M, Ihler F, Wolff HA, Christiansen H, Matthias C, Steiner W (2013b) Oncologic and functional results after transoral laser microsurgery of tongue base carcinoma. Eur Arch Otorhinolaryngol 270(3):1075–1083

Canis M, Wolff HA, Ihler F, Matthias C, Steiner W (2015) Oncologic results of transoral laser microsurgery for squamous cell carcinoma of the posterior pharyngeal wall. Head Neck 37(2):156–161

Gross ND, Holsinger FC, Magnuson JS, Duvvuri U, Genden EM, Ghanem TA, Yaremchuk KL, Goldenberg D, Miller MC, Moore EJ, Morris LG, Netterville J, Weinstein GS, Richmon J (2016) Robotics in otolaryngology and head and neck surgery: recommendations for training and credentialing: a report of the 2015 AHNS Education Committee, AAO-HNS Robotic Task Force and AAO-HNS Sleep Disorders Committee. Head Neck (Epub ahead of print)

Haughey BH, Hinni ML, Salassa JR, Hayden RE, Grant DG, Rich JT, Milov S, Lewis JS Jr, Krishna M (2011) Transoral laser microsurgery as primary treatment for advanced-stage oropharyngeal cancer: a United States multicenter study. Head Neck 33(12):1683–1694

Higgins KM, Wang JR (2008) State of head and neck surgical oncology research–a review and critical appraisal of landmark studies. Head Neck 30(12):1636–1642

Hockstein NG, Nolan JP, O'Malley BW Jr, Woo YJ (2005) Robot-assisted pharyngeal and laryngeal microsurgery: results of robotic cadaver dissections. Laryngoscope 115(6): 1003–1008

Holzinger D, Flechtenmacher C, Henfling N, Kaden I, Grabe N, Lahrmann B, Schmitt M, Hess J, Pawlita M, Bosch FX (2013) Identification of oropharyngeal squamous cell carcinomas with active HPV16 involvement by immunohistochemical analysis of the retinoblastoma protein pathway. Int J Cancer 133(6):1389–1399

Kaczmar JM, Tan KS, Heitjan DF, Lin A, Ahn PH, Newman JG, Rassekh CH, Chalian AA, O'Malley BW Jr, Cohen RB, Weinstein GS (2016) HPV-related oropharyngeal cancer: risk factors for treatment failure in patients managed with primary transoral robotic surgery. Head Neck 38(1):59–65

Kostareli E, Holzinger D, Bogatyrova O, Hielscher T, Wichmann G, Keck M, Lahrmann B, Grabe N, Flechtenmacher C, Schmidt CR, Seiwert T, Dyckhoff G, Dietz A, Höfler D, Pawlita M, Benner A, Bosch FX, Plinkert P, Plass C, Weichenhan D, Hess J (2013) HPV-related methylation signature predicts survival in oropharyngeal squamous cell carcinomas. J Clin Invest 123(6):2488–2501

Lewis JS Jr (2012) p16 immunohistochemistry as a standalone test for risk stratification in oropharyngeal squamous cell carcinoma. Head Neck Pathol 6(Suppl 1):S75–S82

Machtay M, Moughan J, Trotti A, Garden AS, Weber RS, Cooper JS, Forastiere A, Ang KK (2008) Factors associated with severe late toxicity after concurrent chemoradiation for locally advanced head and neck cancer: an RTOG analysis. J Clin Oncol 26(21):3582–3589 (Epub 2008 Jun 16)

Masterson L, Moualed D, Liu ZW, Howard JE, Dwivedi RC, Tysome JR, Benson R, Sterling JC, Sudhoff H, Jani P, Goon PK (2014) De-escalation treatment protocols for human papillomavirus-associated oropharyngeal squamous cell carcinoma: a systematic review and meta-analysis of current clinical trials. Eur J Cancer 50(15):2636–2648

Mirghani H, Amen F, Blanchard P, Moreau F, Guigay J, Hartl DM, Lacau St Guily J (2015) Treatment de-escalation in HPV-positive oropharyngeal carcinoma: ongoing trials, critical issues and perspectives. Int J Cancer 136(7):1494–1503

O'Rorke MA, Ellison MV, Murray LJ, Moran M, James J, Anderson LA (2012) Human papillomavirus related head and neck cancer survival: a systematic review and meta-analysis. Oral Oncol 48(12):1191–1201

Pignon JP, le Maître A, Maillard E, Bourhis J, MACH-NC Collaborative Group (2009) Meta-analysis of chemotherapy in head and neck cancer (MACH-NC): an update on 93 randomised trials and 17,346 patients. Radiother Oncol 92(1):4–14 (Epub 2009 May 14)

Quon H, O'Malley BW Jr, Weinstein GS (2011) Postoperative adjuvant therapy after transoral robotic resection for oropharyngeal carcinomas: rationale and current treatment approach. ORL J Otorhinolaryngol Relat Spec 73(3):121–130 (Epub 2011 Mar 10. Review)

Quon H, O'Malley BW Jr, Weinstein GS (2011b) Postoperative adjuvant therapy after transoral robotic resection for oropharyngeal carcinomas: rationale and current treatment approach. ORL J Otorhinolaryngol Relat Spec 73(3):121–130

Rischin D, Young RJ, Fisher R, Fox SB, Le QT, Peters LJ, Solomon B, Choi J, O'Sullivan B, Kenny LM, McArthur GA (2010) Prognostic significance of p 16INK4A and human papillomavirus in patients with oropharyngeal cancer treated on TROG 02.02 phase III trial. J Clin Oncol 28(27):4142–4148

Robbins KT, Shaha AR, Medina JE, Califano JA, Wolf GT, Ferlito A, Som PM, Day TA, Committee for Neck Dissection Classification, American Head and Neck Society (2008) Consensus statement on the classification and terminology of neck dissection. Arch Otolaryngol Head Neck Surg 134(5):536–538

Robinson M, Schache A, Sloan P, Thavaraj S (2012) HPV specific testing: a requirement for oropharyngeal squamous cell carcinoma patients. Head Neck Pathol 6(Suppl 1):S83–S90

Shah JP, Patel SG (eds) (2003) Head and neck surgery and oncology, Mosby Ltd. ISBN: 0723432236

Sinha P, Hackman T, Nussenbaum B, Wu N, Lewis JS Jr, Haughey BH (2014) Transoral laser microsurgery for oral squamous cell carcinoma: oncologic outcomes and prognostic factors. Head Neck 36(3):340–351

Smeets SJ, Hesselink AT, Speel EJ, Haesevoets A, Snijders PJ, Pawlita M, Meijer CJ, Braakhuis BJ, Leemans CR, Brakenhoff RH (2007) A novel algorithm for reliable detection of human papillomavirus in paraffin embedded head and neck cancer specimen. Int J Cancer 121(11):2465–2472

Tschiesner U, Schuster L, Strieth S, Harréus U (2012) Functional outcome in patients with advanced head and neck cancer: surgery and reconstruction with free flaps versus primary radiochemotherapy. Eur Arch Otorhinolaryngol 269(2):629–638

Wasylyk B, Abecassis J, Jung AC (2013) Identification of clinically relevant HPV-related HNSCC: in p16 should we trust? Oral Oncol 49(10):e33–e37

Wichmann G, Rosolowski M, Krohn K, Kreuz M, Boehm A, Reiche A, Scharrer U, Halama D, Bertolini J, Bauer U, Holzinger D, Pawlita M, Hess J, Engel C, Hasenclever D, Scholz M, Ahnert P, Kirsten H, Hemprich A, Wittekind C, Herbarth O, Horn F, Dietz A, Loeffler M, Leipzig Head and Neck Group (LHNG) (2015) The role of HPV RNA transcription, immune response-related gene expression and disruptive TP53 mutations in diagnostic and prognostic profiling of head and neck cancer. Int J Cancer 137(12):2846–2857

Wittekind C, Compton C, Quirke P, Nagtegaal I, Merkel S, Hermanek P, Sobin LH (2009) A uniform residual tumor (R) classification: integration of the R classification and the circumferential margin status. Cancer 115(15):3483–3488

第四章
HPV 阳性肿瘤的外科治疗

第一节　传统手术在口咽癌中的作用

Wojciech Golusiński

摘要

　　在解剖学上,口咽部可分为四个部分:软腭、咽壁、舌根、扁桃体复合体。由于解剖定位,这些肿瘤的外科入路往往具有挑战性。因此,这些肿瘤传统上以开放性手术方式来进行处理,通常涉及下颌骨切开,以提供更好的可视化(visualization)和进入口咽部的通道,随后是口咽缺损的游离皮瓣重建。然而,这种方法的侵袭性可能导致严重损害,包括语言、吞咽和气道功能障碍,还有不好的美观效果。因此,微创方法(Mercante et al.,2013)已发展至包括微创外科手术(主要为经口手术)和非手术方法(主要为放疗和化疗)(Mercante et al.,2013)。

关键词

口咽癌、开放性外科手术、微创外科手术

一、概述

　　口咽癌(oropharyneal cancer,OPC)是一种相对罕见的头颈癌。组织结构上,大部分口咽癌(≈90%)是鳞状细胞癌(SCC)。在解剖学上,口咽部可分为四个部分:软腭、咽壁、舌根、扁桃体。由于解剖定位,这些肿瘤的外科入路往往具有挑战性。因此,这些肿瘤传统上以开放性手术方式来进行处理,通常涉及下颌骨切开,以提供更好的可视化与进入口咽部的通道,随后是口咽缺损的游离皮瓣重建。然而,这种方法的侵袭性可能导致严重损害,包括语言、吞咽和气道功能障碍,还有不好的美观效果。因此,微创方法(Mercante et al.,2013)已发展至包括微创外科手术(主要为经口手术)和非手术方法(主要为放疗和化疗)(Mercante et al.,2013)。

19 世纪 80 年代末 90 年代初进行的试验表明,同步放化疗可达到与开放式外科手术相似的生存率,并有显著较低的发病率(Dowthwaite et al.,2012)。因此,在很多中心,这种方法开始取代外科手术,特别是对于早期疾病患者(Yeh et al.,2015)。尽管这些非手术治疗方法较为普及,目前还没有随机试验对放化疗与手术加术后放疗(post-operative radiotherapy,PORT)进行过比较。除此之外,高剂量的给药方案可导致严重的治疗相关毒性,尤其是急性黏膜炎和严重吞咽困难,这通常需要插入一根胃造瘘管(Blanchard et al.,2011;Machtay et al.,2008;Caudell et al.,2009)。由于这个原因,相当数量的具有强大外科传统的中心继续选择手术来治疗这些癌症,并在有不良组织病理学特征的病例中追加术后放疗或术后放化疗。

由于手术与非手术治疗技术的不断提高,关于治疗方案的决策变得更复杂,这两种方法都经常被使用。目前,传统外科手术,被定义为开放性手术,使用传统器械的经口手术或者经口激光显微手术。主要(但不完全)用于晚期癌症(Ⅲ期或Ⅳ期)或用于复发后的挽救手术。然而,传统手术也用于很多早期肿瘤(Ⅰ或Ⅱ期)的治疗。

在本节中,我们将简要描述目前用于口咽癌的外科手术方法以及这些方法在防治口咽癌中的作用。

二、一般原则:口咽癌的治疗

目前口咽癌的标准治疗主要取决于该病所处的阶段、解剖学定位和患者与临床医生的倾向。由于手术与非手术治疗方法的生存结果经常是相似的,临床医生的偏好在治疗方案的决定中起着重要作用。图 4-1-1 描述了口咽癌的治疗选择。第一个决定是选择恰当的治疗方式,通常是手术或者放疗,在回顾性研究中这两种方法产生相似的局部控制率和存活率。重要的是,随机试验不可用于这两种方法的比较。除此之外,治疗相关的发病率可成为治疗选择的一个重要因素。如图 4-1-1 所示,有许多的手术选项。

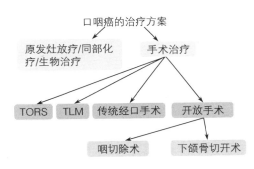

图 4-1-1　口咽癌治疗方案

　　选择外科手术方法的一个重要观念是形成一个明确的"手术理念"。这意味着外科医生根据诊断程序的结果与肿瘤分期选择最合适的手术类型。通过选择适当的手术理念,才有可能实现手术的最初目的而没有不必要的并发症。基于整体治疗的理念,外科医生选择最佳的路径、切除的范围和重建的类型。外科医生与其他专家之间的交流对于干预的成功至关重要。许多因素影响着治疗选择,包括患者特征、年龄、职业、总体健康状况以及并发症、生活方式的问题(例如拒绝戒烟)、离医院的距离和家庭状况。患者对于某一特定治疗的看法与偏好也要纳入考虑。此外,中心与外科医生的专家意见也可在决策中发挥作用。最后,肿瘤相关因素是决策过程中的重要组成部分(图 4-1-2)。

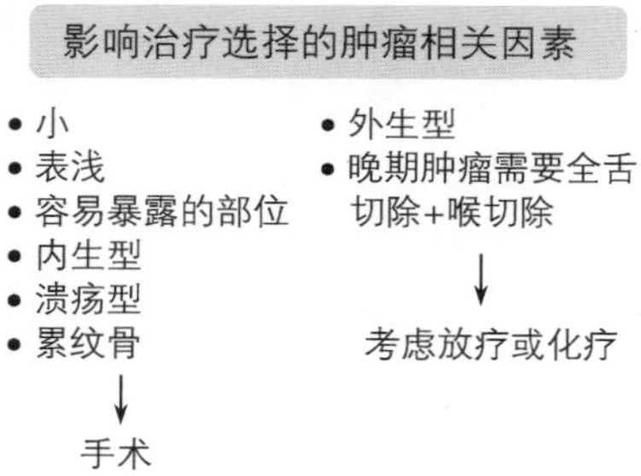

影响治疗选择的肿瘤相关因素

- 小
- 表浅
- 容易暴露的部位
- 内生型
- 溃疡型
- 累纹骨

　　　　↓
　　　手术

- 外生型
- 晚期肿瘤需要全舌
  切除+喉切除

　　　　↓

考虑放疗或化疗

图 4-1-2　影响治疗选择的肿瘤相关因素

三、经口手术

　　经口术式是为了尽量减少与开放手术相关的并发症,同时保持肿瘤的预后。经口手术是一种微创的治疗方法,与开放性技术相比有很多优点,包括对肌肉、主要神经血管和正常组织的损伤较少(Tateya et al.,2016)。同样地,由于经口手术的侵袭性较小,它可以更快地恢复和减少住院时间,这两方面对患者和医院均有重要好处(Arens,2012)。

　　传统的经口术式仅限于可直接观察到的且可用标准仪器与照明设备操作的肿瘤(Dowthwaite et al.,2012)。因此,在某些口咽肿瘤定位,例如舌后或扁桃体,由于缺乏可视化和通路,传统的经口术式是不可行的。进入更深的口咽结构需要视野放大和好的仪器,这是导致 20 世纪 90 年代经口激光显微手术(TLM)出现的原因。TLM 是用激光切除肿瘤时内镜经口提供咽部的可视化,克服了许多与传统经口手术有关的障碍,从而提供一种器官保留策略,这在保留发声和吞咽功能的同时提供了良好的局部控制率(Dowthwaite et al.,2012)。与传统开放性手术相比,TLM 将瘘管、皮瓣坏死、脓肿和放射性骨坏死的风险降至最低,并缩短了住院时间。然而,TLM 并非没有缺点,最重要的是喉镜的硬性设备需求和狭窄的视野,这使得在口咽的复杂解剖情况下操作很困难。

因为 TLM 的技术困难，一种新的技术，"经口机器人手术（transoral robotic surgery, TORS）"近年来已取得进展，特别是在扁桃体癌领域（Weinstein et al., 2007）。TORS 克服了受限制的外科入路和与非机器人经口途径相关的口咽部狭窄视野的问题。然而，尽管 TORS 有明显优势（切口较小、住院时间短、更好的光学效果和提高外科臂的运动范围），长期的结果还没有出现，而且证据的数量虽然在增长，但仍然很小。关键的是，TORS 需要昂贵的机器人设备和大量的培训，因此使之对很多中心来说成本太大。由于这样和那样的原因，传统方法仍被广泛使用在口咽癌治疗中。

总的来说，常规使用经口内镜手术的证据是基于回复性调查结果。然而，研究还正在进行中。现有的结果表明，在选定的患者和经验丰富的外科医生的掌控下，内镜经口入路和传统的经口入路两者均为开放式器官保留手术 + 微血管吻合皮瓣重建 + 放化疗的良好替代方案（Arens, 2012）。

四、早期口咽癌

在很多中心，在早期口咽癌（T_1~T_2、N_0~N_1）的治疗中放疗加同步化疗已经基本取代了手术（Lacocourreye, 2011）。然而，重要的是需考虑放化疗的长期影响，由于可能的治疗相关毒性与失败的放疗对后续挽救手术的负面影响，放化疗的长期影响就显得很重要（Machtay et al., 2008）。从这个意义上来说，外科手术的一个重要优势是切除的组织提供了有价值的分期信息，这可能减少了额外放化疗的需求，从而避免了不必要的毒性。而且，无论其主要治疗是手术还是放疗，生存率几乎是相同的：T_1 期患者放疗的两年生存率为 93%~95%，而手术则为 92%~100%。对 T_2 期肿瘤，放射治疗的相应比率为 91%~93%，而手术为 91%~94%（Daly et al., 2010）。

经口手术加选择性颈部淋巴结清扫术（同侧或双侧视情况而定）通常为早期口咽部肿瘤的手术治疗方案，除了舌根的肿瘤，明确首选放射疗法 ± 近距离放射疗法。很多经口治疗方式可被使用，包括

TLM、TORS,甚至是传统方法,这取决于手术中心的倾向、经验、设备的可用性和肿瘤的位置。尽管 TLM 和现在的 TORS 已经很大程度上取代了传统经口手术,但是多个研究都证明了传统方法的良好效果,这表明对于资源有限的经验丰富的中心,激光或机器人系统并不是实现良好疗效所必不可少的(Lacocourreye,2011;Shah et al.,2014)。

假使复发,挽救手术是治疗的选择。事实上,另一个支持一期手术而不是一期放疗的论据是,局部复发的挽救并非总能在放射治疗之后进行。此外,即使挽救手术是可行的,其术后并发症的发生率也会明显增高。最后,如果用放疗来治疗原发肿瘤,那么在上呼吸消化道的异时性第二原发肿瘤的治愈性和功能保留治疗的选择是非常有限的。

(一) 淋巴结病变和颈部转移

即使颈部淋巴结转移临床呈阴性,隐匿性颈部转移的风险也很高。因为这个原因,手术经常会行选择性颈部淋巴结清扫术,可能为同侧(一侧扁桃体原发)或双侧(中线肿瘤)。

(二) 软腭

尽管大多数软腭部早期口咽癌的患者都接受了放射治疗,但手术与放射治疗都能达到相近的生存率和局部控制率。对 T_2N_0 肿瘤,经口入路的 TLM 可用于二期创口修复或中厚皮片移植重建。

(三) 舌根

这个位置的肿瘤通常比其他定位的肿瘤更具侵袭性。在大多数病例中,应用放射治疗加近距离放疗(NCCN guidelines file,n.d)。由于隐匿性淋巴结转移是很常见的,接受手术的患者常会进行淋巴结清扫。在仔细筛选的患者中,TLM 可以改善局部控制和功能的结果(Steiner et al.,2003)。

(四) 扁桃体

一期手术或放射治疗的结果基本相同。对于限于扁桃体的小肿瘤(T_1N_0),经口电灼法的单纯扁桃体切除术是足够的。然而,如果肿瘤延伸到扁桃体以外,就需要更广泛的切除,并可能需要先行下颌骨切开术和经舌骨途径,或者选择 TLM、TORS。

五、晚期口咽癌

在晚期癌症($T_{3\sim4a}$,$N_0\sim N_1$),放化疗和常规外科手术均可应用,取决于癌症定位与医院的专业技术。手术方法通常包括传统手术加术后放疗(PORT)或常规放疗(CRT)。在晚期疾病的患者中,外科手术提供了显著的生存优势,优于放射治疗(Díaz-Molina et al.,2012):放疗加化疗 5 年总生存率和疾病特异性五年生存率(DSS)分别为24%~58% 和 33%~63%,而手术加术后放疗的相应比率为38%~56% 和 52%~73%。手术需要广泛切除可见的和可触及的肿瘤。如果可行的话,应选取一个 2cm 的边缘进行冰冻切片分析以评估手术切缘。详细的手术方法很大程度上取决于肿瘤定位,并且充分的可视化是必要的。因此,通常需要下唇和下颌骨切开的开放方式。对于扁桃体复合体和舌根部的肿瘤,下颌骨切开也是治疗选择,尽管扁桃体也可以考虑咽侧切开术。在一些病例中,下颌骨部分切除术可能被用到。重建的选择包括一期闭合、蒂或皮瓣和皮肤移植。

大多数情况下,由于局部扩散的原因,必须进行根治性颈清扫术。颈清扫术取决于淋巴结的状况。N_0 状态的患者通常需接受预防性选择性颈清扫术,单侧或双侧(中线)。在临床 N_1 病例中,建议选择性颈清扫术(包括 Ⅰ~Ⅳ级)。最后,在晚期淋巴结转移病例(临床N_2/N_3)中,必须行改良根治性颈清扫术。

与早期肿瘤一样,在复发情况下,唯一可行的治疗方法是挽救性手术。

1. 软腭肿瘤　T_3N_{2b} 期的软腭肿瘤的治疗是经口切除 + 根治性颈清扫术 + 前臂桡侧游离皮瓣重建(radial forearm free flap,RFFF)。

2. 舌根　晚期舌根癌(T_3N_{2b})常先行颌骨切开术来切除病灶 + 根治性颈清扫术。T4aN_{2b} 期肿瘤的治疗是半侧舌切除术 + 根治性颈清扫术 + 股前外侧皮瓣重建。

3. 扁桃体　T_3N_{2b} 期的扁桃体肿瘤的治疗类似于上述的软腭肿

瘤(即经口切除 + 根治性颈清扫术 + 前臂桡侧皮瓣重建)。T_2N_{2b} 期肿瘤也采取经口途径 + 根治性颈清扫术。对更广泛侵入口腔黏膜的扁桃体复合体肿瘤($T_{4a}N_{2b}$),需要先行下颌骨切开 + 根治性颈清扫术 + 前臂桡侧游离皮瓣重建。

六、HPV 相关的 OPC

在过去的十年中,HPV 阳性的鳞状细胞癌(SCC)的发病率翻了一番,预计到 2030 年,一半的头颈癌会是 HPV 阳性(Pytynia et al., 2014)。HPV 阳性肿瘤的增加已经改变了口咽癌患者的特征。HPV 阳性的患者倾向于年轻化、受过高等教育、有较小的原发肿瘤但淋巴结转移分期更高(本质为囊性)的白人男性。研究表明,不管接受手术治疗还是同步放化疗,与 HPV 阴性肿瘤的患者相比,HPV 阳性的口咽癌患者有更好的预后。HPV 阳性率的升高对疾病的治疗有重要意义,因为 HPV 相关性肿瘤对放疗更敏感并且这些患者的生存率要好于非 HPV 肿瘤(Ang et al., 2010)。在放疗肿瘤组(radiation therapy oncology group, RTOG)试验 0129 中,HPV 状态被证明为生存的独立预后因素(Ang et al., 2010; Lim et al., 2015);在那项研究中,HPV 阳性肿瘤患者的 3 年局部控制失败率降低了 21%。然而,尽管放射治疗有利于这部分患者的治疗,相对年轻的发病年龄意味着这些患者可能处于放疗的长期副作用的风险中,包括骨坏死和辐射诱发的继发性恶性肿瘤。这给了内科医生一个进退两难的处境。然而,一种解决方法是使用微创技术在保留放疗的同时实现肿瘤的局部控制以便将来患者出现局部复发或第二原发肿瘤时的治疗。有趣的是,不管患者接受手术治疗或放化疗,HPV 阳性具有相似的生存优势(Icitra et al., 2006; Fakhry et al., 2008)。事实上,一项比较接受手术和放化疗的 HPV 阳性患者生存结果的研究,发现经历了一期手术的组别效果最好(Fischer et al., 2010)。

从治疗选择的角度来看,HPV 患者更长的生存期增加了迟发性治疗相关效应的风险,包括放射性骨坏死、纤维化、牙关紧闭症、牙齿问题、口干和吞咽困难。目前,尚无比较 HPV 阳性口咽癌的一期手术和放疗或放化疗的一级数据(Mydlarz et al.,2015)。但是,一旦正在进行的 ECOG 3311 试验的结果发表,这个问题就可能被解决。

总之,HPV 阳性并不意味着放疗应该优于手术作为初期治疗的首选,因为两组均有生存效益。此外,考虑到患者年龄和健康状况的重要性,经口途径如 TLM 或 TORS 加术后放疗可能为被挑选的 HPV 阳性患者提供最佳治疗方法,因为这可以允许使用更低剂量的放射治疗,更好的功能效果并改善生存率。

七、挽救治疗

如上所述,在过去的 20~30 年间,在许多中心,手术的作用发生了巨大改变,联合放化疗已经取代了手术,甚至在晚期肿瘤的治疗中。在复发性口咽癌中,手术是绝大多数情况下唯一可行的选择。但是,在那些初期联合放化疗后复发的患者中,存在许多问题使挽救手术变得复杂化。例如,组织水肿、坏死和软骨炎的出现往往使其难以确定复发部分。而且,复发往往是多病灶的、广泛传播的,许多情况下在完整黏膜下方。此外,这种患者群体的并发症发生率明显上升,由于手术部分的组织质量差,创口愈合变得复杂。最后,在放化疗治疗下继续存留下的肿瘤通常更具侵袭性并且对其他治疗更具抵抗力。

八、结论

尽管口咽癌的治疗已从手术转为放化疗,但仍没有确凿的证据证明这两种方法孰优孰劣。大多数情况下,正如 RTOG 73-03 试验(Kramer et al.,1987)显示的,其生存率是相等的。微创外科技术的改进,以及 HPV 相关癌症的发病率的上升,给了手术作为口咽癌主要治疗、放射治疗和/或放化疗作为辅助治疗的新动力(Chan et al.,2015)。

个别患者的治疗选择依赖于多种因素,包括肿瘤的位置和大小、肿瘤的特征和患者的并发症。这些技术的持续研究对患者匹配最合适的治疗方法是非常重要的(Helman et al.,2015)。基于现有资料,经口切除在治愈率和功能效果方面可与初期放化疗相比,因此,对于可手术切除的口咽癌患者,治疗的主要争议在于是应用明确放化疗的方案还是应用主要手术加适当辅助治疗的方案(Samuels et al.,2015)。希望正在进行的和未来的研究能有助于解决这些难题,帮助我们更好地了解基于患者和肿瘤特点的最佳治疗方法,无论是手术还是非手术。

参考文献

Ang KK, Harris J, Wheeler R, Weber R, Rosenthal DI, Nguyen-Tân PF et al (2010) Human papillomavirus and survival of patients with oropharyngeal cancer. N Engl J Med 363:24–35. doi:10.1056/NEJMoa0912217

Arens C (2012) Transoral treatment strategies for head and neck tumors. GMS Curr Top Otorhinolaryngol Head Neck Surg 11:Doc05. doi:10.3205/cto000087

Blanchard P, Baujat B, Holostenco V, Bourredjem A, Baey C, Bourhis J et al (2011) Meta-analysis of chemotherapy in head and neck cancer (MACH-NC): a comprehensive analysis by tumour site. Radiother Oncol 100:33–40. doi:10.1016/j.radonc.2011.05.036

Caudell JJ, Schaner PE, Meredith RF, Locher JL, Nabell LM, Carroll WR et al (2009) Factors associated with long-term dysphagia after definitive radiotherapy for locally advanced head-and-neck cancer. Int J Radiat Oncol Biol Phys 73:410–415. doi:10.1016/j.ijrobp.2008.04.048

Chan KKW, Glenny AM, Weldon JC, Furness S, Worthington HV, Wakeford H (2015) Interventions for the treatment of oral and oropharyngeal cancers: targeted therapy and immunotherapy. Cochrane Database Syst Rev 12:CD010341. doi:10.1002/14651858.CD010341.pub2

Daly ME, Le Q-T, Maxim PG, Loo BW, Kaplan MJ, Fischbein NJ et al (2010) Intensity-modulated radiotherapy in the treatment of oropharyngeal cancer: clinical outcomes and patterns of failure. Int J Radiat Oncol Biol Phys 76:1339–1346. doi:10.1016/j.ijrobp.2009.04.006

Díaz-Molina JP, Rodrigo JP, Alvarez-Marcos C, Blay P, de la Rúa A, Estrada E, et al (2012) Functional and oncological results of non-surgical vs surgical treatment in squamous cell carcinomas of the oropharynx. Acta Otorrinolaringológica Española 63:348–54. doi:10.1016/j.otorri.2012.02.005

Dowthwaite S, Franklin JH, Palma D, Fung K, Yoo J, Nichols AC (2012) The role of transoral robotic surgery in the management of oropharyngeal cancer: a review of the literature. ISRN Oncol 2012:1–14. doi:10.5402/2012/945162

Fakhry C, Westra WH, Li S, Cmelak A, Ridge JA, Pinto H et al (2008) Improved survival of patients with human papillomavirus-positive head and neck squamous cell carcinoma in a prospective clinical trial. J Natl Cancer Inst 100:261–269. doi:10.1093/jnci/djn011

Fischer CA, Zlobec I, Green E, Probst S, Storck C, Lugli A et al (2010) Is the improved prognosis of p16 positive oropharyngeal squamous cell carcinoma dependent of the treatment modality? Int J Cancer 126:1256–1262. doi:10.1002/ijc.24842

Helman SN, Schwedhelm T, Kadakia S, Wang Y, Schiff BA, Smith RV (2015) Transoral robotic surgery in oropharyngeal carcinoma. Arch Pathol Lab Med 139:1389–1397. doi:10.5858/arpa.2014-0573-RA

Kramer S, Gelber RD, Snow JB, Marcial VA, Lowry LD, Davis LW et al (1987) Combined radiation therapy and surgery in the management of advanced head and neck cancer: final report of study 73–03 of the radiation therapy oncology group. Head Neck Surg 10:19–30.

doi:10.1002/hed.2890100105

Lacocourreye O (2011) Transoral lateral oropharyngectomy for squamous cell carcinoma of the tonsillar region, vol 131, pp 592–599

Licitra L, Perrone F, Bossi P, Suardi S, Mariani L, Artusi R et al (2006) High-risk human papillomavirus affects prognosis in patients with surgically treated oropharyngeal squamous cell carcinoma. J Clin Oncol 24:5630–5636. doi:10.1200/JCO.2005.04.6136

Lim GC, Holsinger FC, Li RJ (2015) Transoral endoscopic head and neck surgery: the contemporary treatment of head and neck cancer. Hematol Oncol Clin North Am 29: 1075–1092. doi:10.1016/j.hoc.2015.08.001

Machtay M, Moughan J, Trotti A, Garden AS, Weber RS, Cooper JS et al (2008) Factors associated with severe late toxicity after concurrent chemoradiation for locally advanced head and neck cancer: an RTOG analysis. J Clin Oncol 26:3582–3589. doi:10.1200/JCO.2007.14.8841

Mercante G, Ruscito P, Pellini R, Cristalli G, Spriano G (2013) Transoral robotic surgery (TORS) for tongue base tumours. Acta Otorhinolaryngol Ital Organo Uff Della Soc Ital Di Otorinolaringol E Chir Cerv-Facc 33:230–235

Mydlarz WK, Chan JYK, Richmon JD (2015) The role of surgery for HPV-associated head and neck cancer. Oral Oncol 51:305–313. doi:10.1016/j.oraloncology.2014.10.005

Pytynia KB, Dahlstrom KR, Sturgis EM (2014) Epidemiology of HPV-associated oropharyngeal cancer. Oral Oncol 50:380–386. doi:10.1016/j.oraloncology.2013.12.019

Samuels SE, Eisbruch A, Beitler JJ, Corry J, Bradford CR, Saba NF et al (2015) Management of locally advanced HPV-related oropharyngeal squamous cell carcinoma: where are we? Eur Arch Otorhinolaryngol. doi:10.1007/s00405-015-3771-x

Shah J, Vyas A, Vyas D (2014) The history of robotics in surgical specialties. Am J Robot Surg 1:12–20. doi:10.1166/ajrs.2014.1006

Steiner W, Fierek O, Ambrosch P, Hommerich CP, Kron M (2003) Transoral laser microsurgery for squamous cell carcinoma of the base of the tongue. Arch Otolaryngol Head Neck Surg 129:36–43

Tateya I, Shiotani A, Satou Y, Tomifuji M, Morita S, Muto M et al (2016) Transoral surgery for laryngo-pharyngeal cancer—the paradigm shift of the head and cancer treatment. Auris Nasus Larynx 43:21–32. doi:10.1016/j.anl.2015.06.013

Weinstein GS, O'Malley BW, Snyder W, Sherman E, Quon H (2007) Transoral robotic surgery: radical tonsillectomy. Arch Otolaryngol Head Neck Surg 133:1220–1226. doi:10.1001/archotol.133.12.1220

NCCN guidelines file (n.d) www.nccn.org/professionals/physician_gls/f_guidelines.asp#site

Yeh DH, Tam S, Fung K, MacNeil SD, Yoo J, Winquist E et al (2015) Transoral robotic surgery vs. radiotherapy for management of oropharyngeal squamous cell carcinoma—a systematic review of the literature. Eur J Surg Oncol 41:1603–1614. doi:10.1016/j.ejso.2015.09.007

第二节 外科手术在治疗复发的口咽癌中的作用

Neil D. Gross, Ehab Y. Hanna

摘要

口咽鳞状上皮细胞癌(OPSCC)的发病率受 HPV 所诱发的疾病的影响,在世界范围内继续急剧增高(Panwar et al.,2014)。尽管与 HPV 阴性的 OPSCC 患者相比,HPV 阳性 OPSCC 患者的病情有了显著改善,但其治疗失败的情况也有发生。结果是复发性 OPSCC 的发病率不可避免地上升。虽然大多数的 OPSCC 患者接受了某些形式的放疗（主要或辅助），手术仍是复发性 OPSCC 治疗的主要治疗方式。本节将着重于复发性 OPSCC 外科治疗的选择。

关键词

TORS、经口机器人手术、口咽、HPV 阴性、口咽鳞状细胞癌

一、概述

口咽鳞状上皮细胞癌（OPSCC）的发病率受 HPV 所诱发的疾病的影响，在世界范围内继续急剧增高（Panwar et al.，2014）。尽管与 HPV 阴性的 OPSCC 患者相比，HPV 阳性 OPSCC 患者的病情有了显著改善，但其治疗失败的情况也有发生。结果是复发性 OPSCC 的发病率不可避免地上升。虽然大多数发生 OPSCC 的患者接受了某些形式的放疗（主要或辅助），手术仍是复发性 OPSCC 治疗的主要治疗方式。本节将着重于复发性 OPSCC 外科治疗的选择。

重要的是认识到，虽然手术是治疗复发性 OPSCC 的首要手段，但多学科的方法对于这个复杂而致命的疾病仍很有必要。复发性 OPSCC 的患者，常为 HPV 阴性，面临整体较差的预后（Agra et al.，2006）。创新的治疗策略需要利用当代所有医疗资源，包括：生物疗法、免疫疗法、诱导方法和 / 或辅助再次放疗。在这种情况下，复发性 OPSCC 几乎很少只进行手术治疗，并且每个病例都需要仔细检查病理结果和患者对治疗的潜在耐受性。

二、复发性 OPSCC 手术的挑战

OPSCC 的治疗具有挑战性，因为从病理学角度，它靠近对呼吸、吞咽和言语至关重要的结构。外科手术，特别是针对复发性 OPSCC 的手术是极具挑战性的，只有经验丰富的头颈肿瘤外科医生才能考

虑。复发性 OPSCC 往往边界不清,有潜在的黏膜下转移的倾向。当然,与头颈部许多其他部位相比,进入口咽部要更困难。暴露较少和触诊疾病范围的能力有限增加了复发性 OPSCC 的手术治疗的困难。也许最重要的是,早期治疗的后遗症可能由于改变了解剖结构和 / 或可达性,而使复发性 OPSCC 的手术更为困难。例如,早期放射治疗常常导致软组织纤维化和硬化,这会妨碍正常结构的识别和保留,以及掩盖了原本清晰的病理描述。OPSCC 的早期放射总会引起一定程度的张口受限。即使是中等程度的张口受限也会对复发性 OPSCC 的检查和治疗产生负面影响。综合来说,这些因素可以使复发性 OPSCC 各个方面的管理更为困难,包括诊断、检查和治疗。

复发性头颈癌的诊断常被延误。尤其是对于复发性 OPSCC 的患者,其典型的症状和体征通常表现较晚。因此,建议采用常规监测成像来协助复发的早期诊断[National Comprehensive Cancer Network (NCCN)2015]。用于证实复发性 OPSCC 诊断的活检需要在麻醉下进行检查,这偶尔会对气道管理方面带来挑战。即使在以前的治疗方法中,对复发的病理证实也是困难的。

复发性 OPSCC 的病情检查需要细节化的成像。成像的目的是评估可切除性和评估区域淋巴结并排除远处转移的可能。目前没有用于评估复发性 OPSCC 的最佳单一成像研究,而且成像选择的决定特定于患者、病理科和外科医生的偏好。对比增强计算机断层扫描(computed tomography, CT)通常足以评估原发灶和区域淋巴结。磁共振(magnetic resonance, MR)成像可能对于评估神经扩散和更好地描述软组织侵犯非常有用。正电子发射体层成像(positron emission tomography, PET)/CT 也可用于评估区域淋巴结肿大和排除远处转移。

三、手术方法与患者选择

鉴于复杂的解剖和口咽功能的重要性,各种手术方法都已经被探索过。在历史上,OPSCC 是通过一种开放式手术方式来治疗的,需要行下颌骨切开术、下颌骨切除术和 / 或咽切开术。每一种方法都有显著的并发症,包括延长住院时间、外观畸形、胃造瘘管和气管切开术依赖性。包括经口激光显微外科手术(TLM)和经口机器人手术(TORS)在内的最新科技进展已经得到改良,以获得病理检查和减少治疗相关的并发症。然而,对于复发性 OPSCC 的手术(开放与内镜手术),人为地认为是限于极端选择的手术。事实上,很多复发性 OPSCC 患者可能会受益于采用开放与内镜技术合并的综合疗法。在这种方式下,复发性 OPSCC 的外科治疗方法可被视作一个连续体(图 4-2-1)。

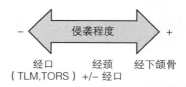

图 4-2-1　复发性口咽部鳞状细胞癌(OPSCC)的手术方法范围

TLM. 经口激光显微手术,TORS. 经口机器人手术。

　　患者选择对于复发性 OPSCC 手术的成功实施至关重要。患者选择不仅是简单地确定哪些患者可以从手术中获益。相反,在复发性 OPSCC 的情况下,患者选择还涉及选择最适合疾病的手术方式。复发性 OPSCC 广泛的手术选择包括经下颌、经颈和经口入路。

(一) 经下颌入路

　　复发性 OPSCC 切除时,下颌骨会成为手术暴露的障碍。根据疾病程度,可考虑下颌骨切开术或切除术。需要下颌骨切除的一个常见情况是肿瘤直接侵犯翼肌导致严重的牙关紧闭。在这种情况下可能必须切除下颌骨的升支以获得暴露和足够的侧缘。对于深部侵入侧咽的癌灶,下颌甚至可能直接被侵犯(图 4-2-2)。在其他情况下,下颌骨切开术可利于切除与重建。该方法最适用于涉及舌根的巨大复发性 OPSCC。利用帽舌瓣或唇裂开方法,下颌骨可被切开并横向收缩以允许宽阔的口咽入路(图 4-2-3)。手术流程结束后采用内固定来修复下颌弓。虽然这些方法极大地扩展了肿瘤切除和重建的范围,但也引起了大量额外并发症。下颌骨切开术和切除术所导致的并发症包括语言障碍、吞咽困难、咬合不正、颞下颌关节疼痛和外观畸形(Babin et al.,1976;Sessions,1983)。

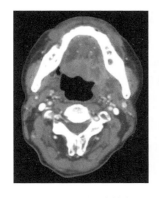

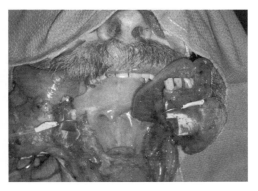

图 4-2-2　颈部计算机断层增强扫描（CT）
显示复发性左侧舌底口咽鳞状细胞癌（OPSCC）直接累及下颌骨。

图 4-2-3　经下颌骨入路切除复发性右侧舌底口咽鳞状细胞癌

（二）经颈入路

作为下颌骨切开术或切除术的一个替代方法，舌根、下扁桃体窝或咽壁的复发性 OPSCC 可采用经颈入路处理。根据癌症的位置与需要暴露的范围，可采取咽侧切开术、经舌骨咽切开术和舌骨上咽切开术。使用每一种方法都报道了有可接受的肿瘤学结果（Nasri et al.，1996；Zeitels et al.，1991）。虽然经颈入路避免了许多经下颌手术固有的并发症，其提供的入路实质上更受限。此外，接受咽切除术的患者咽皮肤瘘和长期吞咽困难的风险是增加的。

对于复发性 OPSCC，实施经颈入路的手术也需要相当重要的技巧。这是因为经颈治疗需要一个对解剖学"由内而外"的理解，至少部分的黏膜切割是最后完成的。在复发的病例中，由于先前治疗方法引起的解剖方面的纤维化、硬化和潜在变化，使得经颈入路的治疗变得更加具有挑战性。由于这些原因，复发性 OPSCC 经颈治疗很少被报道。

（三）经口入路

经口入路是通往口咽最快和最直接并且有最小发病可能的途

径。经口治疗最主要的缺点与暴露有关。虽然扁桃体常能直接充足显示,但累及扁桃体下极、舌扁桃体沟或舌根的 OPSCC 可能很难或不可能在没有专业技术和 / 或设备的情况下通过口腔触及。患者因素(牙关紧闭、脊柱后凸和牙齿障碍)和肿瘤特征(肿瘤大小和位置)可限制口咽的可视化,从而限制了直接经口途径的应用。

内镜手术的进步引领了微创技术的发展,使经口手术可替代经下颌和 / 或经颈手术。TLM 是第一个应用于 OPSCC 的微创技术(Moore et al.,2013)。大量实施 TLM 手术的外科医生已经报道,使用 TLM 为 OPSCC 提供了有利的肿瘤治疗效果。然而,这种方法的技术性挑战限制了它在选定的大型学术中心以外的广泛应用。最近,TORS 被应用在 OPSCC 的治疗上(Weinstein et al.,2012)。与 TLM 不同,TORS 允许整体切除病理而且不受进入路线的限制。因此 TORS 的学习曲线似乎短于 TLM(White et al.,2013a)。2009 年,美国食品和药物管理局(FDA)批准使用 da Vinci 手术系统的(Intuitive Surgical,Inc. Sunnyvale,CA)的 TORS。自此,使用 TORS 治疗 OPSCC 的例数迅速增长。在 2015 年,另一个机器人平台,Flex 机器人系统(MedRobotics Corp.,Raynham,MA),也被 FDA 批准用于经口手术。TORS 也被研究用于复发性 OPSCC 的治疗。

在以前未接受治疗的 OPSCC 患者中,经口途径最适于解决小体积病变。在这些病例中,TLM 或 TORS 常被用于去强化治疗的目的。例如,采用 TORS 治疗的早期 HPV 相关性 OPSCC 患者($T_1 \sim T_2$,$N_0 \sim N_1$)具有单一模式治疗和避免放射治疗的可能(Brickman et al.,2014)。更多晚期 OPSCC 也可采取 TORS 和去强化辅助疗法,目的可能是避免放疗和限制潜在迟发毒性(Weinstein et al.,2010)。但是,由于获得阴性手术切缘很困难以及预期增加的功能性发病率,经口途径在大体积或高肿瘤分期的患者中效用有所减少,且仍需要强化辅助治疗。

复发性 OPSCC 经口入路治疗的目的与之不同。在这些病例中,手术可能是唯一可用的治疗方式或强化治疗方法。小体积复发性 OPSCC 可接受经口入路手术而无须重建(图 4-2-4)。但是,考虑早期

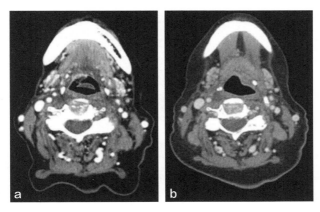

图 4-2-4　颈部增强 CT

显示病灶小且表浅的复发性右侧舌底口咽鳞癌（OPSCC）经
口机器人手术（TORS），术前（a）和术后（b）的对比。

放疗对伤口愈合的影响以及发生危及生命的并发症的风险（出血等），
大体积复发性 OPSCC 在经口手术后，可能需要同时进行微血管重建。
如果考虑再次行放射治疗，这点尤为重要。

（四）联合入路

把复发性 OPSCC 的手术方法视为相互排斥是一谬误，而且在很
多情况下需要联合入路。例如，在累及扁桃体的复发性 OPSCC 中，经
口入路可以通过清除咽黏膜边缘和提供咽旁间隙的内侧通道来扩大
经颈途径。TORS 辅助切除复发性 OPSCC 是可行的，但只应由经验
丰富的 TORS 外科医生来操作。其中许多病例将需要同时进行微血
管重建（图 4-2-5）。TORS 辅助微血管重建已经被证明是可行且安全
的（de Almeida et al.，2014；Selber et al.，2014）。

四、结果

复发性 OPSCC 手术的肿瘤学和功能性结果难以概括。虽然对
于适当挑选的事先未经治疗的 OPSCC 病例，TORS 的治疗结果是良
好的（Moore et al.，2012），但复发性 OPSCC 的手术效果是不可预测的。

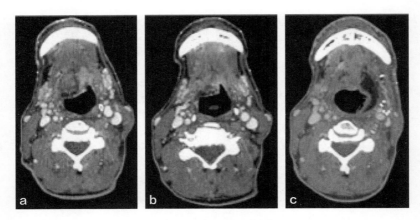

图 4-2-5　复发性深层浸润的左侧舌底口咽鳞癌的颈部增强 CT
显示了新辅助化疗前(a)后(b)的影像,以及经口机器人辅助行微血管游离皮瓣修复术后(c)的图像。

某种程度上,这反映了复发性 OPSCC 更具侵袭性的生物学特征。一项关于 OPSCC 手术的回顾性研究分别记录了 TORS(94%、91%、89%)相比开放性手术(85%、75%、73%),其 1 年、2 年、3 年生存率均有所提高(Ford et al.,2014)。复发性 OPSCC 行 TORS 的肿瘤学结果也进行了调查。在一项比较复发性 OPSCC 患者 TORS 和开放性手术的研究中,经 TORS 治疗的患者的两年无复发生存率有提高(74% vs. 43%,P=0.01),而气管切开术的使用率有所减少(23% vs. 82%,P<0.001),鼻饲管使用率也较低(38% vs. 79%,P<0.001),并且整体住院时间缩短(3.8 天 vs. 8.0 天,P<0.001)(White et al.,2013b)。这项研究中,尽管原发肿瘤分类的分布类似,选择接受 TORS 治疗的患者更有可能接受微血管重建,暗示了这两组之间存在其他显著的基线差异。最终,将经口入路(如 TORS)和经下颌、经颈入路做比较是有问题的,因为接受 TORS 治疗所挑选的患者往往有更好的预后特征。无论如何,假使肿瘤学结果类似,预计更微创的手术方法将获得更好的功能性效果。不幸的是,缺少手术治疗复发性 OPSCC 患者的功能性数据。

对于 OPSCC 手术后取得成功的结果,经验是至关重要的(Chia et

al.，2013）。这点对于复发性 OPSCC 尤其如此。即使是熟练的术者，复发性 OPSCC 患者对术后结果的期望值也应当有所调整。复发性 OPSCC 的预后仍然较差，存活下来的患者仍要面对第二原发肿瘤和长期治疗后遗症的巨大风险，包括永久语言功能改变、外观畸形和 / 或吞咽困难。包括 TORS 在内的复发性 OPSCC 的微创手术，提供了降低与治疗相关发病率的可能，但也不能弥补癌症复发和重复治疗所累积的负面影响。

五、总结

考虑 HPV 阴性疾病的可能性和早期治疗的局限性影响，对复发性 OPSCC 的治疗提出了挑战。手术通常是复发性 OPSCC 最有效的选择，但考虑到整体预后较差，手术应该在额外治疗可行的情况下才能进行。多种手术方式可以治疗复发性 OPSCC，包括混合入路。新型治疗策略和相关生物标记物的研究应被推进，以增加将来复发性 OPSCC 患者的选择。

参考文献

Agra IM, Carvalho AL, Ulbrich FS et al (2006) Prognostic factors in salvage surgery for recurrent oral and oropharyngeal cancer. Head Neck 28:107–113

Babin R, Calcaterra TC (1976) The lip-splitting approach to resection of oropharyngeal cancer. J Surg Oncol 8:433–436

Brickman D, Gross ND (2014) Robotic approaches to the pharynx: tonsil cancer. Otolaryngol Clin North Am 47:359–372

Chia SH, Gross ND, Richmon JD (2013) Surgeon experience and complications with transoral robotic surgery (tors). Otolaryngol Head Neck Surg 149:885–892

de Almeida JR, Park RC, Villanueva NL, Miles BA, Teng MS, Genden EM (2014) Reconstructive algorithm and classification system for transoral oropharyngeal defects. Head Neck 36:934–941

Ford SE, Brandwein-Gensler M, Carroll WR, Rosenthal EL, Magnuson JS (2014) Transoral robotic versus open surgical approaches to oropharyngeal squamous cell carcinoma by human papillomavirus status. Otolaryngol Head Neck Surg 151:606–611

Moore EJ, Hinni ML (2013) Critical review: transoral laser microsurgery and robotic-assisted surgery for oropharynx cancer including human papillomavirus-related cancer. Int J Radiat Oncol Biol Phys 85:1163–1167

Moore EJ, Olsen SM, Laborde RR et al (2012) Long-term functional and oncologic results of transoral robotic surgery for oropharyngeal squamous cell carcinoma. Mayo Clin Proc 87:219–225

Nasri S, Oh Y, Calcaterra TC (1996) Transpharyngeal approach to base of tongue tumors: a comparative study. Laryngoscope 106:945–950

National Comprehensive Cancer Network (NCCN) (2015) Guidelines Head and Neck Cancers Version 1.2015. 5-12-2015. Ref Type: Online Source

Panwar A, Batra R, Lydiatt WM, Ganti AK (2014) Human papilloma virus positive oropharyngeal squamous cell carcinoma: a growing epidemic. Cancer Treat Rev 40:215–219

Selber JC, Sarhane KA, Ibrahim AE, Holsinger FC (2014) Transoral robotic reconstructive surgery. Semin Plast Surg 28:35–38

Sessions DG (1983) Surgical resection and reconstruction for cancer of the base of the tongue. Otolaryngol Clin North Am 16:309–329

Weinstein GS, Quon H, O'Malley BW Jr, Kim GG, Cohen MA (2010) Selective neck dissection and deintensified postoperative radiation and chemotherapy for oropharyngeal cancer: a subset analysis of the University of Pennsylvania transoral robotic surgery trial. Laryngoscope 120:1749–1755

Weinstein GS, O'Malley BW, Magnuson JS et al (2012) Transoral robotic surgery: a multicenter study to assess feasibility, safety, and surgical margins. The Laryngoscope 122:1701–1707

White HN, Frederick J, Zimmerman T, Carroll WR, Magnuson JS (2013a) Learning curve for transoral robotic surgery: a 4-year analysis. JAMA Otolaryngol Head Neck Surg 139:564–567

White H, Ford S, Bush B et al (2013b) Salvage surgery for recurrent cancers of the oropharynx: comparing TORS with standard open surgical approaches. JAMA Otolaryngol Head Neck Surg 139:773–778

Zeitels SM, Vaughan CW, Ruh S (1991) Suprahyoid pharyngotomy for oropharynx cancer including the tongue base. Arch Otolaryngol Head Neck Surg 117:757–760

第三节　经口机器人手术——HPV 阳性肿瘤治疗的新选择?

S. Lang, S. Mattheis, B. Kansy

摘要

在本节中,我们将讨论 HPV 相关癌症形成的肿瘤部位和肿瘤微环境特性的影响,特别着重于经口机器人手术(TORS)的治疗方式。在过去的几年中,机器人系统的发展有所进步,因此,在 HNSCC 外科治疗中的应用已经成为许多患者的相关治疗方式。然而,仍有许多局限性。特别是喉内的 TORS 程序,必须要有专门的技术开发,尤其是在可视化和操作方面。Flex 系统提供了需要进一步评估的新增功能。TORS 系统正改良技术问题,从而减少患者并发症以及手术操作和治疗费用。一个完善的系统需要在前瞻性研究中被测试与评估,以便能够识别患者护理中的利弊。对于越来越多患者而言,HPV 相关性 OPSCC、TORS 已经成为一种有价值的手术选择。

关键词

经口机器人手术（TORS）、可视化、操作、口咽、da Vinci、Flex 系统

一、概述

在过去的几十年中，口咽鳞状细胞癌的发病率显著升高（Tinhofer et al.，2015）。这主要是因为口咽部 HPV 相关癌症发病率的增加。这方面的原因已经得到广泛讨论并且通常将原因归于性行为的改变、性乱交增多、性活动过早发生（Pytynia et al.，2014）。

在口咽部，扁桃体组织的网状鳞状上皮以基底膜破坏为特征，以促进淋巴细胞和免疫系统的其他细胞成分的移动。这些区域基底膜的生理不连续性已经被认为是 HPV 进入的偏好位点（Best et al.，2012）。此外，最近已显示免疫检查点配体如抑制过度免疫反应的程序性死亡配体 -1（programmed death ligand-1，PD-L1）在扁桃体隐窝中过表达（Lyford-Pike et al.，2013；Pai，2013）。因此，口咽部的腭扁桃体和舌扁桃体隐窝被认为是 HPV 感染的主要部位。

这些独特的肿瘤微环境特性，加上肿瘤部位的定位（即口咽），对 OPSCC 患者的预后和接下来治疗均有影响。在本节中，我们将着重于经口机器人手术（TORS）的治疗方式来讨论这些影响。

二、口咽部的解剖与对外科治疗的影响

大部分 HPV 相关的头颈鳞状细胞癌（HNSCC）集中在口咽部。解剖学上，口咽上至硬腭和软腭水平，下至舌骨水平，包括舌根前部、会厌、会厌舌面和由咽上中缩肌组成的咽后壁和颊咽筋膜。软腭的前后柱和腭扁桃体代表了侧方的限制。上述结构的可及性因内外部的不同而又有差异。

因此，手术入路不仅取决于肿瘤的大小，也取决于肿瘤的定位，这对以下几个方面有重要影响，必须考虑：①肿瘤完全切除；②功能

的保留;③外观畸形的最小化;④技术的简单性;⑤成本效益。

通常情况下,优先次序按上述顺序递减,但必须按照患者的意愿与需求进行个体化调整。这些因素取决于一个重要的手术层面,即充分地暴露。口咽区域的暴露可以通过经口入路(完全经口、牵引、下颌骨切开)或经颈入路(咽切开术、喉切除术和喉切除术)来实现。然而,由于上述方面,对于大部分口咽肿瘤(真正的)来说,经口入路是手术的金标准。在过去的几十年中,经口手术已经由于机器人相关技术的引进大大扩展,提供了肿瘤暴露和切除的新方式。

三、TORS 的历史

机器人技术应用于外科始于 1985 年。改进型机器人设备 PUMA200,最初源于工业背景,被用于脑部活检(Kwoh et al.,1988)。随后,用于髋部置换第一台医疗机器装置被研制出来,能够进行髋关节植入(Paul et al.,1992)。这一发展推动了机器人系统在外科手术的广泛应用。现在,有两个主要系统已经被研究和批准用于头颈外科手术(Remacle et al.,2015;O'Malley et al.,2006):da Vinci® 系统(Intuitive Surgical Inc.,Sunny vale,CA,USA) 和 Flex® 机器人系统(Medrobotics Corporation,Raynham,MA,USA)。da Vinci 系统是在加州斯坦福大学和美国武装部队合作的一个研究项目的支持下开发的。目标是建立一种能够实施遥控来操作手术的装置。另一家公司,Computer Motion Inc,最初研发了另外两种机器人类型:Aesop 和 Zeus。随后,这两家公司在 Intuitive Surgical Inc 的领导下合并。在 1997 年,da Vinci 系统辅助完成了第一台腹部手术——腹腔镜下脾切除术。不久,不同的手术被开展,如胃切除术、食管切除术和前列腺切除术。总之,关于三维视觉和外科操作的正面报道支持了其临床可行性。而负面报道集中于触觉反馈的缺失和成本效益较差。在 2000 年,FDA 批准了 da Vinci 机器人可用于人类(Himpens et al.,1998)。2003 年,Haus 及其同事首次在动物模型中描述了 da Vinci 系统在颈部区域的使用情况(Haus et al.,2003)。接着,Hockstein 和 Weinstein 在宾夕法尼亚大学确立了其在动物和人体解剖模型上的可行性(Hockstein et al.,2005)。该工作组还确定了经口机器人手术(TORS)这个术语。在 2005 年，McLeod 和 Melder 报道了第一例人类头颈区域的研究。在接下来的几年，随着 TORS 适应证的扩展，应用范围也随之扩大。在过去的几年中，一个新的机器人系统，即 Flex® 机器人系统，是为了提高 TORS 的光谱和克服现有的局限性而开发。这个系统是专门为头颈外科医生的需求量身定做的。在头颈领域，第一次良性肿瘤的切除由 Remacle 等报道(2015)，而第一例恶性肿瘤的切除是由我们团队报道(Mattheis et al.,2015；Mattheis et al.,2015)。两组人都表示，与 da Vinci 装置相比，在其较难到达的上消化道区域，Flex® 机器人系统可以更安全有效地进入(Hasskamp et al.,2015)。

四、不同的 TORS 系统

当前和最常见的用于 HNSCC 肿瘤切除的 da Vinci Si® 系统允许外科医生通过一个操纵台操作机械臂。这个系统是基于外科医生的操纵台，把三个机械臂组成的单位和一个具有交互式显示屏的单位分开(图 4-3-1)。其中一个机械臂配有 3D 高清内镜摄像头(0°或 30°)以便显示手术视野，而另外两个机械臂配有手术器械(EndoWrist®,Intuitive Surgical Inc.,Sunnyvale,CA,USA)(图 4-3-2)。这些仪器具有立体运动能力，可通过连接于外科医生双手的遥控器在外科操纵台上操作(图 4-3-3)。通常，一只手控制组织牵引，另一只手负责切割和更多操作。2014 年发布的新的 da Vinci Xi® 系统提供了加强的机械臂移动性和更精密的高清摄像头，但仪器直径从 5mm 增加至 8mm，使得进入头颈区域更困难。由于这个系统最初是为大腔道手术而研发的，目前还未获得 FDA 的批准用于 HNSCC。

用 Flex® 机器人系统(专门为经口头颈部分切除而研发)，外科医生能够将一个灵活的内镜插入到咽部。内镜能够有序地交替以软硬状态推进和操纵。因此外科医生可以规定一条不受视线限制的路径。最终，外科医生创造了一个自控的、稳定的平台，他 / 她可以在这

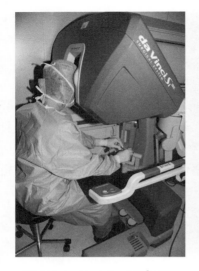

图 4-3-1　Da Vinci Si® 系统

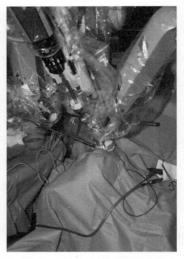

图 4-3-2　3D 高清内镜摄像头

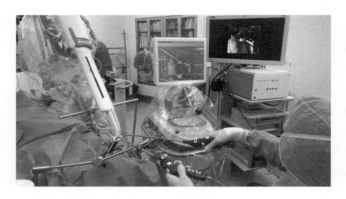

图 4-3-3　三维运动能力

个平台上进行可视化和操作(图 4-3-4)。一台高清摄像头可以在触摸屏和外部显示屏上传输照片。外科医生用 Flex 操纵台上的操纵杆来控制内镜的运动,它允许外科医生在手术期间的随时重新定位和稳定内镜(图 4-3-5)。在内镜旁边有两个不同的、非交叉的、灵活的工作通道,用于直接操作灵活的、完全铰接和旋转的操作仪器。这些仪器

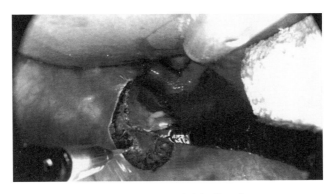

图 4-3-4　自控、稳定操作平台

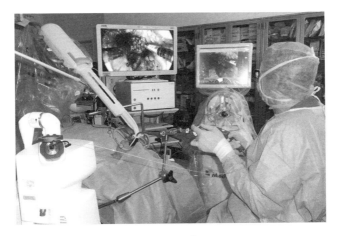

图 4-3-5　Flex® 控制台

包括一套 Flex® 激光夹持器、Flex® 单极 Maryland 解剖器和 Flex® 有孔抓手,用于收回和组织操作,一个 Flex® 针驱动器用于缝合和一套 Flex® 单极针刀、Flex® 单极铲和 Flex® 单极剪刀来切割组织。在操作这个系统时,这些仪器为外科医生提供直接的触觉反馈。

五、TORS 在头颈外科手术中的应用

手术治疗 HNSCC 的目标是彻底切除肿瘤同时保留器官功能。

过去的几十年里,经口激光显微手术(TLM)已经被确立为一个重要的手术概念,并且成为许多 HNSCC 外科医生的金标准(Steiner, 1994)。这是因为与传统开放式手术技术相比,TLM 治疗后的肿瘤学结果可与之媲美,并且有较少的并发症和功能丧失。在机器人手术引进之后,对这些系统进行了手术和患者获益等方面的研究,与传统外科手术相比,包括住院时长、手术时间、手术切除的质量以及患者的生活质量。

纵观过去的几年,手术机器人系统的发展日新月异,因此,其在 HNSCC 的手术治疗方面的应用已经成为许多患者的一种相关治疗方式。

2005 年后,TORS 的适应证开始包括舌根部(O'Malley et al., 2006)、咽部(Weinstein et al., 2007)和较大的咽旁间隙(O'Malley et al., 2010)肿瘤、声门上(Solares et al., 2007)和声门区(Desai et al., 2008)肿瘤。Choby 及其同事能够证实 OPSCC 患者在 TORS 术后的生活质量数据与其他经口外科手术方法相类似,而且与开放手术相比有改善的结果(Choby et al., 2015)。其他数据表明Ⅲ期和Ⅳ期 OPSCC 患者在 TORS 治疗后与放化疗相比吞咽功能有所改善(More et al., 2013)。此外,不同研究组建议对原发灶不明肿瘤(cancer of unknown primary, CUP)综合征的患者采用 TORS 辅助切除舌根扁桃体组织以进行筛查(Mehta et al., 2013)。因为源于口咽癌的 CUP 与 HPV 阳性率密切相关,这就成为 HPV 阳性患者一个特别令人关注的方面(Zengel et al., 2012)。对于 TORS 在声门上和会厌区恶性病变的切除,据报道局部复发率低于 20%(Mendelsohn et al., 2015)。

尽管 HNSCC 的 TORS 适应证范围有所扩大,但仍存在局限性:其中一个重要因素是有关区域的可及性。虽然有关于一些声门区手术的报道(Smith, 2014),对于狭窄和脆弱的喉内结果的阐述是有限的。特别是与传统的小型内镜相比,硬质笔直的机械臂、笨重的仪器和短而宽的牵引器都限制了可及性(Mattheis et al., 2012)。此外,与 TLM 提供的基于晶态透明显微镜(the crystal clear microscope-based)的可视化相比,现有的摄像头只能提供较低的分辨率和较低的放大率,从而减少了腔内结构的可视化。随着 Flex® 机器人系统的引入,这些限制已经得到解决。与灵活仪器的组合,可以使相关结构更容易接近。下咽部的区域,尤指梨状窝和喉部区域。例如声门上区可同时可视化,这有助于评估可能被浸润的解剖结构。视觉分辨率仍低于 TLM 的显微镜。外科医生积极报告获得的触觉反馈。尽管如此,该系统需要前瞻性的临床试验,以验证其价值,并证明与其他已建立的模式(TLM)相比有改进。

随着过去几年技术的进步,许多早期的限制可能会被搁置,从而导致与 TLM 程序类似的禁忌。Weinstein 等将禁忌证归类为血管性、功能性、肿瘤性和非肿瘤性原因(Weinstein et al.,2015):TORS 治疗口咽癌的血管性禁忌证包括紧邻重要动脉结构,如颈动脉(例如被肿瘤包绕,或扁桃体肿瘤的颈动脉咽后通道)或双舌动脉(中线舌根癌)。功能性禁忌证包括需要切除 50% 以上功能相关结构,如深部舌根肌肉组织。肿瘤禁忌证可能是体积大小和/或浸润情况(T_{4b},椎前筋膜),无法切除的颈部疾病或远处转移以及肿瘤相关的牙关紧闭。最后,任何会妨碍外科入路或特定经口途径的非肿瘤条件,如牙关紧闭症或颈椎病,会限制手术进程。在我们科,我们在某些情况下进行三分之二舌根切除而不考虑 TORS。

另一个可能限制 TORS 的重要因素是手术中心的这些成本高昂的设备的可用性。TORS 最初被批判的一点就是高成本。这个重要因素仍是现代医疗保健的一个问题。Dombrée 和他的同事证明,即使是由训练有素的外科团队快速完成手术,在喉部手术上 da Vinci 系统的花费仍然高于传统外科治疗手段(Dombree et al.,2014)。然而,其他资料显示,这种手术方式缩短了住院时间,降低治疗相关费用和患者并发症,且这种手术方式尤其取决于肿瘤位置(Richmon et al.,2014;Chung et al.,2015)。但是,这些结果都来自回顾性研究,并且这些结果的有效性可能受到患者筛选等方面偏好的影响。一般来说,开放性手术或 TLM 费用的增加,主要由人员、手术时间和住院治疗等因素决定,TORS 辅助手术的费用也取决于高昂的购置成本和维护成本。这方面可能限制了 TORS 在负责 HNSCC 患者初级护理的机构中的普及。

六、TORS 在 HPV 阳性患者中的应用

TORS 已经被证明具有更好显露咽部的优势,特别是舌根。在 HPV 相关性癌症中,舌根是咽部中最常累及的部分。与传统 TLM 相比,外科医生(因此也包括患者)可能受益于移动性的提高和更好的概览。与放化疗相比,TORS 有较低的并发症和更好的功能结果。尽管如此,赞成还是反对外科治疗,这个决定还要取决于跨学科团队的研究结果,包括患者个人意愿与需求。因此,必须在作出外科治疗的决定后,才确定是否需要 TORS。到目前为止,HPV 检测还不是某种既定治疗方案的预后预测指标,因此除了在试验的情况下,不应据此改变处理的决策,但美国大部分外科医生报告了 HPV 检测对他们治疗 OPSCC 的影响(Maniakas et al.,2014)。因为这项调查没有给出理由,只能推测在 HPV 阳性结果的情况下,HPV 检测可能导致治疗的去强化。因为技术将继续发展且去强化治疗策略方面的研究正在进行中,因此 TORS 手术将在何种程度上对 HPV 阳性患者的去强化治疗起作用,需要进一步评估。

七、结论

在选定的病例中,TORS 是外科经口入路的有效选择。特别是喉内手术的 TORS 程序,必须要额外的技术发展,尤其是在可视化和操作方面。Flex® 机器人系统提供了需要进一步评估的新能力。TORS 系统正改良技术问题,从而减少患者并发症和改善手术操作。一个完善的系统需要在前瞻性研究中被测试与评估,以便能识别患者护理中的利弊。对于 HPV 相关性 OPSCC,TORS 已经成为越来越多患者的一种有价值的手术选择。

参考文献

Best SR, Niparko KJ, Pai SI (2012) Biology of human papillomavirus infection and immune therapy for HPV-related head and neck cancers. Otolaryngol Clin North Am 45:807–822

Choby GW, Kim J, Ling DC, Abberbock S, Mandal R, Kim S, Ferris RL, Duvvuri U (2015) Transoral robotic surgery alone for oropharyngeal cancer: quality-of-life outcomes. JAMA Otolaryngol–Head Neck Surg 141:499–504

Chung TK, Rosenthal EL, Magnuson JS, Carroll WR (2015) Transoral robotic surgery for oropharyngeal and tongue cancer in the United States. The Laryngoscope 125:140–145

Desai SC, Sung CK, Jang DW, Genden EM (2008) Transoral robotic surgery using a carbon dioxide flexible laser for tumors of the upper aerodigestive tract. The Laryngoscope 118: 2187–2189

Dombree M, Crott R, Lawson G, Janne P, Castiaux A, Krug B (2014) Cost comparison of open approach, transoral laser microsurgery and transoral robotic surgery for partial and total laryngectomies. Eur Arch oto-rhino-laryngol (official journal of the European Federation of Oto-Rhino-Laryngological Societies (EUFOS): affiliated with the German Society for Oto-Rhino-Laryngology—Head and Neck Surgery) 271:2825–2834

Hasskamp P, Lang S, Holtmann L, Stuck BA, Mattheis S (2015) First use of a new retractor in transoral robotic surgery (TORS). Eur Arch oto-rhino-laryngol (official journal of the European Federation of Oto-Rhino-Laryngological Societies (EUFOS): affiliated with the German Society for Oto-Rhino-Laryngology—Head and Neck Surgery)

Haus BM, Kambham N, Le D, Moll FM, Gourin C, Terris DJ (2003) Surgical robotic applications in otolaryngology. The Laryngoscope 113:1139–1144

Himpens J, Leman G, Cadiere GB (1998) Telesurgical laparoscopic cholecystectomy. Surg Endosc 12:1091

Hockstein NG, Nolan J. P, O'Malley WB Jr., Woo YJ (2005) Robotic microlaryngeal surgery: a technical feasibility study using the daVinci surgical robot and an airway mannequin. The Laryngoscope 115:780–785

Kwoh YS, Hou J, Jonckheere EA, Hayati S (1988) A robot with improved absolute positioning accuracy for CT guided stereotactic brain surgery. IEEE Trans Bio-Med Eng 35:153–160

Lawson G, Mendelsohn AH, Van Der Vorst S, Bachy V, Remacle M (2013) Transoral robotic surgery total laryngectomy. The Laryngoscope 123:193–196

Lyford-Pike S, Peng S, Young GD, Taube JM, Westra WH, Akpeng B, Bruno TC, Richmon JD, Wang H, Bishop JA, Chen L, Drake CG, Topalian SL, Pardoll DM, Pai SI (2013) Evidence for a role of the PD-1:PD-L1 pathway in immune resistance of HPV-associated head and neck squamous cell carcinoma. Cancer Res 73:1733–1741

Maniakas A, Moubayed SP, Ayad T, Guertin L, Nguyen-Tan PF, Gologan O, Soulieres D, Christopoulos A (2014) North-American survey on HPV-DNA and p16 testing for head and neck squamous cell carcinoma. Oral Oncol 50:942–946

Mattheis S, Lang S (2015) A new flexible endoscopy-system for the transoral resection of head and neck tumors. Laryngo- rhino- otologie 94:25–28

Mattheis S, Mandapathil M, Rothmeier N, Lang S, Dominas N, Hoffmann TK (2012) Transoral robotic surgery for head and neck tumors: a series of 17 patients. Laryngo- rhino- otologie 91: 768–773

Mattheis S, Kansy B, Hasskamp P, Holtmann L, Lang S (2015) Advances in transoral robotic surgery. Hno 63:752–757

McLeod IK, Melder PC (2005) Da Vinci robot-assisted excision of a vallecular cyst: a case report. Ear Nose Throat J 84:170–172

Mehta V, Johnson P, Tassler A, Kim S, Ferris RL, Nance M, Johnson JT, Duvvuri U (2013) A new paradigm for the diagnosis and management of unknown primary tumors of the head and neck: a role for transoral robotic surgery. The Laryngoscope 123:146–151

Mendelsohn AH, Remacle M (2015) Transoral robotic surgery for laryngeal cancer. Curr Opin Otolaryngol Head Neck Surg 23:148–152

More YI, Tsue TT, Girod DA, Harbison J, Sykes KJ, Williams C, Shnayder Y (2013) Functional swallowing outcomes following transoral robotic surgery vs primary chemoradiotherapy in patients with advanced-stage oropharynx and supraglottis cancers. JAMA Otolaryngol–Head Neck Surg 139:43–48

O'Malley BW Jr, Weinstein GS, Snyder W, Hockstein NG (2006) Transoral robotic surgery (TORS) for base of tongue neoplasms. The Laryngoscope 116:1465–1472

O'Malley BW Jr, Quon H, Leonhardt FD, Chalian AA, Weinstein GS (2010) Transoral robotic surgery for parapharyngeal space tumors. ORL J oto-rhino-laryngol Relat Spec 72:332–336

Pai SI (2013) Adaptive immune resistance in HPV-associated head and neck squamous cell carcinoma. Oncoimmunology 2:e24065

Paul HA, Bargar WL, Mittlestadt B, Musits B, Taylor RH, Kazanzides P, Zuhars J, Williamson B, Hanson W (1992) Development of a surgical robot for cementless total hip arthroplasty. Clin Orthop Relat Res 57–66

Pytynia KB, Dahlstrom KR, Sturgis EM (2014) Epidemiology of HPV-associated oropharyngeal cancer. Oral Oncol 50:380–386

Remacle M, Prasad VMN, Lawson G, Plisson L, Bachy V, Van der Vorst S (2015) Transoral robotic surgery (TORS) with the Medrobotics Flex System: first surgical application on humans. Eur Arch oto-rhino-laryngol (official journal of the European Federation of Oto-Rhino-Laryngological Societies (EUFOS): affiliated with the German Society for Oto-Rhino-Laryngology—Head and Neck Surgery) 272:1451–1455

Richmon JD, Quon H, Gourin CG (2014) The effect of transoral robotic surgery on short-term outcomes and cost of care after oropharyngeal cancer surgery. The Laryngoscope 124:165–171

Smith RV (2014) Transoral robotic surgery for larynx cancer. Otolaryngol Clin North Am 47:379–395

Solares CA, Strome M (2007) Transoral robot-assisted CO2 laser supraglottic laryngectomy: experimental and clinical data. The Laryngoscope 117:817–820

Steiner W (1994) Therapy of hypopharyngeal cancer. Part III: the concept of minimally invasive therapy of cancers of the upper aerodigestive tract with special reference to hypopharyngeal cancer and trans-oral laser microsurgery. Hno 42:104–112

Tinhofer I, Johrens K, Keilholz U, Kaufmann A, Lehmann A, Weichert W, Stenzinger A, Stromberger C, Klinghammer K, Becker ET, Dommerich S, Stolzel K, Hofmann VM, Hildebrandt B, Moser L, Ervens J, Bottcher A, Albers A, Stabenow R, Reinecke A, Budach V, Hoffmeister B, Raguse JD (2015) Contribution of human papilloma virus to the incidence of squamous cell carcinoma of the head and neck in a European population with high smoking prevalence. Eur J Cancer (Oxford, England: 1990) 51:514–521

Weinstein GS, O'Malley BW Jr., Snyder W, Sherman E, Quon H (2007) Transoral robotic surgery: radical tonsillectomy. Arch Otolaryngol–Head Neck Surg 133:1220–1226

Weinstein GS, O'Malley BW Jr, Rinaldo A, Silver CE, Werner JA, Ferlito A (2015) Understanding contraindications for transoral robotic surgery (TORS) for oropharyngeal cancer. Eur Arch oto-rhino-laryngol (official journal of the European Federation of Oto-Rhino-Laryngological Societies (EUFOS): affiliated with the German Society for Oto-Rhino-Laryngology—Head and Neck Surgery) 272:1551–1552

Zengel P, Assmann G, Mollenhauer M, Jung A, Sotlar K, Kirchner T, Ihrler S (2012) Cancer of unknown primary originating from oropharyngeal carcinomas are strongly correlated to HPV positivity. Virchows Arch: Int J Pathol 461:283–290

第五章
HPV 阳性和 HPV 阴性患者预后和生活质量的预测因素

第一节　HPV 阳性和 HPV 阴性口咽部鳞状细胞癌的高危人群

Michelle M. Rietbergen, Ruud H. Brakenhoff,

René Leemans

摘要

在过去的三十年中,已经很清楚的是,高风险的人乳头状瘤病毒(HPV)感染与头颈部鳞状细胞癌的发生有关,特别是在口咽部发生的癌症。

关键词

降级疗法、并发症、预后模型、生物标记、高危人群

一、概述

在过去的三十年中,已经很清楚的是,高风险的人乳头状瘤病毒(HPV)感染与头颈部鳞状细胞癌的发生有关,特别是在口咽部发生的癌症。

流行病学证据显示,在欧洲和世界其他地区,HPV 诱导的口咽鳞状细胞癌(OPSCC)的患病率迅速增加(Chaturvedi et al.,2011;

Nasman et al.,2009；Rietbergen et al.,2013；Shaw et al.,2011)。与 HPV 阴性 OPSCC 相比,基于生物学、流行病学和临床上的差异,HPV 阳性口咽癌被认为是一个不同的肿瘤实体。

与 HPV 阴性 OPSCC 患者相比,HPV 阳性 OPSCC 患者年龄通常较年轻约 10 岁,为男性,且不太可能有烟草或酒精使用史(Chaturvedi et al.,2011；Gillison et al.,2000,2008)。HPV 阳性肿瘤主要见于早期原发肿瘤(T)阶段和晚期淋巴结(N)阶段。一般而言,HPV 相关的 OPSCC 在出现临床表现时是 TNM Ⅲ期和Ⅳ期疾病。淋巴结转移通常为囊性和多级转移(Begum et al.,2008；Hafkamp et al.,2008)。尽管处于晚期阶段,但与 HPV 阴性肿瘤相比,HPV 相关的 OPSCC 已被证明对治疗反应更敏感,并且预后更好(Butz et al.,1996；Lindel et al.,2001；Lindquist et al.,2007)。美国、澳大利亚和西欧的一些回顾性和前瞻性研究一致证实 HPV 阳性 OPSCC 有更好的预后(Ang et al.,2010；Fakhry et al.,2008；Posner et al.,2011；Rischin et al.,2010)。在多中心临床试验中,Fakhry 等(2008)首次进行了一项前瞻性研究,评估了肿瘤 HPV 状态与 OPSCC 患者(n=96)的治疗和生存反应的相关性。他们的数据证实了在回顾性生存分析中观察到的结果,即 HPV 阳性 OPSCC 患者的生存率提高了,并且与这些类型的癌症对放化疗的敏感性增加一致。然而,由于样本量相对较小,不能排除与肿瘤 HPV 状态(例如早期肿瘤分期或低并发症评分)相关的其他有利预后因素也可作为一种存活差异的解释。2010 年,Ang 等发表了一项在放射治疗肿瘤组(RTOG；RTOG 0129 研究)中进行的随机临床试验中研究。这项研究提供了强有力的证据,表明肿瘤 HPV 状态是 OPSCC 患者(n=266)总体存活率和无进展生存期的独立预后因素。Ang 等第一次提出了 OPSCC 患者的预后模型,其中 HPV 是最重要的预后因素。此后,该模型已在其他人群中得到验证,并且已经为 OPSCC 患者开发了不同的预后风险模型,这些模型均把 HPV 作为主要预后因素(Ang et al.,2010；Dahlstrom et al.,2012)。

二、不同预后模型

在 Ang 等(2010)的研究中,基于 RTOG 0129 的研究提出了 OPSCC 患者的第一个递归分区模型(recursive partitioning model,RPA)。总共 266 例 OPSCC 患者被分为三组:低、中、高死亡风险组。通过 p16 免疫组化和 HPV16 的原位杂交检测 HPV。应用 HPV 状态、吸烟烟龄和 TNM 分期的组合将 OPSCC 患者分为三个风险组(图 5-1-1)。这是一个独特的预后模型,已被其他人验证(Granata et al.,2012)。然而,该模型以美国的临床试验为基础,而且仅包括Ⅲ/Ⅳ期疾病和良好 ECOG 临床表现评分(即 0、1)的患者。因此,问题出现了,这个模型是否也适用于所有 OPSCC 患者,或者是否需要考虑其他预后因素。此外,许多欧洲国家的 HPV 归因分数和吸烟行为与美国的显著不同。

2013 年,Rietbergen 等以未经选择的连续队列的 723 例 OPSCC 患者为基础进行了一项研究。这项研究还包括Ⅰ/Ⅱ期的患者和中重度并发症的患者(使用 ACE-27 评分)(Kallogjeri et al.,2012;Kaplan et al.,1974)。通过 p16 免疫组化及随后对 p16 阳性病例进行 HPV DNA 测试来确定 HPV 状态。使用该患者组,RTOG 0129 研究的预后模型得到确认(Rietbergen et al.,2013);3 年生存率与先前描述的相似(Ang et al.,2010)。然而,当使用 RTOG 0129 预后模型分析该队列时,Harrell 的 C 指数(Harrell's C-index)并不理想。因此,基于这个连续的患者队列开发了一种适应性递归分区模型,其中也包括Ⅰ/Ⅱ期患者和中度至重度并发症患者。这一新模型证实,OPSCC 患者的主要预后因素是 HPV 状态。然而,并发症(代替吸烟)是 HPV 阳性患者中最重要的预后因素,也是 HPV 阴性患者继淋巴结分期后的第二大预后因素(图 5-1-2)。在 HPV 阴性患者中,淋巴结分期仍是最重要的预后因素。在 HPV 阳性患者中,淋巴结分期不影响预后。几项研究(Chaturvedi et al.,2011;Shaw et al.,2011;Ang et al.,2010)已经描述了 HPV 阳性患者无论淋巴结分期如何都有良好的预后。有趣的是,在 Rietbergen 等的预后模型中,吸烟不是预后因素。吸烟是单因素和

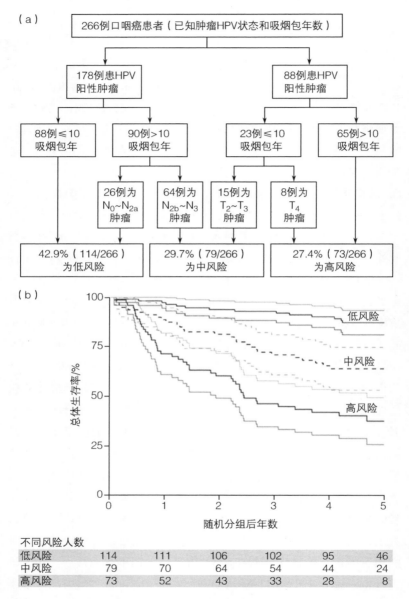

图 5-1-1   Ang 等人(2010)使用 2 项 RTOG 试验的 RPA 分析对 OPSCC 存活风险组进行分类

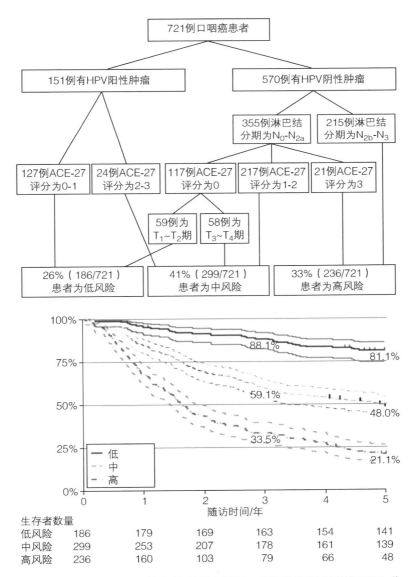

图 5-1-2 Rietbergen 等人(2013b)利用一个荷兰队列人群的 RPA 分析对 OPSCC 的生存风险组进行分类

多变量分析中总体生存率预后的决定因素之一。然而,在递归分区分析中,并发症是一个比吸烟更强的预后因素。这一观察结果可能的解释是,中重度并发症中的大多数患者也是重度吸烟者(83.3%),且死于与吸烟有关的原因,如心血管疾病和肺癌、食道癌和头颈癌。此外,队列中大多数患者吸烟超过 10 包 / 年(pack-years,PY)(87.1%),与其他研究相比,这个比例非常高(Ang et al.,2010;O'Sullivan et al.,2013)。

2015 年,Rietbergen 等提出的预后模型通过一系列独立患者所验证。尽管 RTOG 0129 预后模型侧重于所谓的"试验人群"(即Ⅲ/Ⅳ期 OPSCC 具有良好 ECOG 临床表现评分的患者),但这种新的预测模型似乎适用于所有的 OPSCC 患者。此外,这种模式可能更适合高吸烟率的患者人群,欧洲大多数国家的情况就是如此。并发症,取代吸烟,可能是这些人群中信息量更大的预后因素。

在 Rietbergen 等的研究中,另一个显著发现是,p16 阳性但 HPV DNA 阴性的 OPSCC(16.4% 的 p16 阳性患者)与"真正"HPV 阳性 OPSCC 的患者相比,存活率显著不同。这个"不一致"组的生存曲线几乎融合了 HPV 阴性 OPSCC 患者的生存曲线。2011 年,Perrone 等报道了类似的结果:p16 阳性但 HPV DNA 阴性亚组中的患者显示与 HPV 阴性患者相同的总生存曲线(Perrone,2011)。这一发现对于将患者纳入去强化试验可能很重要。目前,正在进行的去强化试验的随机化资格只涉及 p16 免疫组化阳性的患者。但是,这也导致了患者感染 HPV DNA 阴性肿瘤的风险。

因此,我们鼓励将 HPV 状态纳入 TNM AJCC/UICC 分级的下一版(第 8 版)中。此外,我们强调,除了 p16 免疫组化检测外,还需要进行可靠的 HPV DNA 检测以验证真正的 HPV 相关 OPSCC。

三、去强化治疗

由于 HPV 阳性 OPSCC 患者预后良好,因此现在有机会来研究这些患者降低强度的治疗策略。这些治疗策略不应该影响生存的结果,但应该降低潜在的使治疗后期效应衰弱的风险。大多数情况下,与 HPV 阴性 OPSCC 患者相比,HPV 阳性 OPSCC 患者更年轻,并且健康状况通常更好。因此,治疗后出现的低治疗相关毒性和高水平的生活质量是这些患者临床管理的重要考虑因素。

在 2010 年,Ang 人根据他们的数据,已经建议未来的临床试验应该专门为 HPV 阳性 OPSCC 患者设计。他们的分析显示在 HPV 阳性 OPSCC 患者中,应用同步加速分级放射治疗方案联合高剂量顺铂与标准分级方案联合高剂量顺铂之间,其总体生存率没有显著差异。因此,他们认为两种方案都可以作为正在研究的新疗法的对照。

目前,针对 HPV 阳性 OPSCC 患者的一些降级试验正在进行。DeESCALATE-HPV 试验是一项Ⅲ期临床试验,比较了放射治疗加西妥昔单抗和放化疗在 HPV 阳性 OPSCC 患者中的疗效。这项研究的目的是评估西妥昔单抗代替顺铂的应用,这是一种毒性较低的同步放化疗方案。第二项旨在评估西妥昔单抗代替顺铂可能性的试验是(最近关闭的)RTOG 1016 试验。

另一项降级试验是最近关闭的 ECOG-E1308 Ⅱ期试验,针对的是Ⅲ/Ⅳ期 HPV 阳性 OPSCC 的患者。该试验测试了诱导化疗(联合紫杉醇、顺铂、西妥昔单抗,随后西妥昔单抗同步联合放疗)对于原发部位和颈部淋巴结而言,是否可以使放疗剂量安全减少。对诱导完全反应的患者将规定的放射治疗剂量从 69.3Gy(由于不完全反应)改变为 54Gy。除 p16 免疫组化外,该试验的随机化资格还包括 HPV16 原位杂交。

在任何类型的治疗之前,评估 OPSCC 患者生存概率的能力对于决策制定而言是非常有价值的,尤其是对于可能参与降级试验治疗的患者。上述两种预测模型可用于对患者进行去强化疗法分层。但是,在考虑选择治疗方案时,根据患者复发风险对患者进行分层可能也很有用。尽管与 HPV 阴性 OPSCC 相比,已知 HPV 阳性 OPSCC 的局部区域控制和生存结果较好,但最近的文献显示两者的远端转移(distant metastases,DM)率相同(Ang et al.,2010;O'Sullivan et al.,

2012）。另外，HPV 阳性患者的 DM 可能出现在意料之外的部位，并在更长的时间间隔后出现（Huang et al.，2012）。DM 似乎是 HPV 阳性患者死亡的主要原因。O'Sullivan 等（2013）最近证实，N_{2b} 期结直肠癌的 HPV 阳性患者单用放射治疗时远端控制率降低，似乎不太适用于减少化疗的去强化策略。他们认为，应该谨慎考虑抑制或减少化疗强度的去强化策略，并且最好将其应用于最不易发生 DM 的亚组（即 T_1~T_3、N_0~N_{2c} 患者）。

四、其他生物标记物对预后模型的优化

除了 HPV 阳性 OPSCC 患者生存率的主要预后因素（即吸烟、并发症和高淋巴结分期）之外，最近还提出了其他生存预测指标。当前为改善 HPV 阳性肿瘤分期系统而进行的研究表明，需要补充新的已知危险因素的生物学标志物来提高预后的准确性（Huang et al.，2012；Rios et al.，2014）。

Murphy 等最近描述了 HPV 阳性患者中肿瘤特异性生长率（tumor-specific growth rate，TSGR）和口咽癌（OPC）预后之间的关系。TSGR 被定义为诊断与二次扫描间隔 >7 天且无间隔治疗（体积增长百分比 / 天）的原发肿瘤体积差异（Murphy，2015）。这是从经过（化学）放射治疗并已知 p16 状态和吸烟包 / 年数（smoking pack-years）的 85 名 OPC 患者的原发性肿瘤体积倍增时间中得来的。将 TSGR 纳入 RTOG 0129 风险分组（0129RG）以评估 TSGR 是否能改善预后准确性。这种射频性生物标志物与 0129RG 的风险分层相结合提高了风险组的预测质量。这表明 TSGR 有助于提高患者选择强化治疗的潜能。

另一种潜在的生物标志物可能是肿瘤浸润淋巴细胞（tumor infiltrating lymphocytes，TIL）水平。2014 年，Ward 等（2014）指出 TIL 水平可预测 OPSCC 患者的生存率。在他们的研究中，HPV 阳性 TIL_{low} 肿瘤患者的生存率与 HPV 阴性患者的生存率无显著差异。基于低 TIL 水平，重度吸烟和晚期 T 期的预后模型允许鉴定一组生存率较差的 HPV 阳性患者。

EGFR 过表达对预后的影响仍不确定。在约 80% 的头颈癌中，EGFR 异常激活（Thomas et al., 2005）。尽管一些研究发现 EGFR 与治疗反应或结果之间没有关系，但是头颈癌中 EGFR 表达与预后相关，特别是在用放疗治疗的患者中（Thomas et al., 2005；Putti et al., 2002；Chang et al., 2008；Kong et al., 2009；Fischer et al., 2008）。

Hong 等（2010）研究了 270 个 OPSCC 中 EGFR 表达与 HPV 状态相关的预后意义。他们的数据显示 EGFR 和 HPV 是 OPC 中的独立预后标志物，尽管 EGFR 的作用对于局部控制比存活更有说服力。他们认为，EGFR 与 HPV 状态结合使用可以提供额外的预后信息，特别是在局部控制方面。

Vainshtein 等（2014）调查了 184 例 HPV 阳性和 14 例 HPV 阴性患者的 EGFR 过表达情况。EGFR 过表达与 HPV 阴性状态有关，并且与整体人群中的局部区域（locoregional，LR）复发单变量相关，但在调整 HPV 状态后，EGFR 过表达的情况既不保留在多变量模型中，也不与 HPV 阳性患者的 LR 复发相关。在 HPV 阳性患者中，多因素分析显示仅 T_4 期和 N_3 期是 LR 复发的显著预测因子。

2015 年，研究了另一种可能影响 HPV 阳性 OPSCC 患者的生存率的潜在的生物标志物：CD98。CD98 已被描述为癌症干细胞（cancer stem cells，CSCs）的新型富集标志物（Martens-de Kemp et al., 2013）。CSC 代表了一小部分肿瘤细胞，这些细胞通过无限推动恶性细胞群的扩张维持肿瘤生长（Bao et al., et al., 2006）。以细胞膜上蛋白质标记物的差异表达为基础，可将 CSC 与大多数肿瘤区分开来。先前的研究认为头颈癌患者的治疗失败可能是 CSC 治疗抵抗的结果（de Jong et al., 2010）。Rietbergen 等（2014）指出，与 $CD98_{high}$ OPSCC 的 HPV 阳性患者相比，对于 $CD98_{low}$ OPSCC 的 HPV 阳性患者，其总体生存率和无进展生存期明显更好。因此，CD98 表达可以作为临床试验中 HPV 阳性患者可选择的额外预后指标。尽管这是个具有挑战性和吸引力的想法，但是使用 CD98 作为预后标志物，首先应该在前瞻性临床试验中经过一个彻底的验证阶段。

五、结论

在已经提出的几种预测模型中,肿瘤 HPV 状态是最重要的预后因素。这些模型可能用于对患者进行去强化疗法分层。除了肿瘤HPV 感染状态外,其他预后因素如吸烟、并发症和淋巴结转移等也影响 OPSCC 患者的预后。但在临床试验设计中使用这些模型时,必须记住,已经应用了预后模型的人群应该与登记进入临床(降级)试验的人群大致相同。此外,我们强调了除了 p16 免疫组化检测外,应用可靠的 HPV DNA 检测来验证真正的 HPV 相关 OPSCC 和选择患者进行去强化试验的重要性。为了提高预后的准确性,放射和生物标志物也可能在不久的未来发挥作用。

参考文献

Ang KK, Harris J, Wheeler R et al (2010) Human papillomavirus and survival of patients with oropharyngeal cancer. N Engl J Med 363:24–35

Bao S, Wu Q, McLendon RE et al (2006) Glioma stem cells promote radioresistance by preferential activation of the DNA damage response. Nature 444:756–760

Begum S, Westra WH (2008) Basaloid squamous cell carcinoma of the head and neck is a mixed variant that can be further resolved by HPV status. Am J Surg Pathol 32:1044–1050

Butz K, Geisen C, Ullmann A et al (1996) Cellular responses of HPV-positive cancer cells to genotoxic anti-cancer agents: repression of E6/E7-oncogene expression and induction of apoptosis. Int J Cancer 68:506–513

Chang AR, Wu HG, Park CI et al (2008) Expression of epidermal growth factor receptor and cyclin D1 in pretreatment biopsies as a predictive factor of radiotherapy efficacy in early glottic cancer. Head Neck 30:852–857

Chaturvedi AK, Engels EA, Pfeiffer RM et al (2011) Human papillomavirus and rising oropharyngeal cancer incidence in the United States. J Clin Oncol 29:4294–4301

Dahlstrom KR, Calzada G, Hanby JD, et al (2012) An evolution in demographics, treatment, and outcomes of oropharyngeal cancer at a major cancer center: a staging system in need of repair. Cancer

de Jong MC, Pramana J, Van Der Wal JE et al (2010) CD44 expression predicts local recurrence after radiotherapy in larynx cancer. Clin Cancer Res 16:5329–5338

Fakhry C, Westra WH, Li S et al (2008) Improved survival of patients with human papillomavirus-positive head and neck squamous cell carcinoma in a prospective clinical trial. J Natl Cancer Inst 100:261–269

Fischer C, Zlobec I, Stockli E et al (2008) Is immunohistochemical epidermal growth factor receptor expression overestimated as a prognostic factor in head-neck squamous cell carcinoma? A retrospective analysis based on a tissue microarray of 365 carcinomas. Hum Pathol 39:1527–1534

Gillison ML, Koch WM, Capone RB et al (2000) Evidence for a causal association between human papillomavirus and a subset of head and neck cancers. J Natl Cancer Inst 92:709–720

Gillison ML, D'Souza G, Westra W et al (2008) Distinct risk factor profiles for human papillomavirus type 16-positive and human papillomavirus type 16-negative head and neck cancers. J Natl Cancer Inst 100:407–420

Granata R, Miceli R, Orlandi E et al (2012) Tumor stage, human papillomavirus and smoking status affect the survival of patients with oropharyngeal cancer: an Italian validation study. Ann Oncol 23:1832–1837

Hafkamp HC, Manni JJ, Haesevoets A et al (2008) Marked differences in survival rate between smokers and nonsmokers with HPV 16-associated tonsillar carcinomas. Int J Cancer 122:2656–2664

Hong A, Dobbins T, Lee CS et al (2010) Relationships between epidermal growth factor receptor expression and human papillomavirus status as markers of prognosis in oropharyngeal cancer. Eur J Cancer 46:2088–2096

Huang SH, Perez-Ordonez B, Liu FF et al (2012) Atypical clinical behavior of p16-confirmed HPV-related oropharyngeal squamous cell carcinoma treated with radical radiotherapy. Int J Radiat Oncol Biol Phys 82:276–283

Kallogjeri D, Piccirillo JF, Spitznagel EL Jr et al (2012) Comparison of scoring methods for ACE-27: simpler is better. J Geriatr Oncol 3:238–245

Kaplan MH, Feinstein AR (1974) The importance of classifying initial co-morbidity in evaluating the outcome of diabetes mellitus. J Chronic Dis 27:387–404

Kong CS, Narasimhan B, Cao H et al (2009) The relationship between human papillomavirus status and other molecular prognostic markers in head and neck squamous cell carcinomas. Int J Radiat Oncol Biol Phys 74:553–561

Lindel K, Beer KT, Laissue J et al (2001) Human papillomavirus positive squamous cell carcinoma of the oropharynx: a radiosensitive subgroup of head and neck carcinoma. Cancer 92:805–813

Lindquist D, Romanitan M, Hammarstedt L et al (2007) Human papillomavirus is a favourable prognostic factor in tonsillar cancer and its oncogenic role is supported by the expression of E6 and E7. Mol Oncol 1:350–355

Martens-de Kemp SR, Brink A, Stigter-van WM et al (2013) CD98 marks a subpopulation of head and neck squamous cell carcinoma cells with stem cell properties. Stem Cell Res 10:477–488

Murphy CT, Devarajan K, Wang LS et al (2015) Pre-treatment tumor-specific growth rate as a temporal biomarker that predicts treatment failure and improves risk stratification for oropharyngeal cancer. Oral Oncol 51:1034–1040

Nasman A, Attner P, Hammarstedt L et al (2009) Incidence of human papillomavirus (HPV) positive tonsillar carcinoma in Stockholm, Sweden: an epidemic of viral-induced carcinoma? Int J Cancer 125:362–366

O'Sullivan B, Huang SH, Perez-Ordonez B et al (2012) Outcomes of HPV-related oropharyngeal cancer patients treated by radiotherapy alone using altered fractionation. Radiother Oncol 103:49–56

O'Sullivan B, Huang SH, Siu LL et al (2013) Deintensification candidate subgroups in human papillomavirus-related oropharyngeal cancer according to minimal risk of distant metastasis. J Clin Oncol 31:543–550

Perrone F, Gloghini A, Cortelazzi B et al (2011) Isolating p16-positive/HPV-negative oropharyngeal cancer: an effort worth making. Am J Surg Pathol 35:774–777

Posner MR, Lorch JH, Goloubeva O et al (2011) Survival and human papillomavirus in oropharynx cancer in TAX 324: a subset analysis from an international phase III trial. Ann Oncol 22:1071–1077

Putti TC, To KF, Hsu HC et al (2002) Expression of epidermal growth factor receptor in head and neck cancers correlates with clinical progression: a multicentre immunohistochemical study in the Asia-Pacific region. Histopathology 41:144–151

Rietbergen MM, Leemans CR, Bloemena E et al (2013a) Increasing prevalence rates of HPV attributable oropharyngeal squamous cell carcinomas in the Netherlands as assessed by a validated test algorithm. Int J Cancer 132:1565–1571

Rietbergen MM, Brakenhoff RH, Bloemena E et al (2013b) Human papillomavirus detection and comorbidity: critical issues in selection of patients with oropharyngeal cancer for treatment De-escalation trials. Ann Oncol 24:2740–2745

Rietbergen MM, Martens-de Kemp SR, Bloemena E et al (2014) Cancer stem cell enrichment marker CD98: a prognostic factor for survival in patients with human papillomavirus-positive oropharyngeal cancer. Eur J Cancer 50:765–773

Rietbergen MM, Witte BI, Velazquez ER et al (2015) Different prognostic models for different patient populations: validation of a new prognostic model for patients with oropharyngeal cancer in Western Europe. Br J Cancer 112:1733–1736

Rios VE, Hoebers F, Aerts HJ et al (2014) Externally validated HPV-based prognostic nomogram for oropharyngeal carcinoma patients yields more accurate predictions than TNM staging. Radiother Oncol 113:324–330

Rischin D, Young RJ, Fisher R et al (2010) Prognostic significance of p16INK4A and human papillomavirus in patients with oropharyngeal cancer treated on TROG 02.02 phase III trial. J Clin Oncol 28:4142–4148

Shaw R, Robinson M (2011) The increasing clinical relevance of human papillomavirus type 16 (HPV-16) infection in oropharyngeal cancer. Br J Oral Maxillofac Surg 49:423–429

Thomas GR, Nadiminti H, Regalado J (2005) Molecular predictors of clinical outcome in patients with head and neck squamous cell carcinoma. Int J Exp Pathol 86:347–363

Vainshtein JM, Spector ME, McHugh JB et al (2014) Refining risk stratification for locoregional failure after chemoradiotherapy in human papillomavirus-associated oropharyngeal cancer. Oral Oncol 50:513–519

Ward MJ, Thirdborough SM, Mellows T et al (2014) Tumour-infiltrating lymphocytes predict for outcome in HPV-positive oropharyngeal cancer. Br J Cancer 110:489–500

第二节　HPV 阳性和 HPV 阴性头颈部鳞状细胞癌患者预后和生活质量的预测因素

Jochen Hess

摘要

高危型人乳头状瘤病毒（HPV）感染是口咽鳞状细胞癌（OPSCC）的病因学危险因素，并且与治疗反应和生存率改善相关。更好地理解临床表现差异的分子学原理可能为 HPV 阳性 OPSCC 及其 HPV 阴性对照组建立更有效和毒性更低的疗法创造条件。令人信服的实验证据表明，广泛的全球性表观遗传学重新编程与肿瘤转化和恶性进展期间的基因突变（包括 HPV 阳性 OPSCC）同样重要。在本节中，将总结当前关于 DNA 甲基化、组蛋白修饰和染色体重塑的 HPV 相关改变的知识，并将探讨癌症相关谱，把这些作为一种获得重要诊断或预后信息的有价值的工具，用于对 HNSCC 患者的治疗决策和临床管理。

关键词

DNA 甲基化、组蛋白修饰、染色体重塑、DNA 甲基转移酶（DNA methyltransferases，DNMT）、组蛋白去乙酰酶（histone deacetylases，HDAC）

一、背景和临床意义

感染高危型人乳头状瘤病毒（HPV），主要是 16 型，已被确定为头颈部鳞状细胞癌（HNSCC）患者数量不断增加的重要危险因素（Gillison et al.，2015）。HPV 阳性肿瘤主要出现在口咽鳞状细胞癌（OPSCC）中并且显示与 HPV 阴性 HNSCC 明显不同的生物学和临床特征（Mehanna et al.，2013；Ndiaye et al.，2014；Hayes et al.，2015；Network，2015）。HPV 阳性的 OPSCC 与更好的治疗反应和生存率的改善相关，证明 HPV 的状态是原发性和进展性肿瘤中最准确的预后生物标记之一（Ang et al.，2010；Chaturvedi et al.，2011；Fakhry et al.，2014；Kang et al.，2015）。可以预见，更深入地了解潜在临床表现差异的分子学原理可能为 HPV 阳性 OPSCC 以及 HPV 阴性对照组建立更有效且毒性更低的治疗方法创造条件。

HNSCC 的表现是一个多因素过程，其特征在于基因组事件和影响肿瘤相关信号传导和基因调控网络的体细胞突变的积累。新一代测序技术的最新进展为揭示 HNSCC 的突变情况（包括 HPV 阳性和 HPV 阴性肿瘤之间的差异）提供了有价值的工具（Hayes et al.，2015；Network，2015）。然而，大多数正在进行的临床试验仍然集中在癌症基因组绘制前已知的治疗靶点上。这主要是由于我们对这些复杂的数据集从实验室到临床的解释和翻译能力受到全球测序研究所产生的大量信息的阻碍（Edwards et al.，2011）。

过去数十年的临床和实验研究提供了令人信服的证据，即广泛的全球性表观遗传学概况的重新编程与肿瘤转化和恶性进展期间的基因突变同样重要。起初，表观遗传被定义为与 DNA 序列变化无关的遗传性状。如今，术语"表观遗传学"被用于描述 DNA 甲基化以及染色质相关蛋白及其翻译后修饰调节基因转录的机制。细胞类型特异性表观遗传模式对于在发育和组织稳态过程中建立和维持细胞完整性至关重要,并且已报道在所有人类恶性肿瘤中均有其调控异常(Berdasco et al.,2010;Baylin et al.,2011)。最广泛研究的表观遗传标记是 DNA 甲基化,并且与翻译后组蛋白修饰一起影响染色质重构和特异性微 RNA 表达特征,它定义了人类癌症(包括 HNSCC)的表观遗传情况(Kostareli et al.,2012;Koffler et al.,2014;Le et al.,2014;van Kempen et al.,2014;Anayannis et al.,2015)。有据可查的是,包括病毒在内的所有主要类型的致癌因子均引起表观遗传模式的改变(Minarovits et al.,2016)。这有特殊的临床意义,因为许多表观遗传学修饰在疾病进展过程中持续或增加,并且为癌症相关概况的评估提供了一种获取重要诊断或预后信息的有价值的工具,用于 HNSCC 患者的治疗决策和临床管理(Koffler et al.,2014;van Kempen et al.,2014)。此外,表观遗传重编程的动态和可逆性质使得其调节回路的关键节点成为精准医学的真正药物靶标(Azad et al.,2013)。

二、HPV 相关的 DNA 甲基化改变

DNA 甲基化是一种生理性表观遗传修饰,主要发生在 DNA 序列中双核苷酸的 CpG 上添加甲基。CpG 不对称分布到贫乏和富集区域(CpG 岛)。CpG 岛主要位于启动子区域或大约一半基因的第一个外显子上(Jones et al.,2002)。DNA 甲基化是由 DNA 甲基化酶(DNA methyltransferase,DNMT)的酶活性催化的,其中人类已鉴定出三种变体:DNMT1、DNMT3A 和 DNMT3B(Subramaniam et al.,2014)。异常 DNA 甲基化是包括 HNSCC 在内的所有人类恶性肿瘤的标志,并且不同的概况已归因于环境因素、患者习惯(例如烟草和酒精消费)和病毒感染(Kostareli et al.,2012;van Kempen et al.,2014;Minarovits et al.,2016)。癌症的 DNA 甲基化显示出在重复区域整体(全球)DNA 甲基化的特征性丧失,并伴随有基因启动子甲基化的积累。虽然整体(全球)DNA 低甲基化的潜在分子原理和效果仍然难以捉摸,但它仍被认

为是造成染色体不稳定和原癌基因表达激活的原因（Robertson，2005；Jones et al.，2007）。值得注意的是，一些研究报道了一种与 HPV 相关的差异，即重复性 LINE-1 分子的低甲基化，表明其更有效地维持了整体（全球）DNA 甲基化，同时降低了 HPV 阳性 HNSCC 基因的不稳定性（Richards et al.，2009；Poage et al.，2011；Sartor et al.，2011）。在 HPV 阳性和 HPV 阴性 HNSCC 的基因组畸变的质量和数量方面，最近的研究支持了这种假设（Klussmann et al.，2009；Wilting et al.，2009；Agrawal et al.，2011；Stransky et al.，2011）。

（一）HPV 和基因启动子过度甲基化

基因启动子过度甲基化常常导致参与 DNA 损伤修复、解毒、细胞周期调控和细胞凋亡的细胞过程中肿瘤抑制基因的转录减少（Rodriguez-Paredes et al.，2011）。在癌症中，通过基因启动子甲基化进行的转录沉默甚至可以比通过缺失或体细胞突变导致的基因结构失活更频繁地发生（Rodriguez-Paredes et al.，2011；Azad et al.，2013）。许多研究已经探索了 HPV 相关基因启动子甲基化谱的差异，然而，许多报道仅评估了有限数量的选择基因，并没有专注于 OPSCC，OPSCC 是上呼吸消化道中 HPV 相关肿瘤的最常见部位（Kostareli et al.，2012；van Kempen et al.，2014）。最近的研究集中在 HPV 阳性与 HPV 阴性 HNSCC 基因启动子甲基化的总体分析上，目的是获得临床相关改变的详细视图以及解开受影响的信号传导和基因调控网络（Koffler et al.，2014）。总的来说，这些研究报道了 HPV 阳性肿瘤中基因启动子过度甲基化的更高水平趋势（Sartor et al.，2011；Colacino et al.，2013；Lechner et al.，2013；Lleras et al.，2013）。基因启动子甲基化的普遍增加产生了一个新的问题，即是否 HPV 阳性 HNSCC 也有类似于最初在结肠直肠癌中发现的 CpG 岛甲基化表型（CpG island methylator phenotype，CIMP）（Hughes et al.，2013；Suzuki et al.，2014）。在 HPV 阴性细胞系中病毒癌基因 *E6* 和 *E7* 的组合异位表达部分表现为 HPV 阳性肿瘤中所见的 CIMP 特征，并确定了 *E6* 作为主要病毒效应基因（Lechner et al.，2013）。值得注意的是，携带 CIMP 的 HPV 相关肿瘤的临床预后较差,生存率显著较低(Lechner et al.,2013)。虽然 CIMP 不是预测预后的独立因素,但也报道了口腔癌中 CIMP 与不良预后的关联(Jithesh et al.,2013)。

(二) 病毒蛋白与 DNMT 的功能性相互作用

HPV 可能改变基因启动子甲基化谱的一种分子作用模式,是由于通过病毒癌蛋白直接靶向 DNMT 的表达和酶促活性(Minarovits et al.,2016)。在 HPV 阳性肿瘤细胞系和原发性 OPSCC 中,DNMT1 和 DNMT3A 的表达明显增加(Sartor et al.,2011;Lechner et al.,2013;Schlecht et al.,2015)。此外,病毒癌蛋白在体外和肿瘤细胞系中刺激 DNMT 活性,这至少部分归因于 E7 和 DNMT1 的直接物理相互作用(Burgers et al.,2007;Laurson et al.,2010;D'Costa et al.,2012)。染色质免疫沉淀试验进一步证实了 CCNA1 启动子处的 E7-DNMT1 复合物的形成,可作为 HPV 相关基因启动子甲基化的一个典型(Chalertpet et al.,2015)。

(三) HPV 相关基因启动子甲基化模式和信号通路

通过整体基因启动子甲基化分析推断的独特 HPV 相关甲基化模式为 HNSCC 患者的诊断和预后评估提供了有价值的分子工具(Colacino et al.,2013;Kostareli et al.,2013)。但是,他们还促进了综合数据分析,从而推断出在信号转导和基因调控网络中考虑到 HPV 状态的临床相关差异(Koffler et al.,2014)。这些知识可以为 HNSCC 患者的治疗寻找更有针对性、更个性化的新药靶点奠定基础。

例如,具有 HPV 相关启动子甲基化的基因组的功能注释表明在 WNT/β-catenin 信号通路、PPAR 调节、维甲酸信号通路、c-KIT 信号通路和细胞 - 细胞间或细胞 - 基质间黏附中存在活性差异(Worsham et al.,2013)。Kostareli 及其同事(Kostareli et al.,2013)也提出了由于基因启动子甲基化和基于 OPSCC 的 HPV 状态而导致的维甲酸代谢和信号传导的差异。在另一项研究中,基因组富集分析确定了受 HPV 相关基因启动子甲基化影响的多种多梳抑制复合物 2(polycomb repressive complex 2,PRC2)的多个靶点,包括 CDH8、CDH15、PCDH8、PCDH9、PCDH10 和 PCDHB3 等多种钙黏蛋白超家族成员(Lechner et al., 2013)。最后, Fertig 和同事们应用基于 DNA 甲基化和基因表达模式的综合数据分析来推断可能被用作治疗靶点的生物学重要分子途径(Fertig et al., 2013)。该方法揭示了特定的基因启动子甲基化模式, 其调节 HPV 阴性 HNSCC 中的基因表达并将其与 HPV 阳性 HNSCC 区分开来。这些差异调节基因的分析表明 Hedgehog 通路的激活对 HPV 阴性 HNSCC 是特异性的, 这可通过与 HPV 阴性肿瘤中具有最高 GLI1 表达的正常黏膜相比, HNSCC 中的主要 Hedgehog 靶标 GLI1 的水平增加来证实。

三、HPV 相关的染色质结构改变

基因表达的表观遗传调控需要 DNA 甲基化、组蛋白修饰和核小体重塑之间复杂的相互作用。最常被研究的组蛋白的共价修饰是氨基末端的翻译后乙酰化、脱乙酰化和甲基化, 关键酶是组蛋白乙酰转移酶(histone acetyltransferases, HAT)、组蛋白去乙酰化酶(histone deacetylases, HDAC)和组蛋白甲基转移酶(histone methyltransferases, HMT)。此外, 核小体重塑因子的大复合物通过染色质结构的调整来调节基因表达。

尽管有令人信服的证据表明, 癌症相关染色质状态具有临床相关性, 但我们对组蛋白修饰和核小体重塑中 HPV 相关改变的知识以及它们与 DNA 甲基化概况的功能性相互作用仍很难掌握。最近对 HPV 阳性和 HPV 阴性 HNSCC 的全局 DNA 甲基化概况的研究表明, HPV 通过 *PRC2* 靶基因的过度甲基化来调节癌症表观基因组, 这涉及肿瘤进展和转移(Lechner et al., 2013)。Sartor 及其同事还报道了与 HPV 阴性的 HNSCC 细胞系相比, HPV 阳性的 HNSCC 中 *PRC2* 靶基因的独特启动子过度甲基化(Sartor et al., 2011)。*PRC2* 维持大量在发育和分化中具有关键调控作用的基因的转录抑制, 并且 PRC2 蛋白是正常胚胎发育所必需的, 并且在干细胞维护中表现出良好的作用(Conway et al., 2015)。值得注意的是, 对于 *PRC2* 靶标比非靶标更有可能发生癌症特异性启动子过度甲基化(Ohm et al., 2007; Schlesinger et al.,2007)。

Zeste 同系物 2(EZH2) 的酶增强剂是 PRC2 的催化组分, 在 H3K27 中起 HMT 的作用, 通过染色质凝聚导致基因沉默。HNSCC 中抑制性 H3K27 三甲基化(H3K27me3)标记的失调导致异常鳞状分化(Gannon et al.,2013), p16[INK4A] 阳性 OPSCC 显示 H3K27me3 模式的整体升高(Biron et al.,2012)。总的来说,这些数据强烈表明病毒癌蛋白通过改变 HMT 的表达或活性, 在 HNSCC 发病过程中诱导 *PRC2* 靶基因的表观遗传调节, 并由此调节相应基因启动子处的染色质结构。事实上,EZH2 在 HPV 阳性的宫颈癌细胞中通过 E7 介导从口袋蛋白中释放 E2F 而在转录水平上被激活(Holland et al.,2008)。在最近的一项研究中,Sharma 及其同事还展示了 E7 和 HOTAIR 之间的功能相互作用,*HOTAIR* 是一种长的非编码 RNA, 它将 *PRC2* 引入到目的基因启动子中(Sharma et al.,2015)。

四、结论和展望

越来越多的实验研究提供了令人信服的证据, 证明 HPV16 的病毒癌蛋白与细胞表观遗传机制的关键组分相互作用以重新编程基因表达模式, 从而改变受感染的宿主细胞的细胞特征。监测 HPV 相关的表观遗传程序的破坏是诊断、预后和治疗决策的有力工具, 并且由于其可逆转的性质, 可被认为是用于更有效和更少毒性的治疗 HPV 阳性 HNSCC 患者的一个真正靶标。以表观遗传学为基础的癌症治疗方法已获批准, 并且 DNA 甲基化、组蛋白修饰和染色体重塑的关键调节因子的其他抑制剂在临床前试验中也显示出前景。虽然表观遗传调控的生物学复杂, 而且我们对基础调控环路的了解还不完整, 但是这种新一代更具特异性和更有效的抑制剂有望在未来几年用于临床(Cai et al.,2015)。以表观遗传为基础的另一个有前途的选择治疗方法是将其与已建立的或新颖的治疗方案相结合。例如, 去甲基化药物可以提高治疗性病毒 DNA 疫苗在多种 HPV 相关恶性肿瘤中的疗效(Lu et al.,2009)。然而, 缺乏可靠的分子生物标志物来预测临床活动或表观遗传学治疗的耐药性是限制从实验室研究转化到临床应用的严重问题（Helin et al., 2013）。

参考文献

Agrawal N, Frederick MJ, Pickering CR, Bettegowda C, Chang K, Li RJ, Fakhry C, Xie TX, Zhang J, Wang J, Zhang N, El-Naggar AK, Jasser SA, Weinstein JN, Trevino L, Drummond JA, Muzny DM, Wu Y, Wood LD, Hruban RH, Westra WH, Koch WM, Califano JA, Gibbs RA, Sidransky D, Vogelstein B, Velculescu VE, Papadopoulos N, Wheeler DA, Kinzler KW, Myers JN (2011) Exome sequencing of head and neck squamous cell carcinoma reveals inactivating mutations in NOTCH1. Science 333(6046):1154–1157

Anayannis NV, Schlecht NF, Belbin TJ (2015) Epigenetic mechanisms of human papillomavirus-associated head and neck cancer. Arch Pathol Lab Med 139(11):1373–1378

Ang KK, Harris J, Wheeler R, Weber R, Rosenthal DI, Nguyen-Tan PF, Westra WH, Chung CH, Jordan RC, Lu C, Kim H, Axelrod R, Silverman CC, Redmond KP, Gillison ML (2010) Human papillomavirus and survival of patients with oropharyngeal cancer. N Engl J Med 363(1):24–35

Azad N, Zahnow CA, Rudin CM, Baylin SB (2013) The future of epigenetic therapy in solid tumours–lessons from the past. Nat Rev Clin Oncol 10(5):256–266

Baylin SB, Jones PA (2011) A decade of exploring the cancer epigenome - biological and translational implications. Nat Rev Cancer 11(10):726–734

Berdasco M, Esteller M (2010) Aberrant epigenetic landscape in cancer: how cellular identity goes awry. Dev Cell 19(5):698–711

Biron VL, Mohamed A, Hendzel MJ, Alan Underhill D, Seikaly H (2012) Epigenetic differences between human papillomavirus-positive and -negative oropharyngeal squamous cell carcinomas. J Otolaryngol Head Neck Surg 41(Suppl 1):S65–S70

Burgers WA, Blanchon L, Pradhan S, de Launoit Y, Kouzarides T, Fuks F (2007) Viral oncoproteins target the DNA methyltransferases. Oncogene 26(11):1650–1655

Cai SF, Chen CW, Armstrong SA (2015) Drugging chromatin in cancer: recent advances and novel approaches. Mol Cell 60(4):561–570

Chalertpet K, Pakdeechaidan W, Patel V, Mutirangura A, Yanatatsaneejit P (2015) Human papillomavirus type 16 E7 oncoprotein mediates CCNA1 promoter methylation. Cancer Sci 106(10):1333–1340

Chaturvedi AK, Engels EA, Pfeiffer RM, Hernandez BY, Xiao W, Kim E, Jiang B, Goodman MT, Sibug-Saber M, Cozen W, Liu L, Lynch CF, Wentzensen N, Jordan RC, Altekruse S, Anderson WF, Rosenberg PS, Gillison ML (2011) Human papillomavirus and rising oropharyngeal cancer incidence in the United States. J Clin Oncol 29(32):4294–4301

Colacino JA, Dolinoy DC, Duffy SA, Sartor MA, Chepeha DB, Bradford CR, McHugh JB, Patel DA, Virani S, Walline HM, Bellile E, Terrell JE, Stoerker JA, Taylor JM, Carey TE, Wolf GT, Rozek LS (2013) Comprehensive analysis of DNA methylation in head and neck squamous cell carcinoma indicates differences by survival and clinicopathologic characteristics. PLoS ONE 8(1):e54742

Conway E, Healy E, Bracken AP (2015) PRC2 mediated H3K27 methylations in cellular identity and cancer. Curr Opin Cell Biol 37:42–48

D'Costa ZJ, Jolly C, Androphy EJ, Mercer A, Matthews CM, Hibma MH (2012) Transcriptional repression of E-cadherin by human papillomavirus type 16 E6. PLoS ONE 7(11):e48954

Edwards AM, Isserlin R, Bader GD, Frye SV, Willson TM, Yu FH (2011) Too many roads not taken. Nature 470(7333):163–165

Fakhry C, Zhang Q, Nguyen-Tan PF, Rosenthal D, El-Naggar A, Garden AS, Soulieres D, Trotti A, Avizonis V, Ridge JA, Harris J, Le QT, Gillison M (2014) Human papillomavirus and overall survival after progression of oropharyngeal squamous cell carcinoma. J Clin Oncol 32(30):3365–3373

Fertig EJ, Markovic A, Danilova LV, Gaykalova DA, Cope L, Chung CH, Ochs MF, Califano JA (2013) Preferential activation of the hedgehog pathway by epigenetic modulations in HPV negative HNSCC identified with meta-pathway analysis. PLoS ONE 8(11):e78127

Gannon OM, Merida de Long L, Endo-Munoz L, Hazar-Rethinam M, Saunders NA (2013) Dysregulation of the repressive H3K27 trimethylation mark in head and neck squamous cell carcinoma contributes to dysregulated squamous differentiation. Clin Cancer Res 19(2):428–441

Gillison ML, Chaturvedi AK, Anderson WF, Fakhry C (2015) Epidemiology of human papillomavirus-positive head and neck squamous cell carcinoma. J Clin Oncol 33(29):3235–3242

Hayes DN, Van Waes C, Seiwert TY (2015) Genetic landscape of human papillomavirus-associated head and neck cancer and comparison to tobacco-related tumors. J Clin Oncol 33(29):3227–3234

Helin K, Dhanak D (2013) Chromatin proteins and modifications as drug targets. Nature 502 (7472):480–488

Holland D, Hoppe-Seyler K, Schuller B, Lohrey C, Maroldt J, Durst M, Hoppe-Seyler F (2008) Activation of the enhancer of zeste homologue 2 gene by the human papillomavirus E7 oncoprotein. Cancer Res 68(23):9964–9972

Hughes LA, Melotte V, de Schrijver J, de Maat M, Smit VT, Bovee JV, French PJ, van den Brandt PA, Schouten LJ, de Meyer T, van Criekinge W, Ahuja N, Herman JG, Weijenberg MP, van Engeland M (2013) The CpG island methylator phenotype: what's in a name? Cancer Res 73(19):5858–5868

Jithesh PV, Risk JM, Schache AG, Dhanda J, Lane B, Liloglou T, Shaw RJ (2013) The epigenetic landscape of oral squamous cell carcinoma. Br J Cancer 108(2):370–379

Jones PA, Baylin SB (2002) The fundamental role of epigenetic events in cancer. Nat Rev Genet 3 (6):415–428

Jones PA, Baylin SB (2007) The epigenomics of cancer. Cell 128(4):683–692

Kang H, Kiess A, Chung CH (2015) Emerging biomarkers in head and neck cancer in the era of genomics. Nat Rev Clin Oncol 12(1):11–26

Klussmann JP, Mooren JJ, Lehnen M, Claessen SM, Stenner M, Huebbers CU, Weissenborn SJ, Wedemeyer I, Preuss SF, Straetmans JM, Manni JJ, Hopman AH, Speel EJ (2009) Genetic signatures of HPV-related and unrelated oropharyngeal carcinoma and their prognostic implications. Clin Cancer Res 15(5):1779–1786

Koffler J, Sharma S, Hess J (2014) Predictive value of epigenetic alterations in head and neck squamous cell carcinoma. Mol Cell Oncol 1(2):e954827

Kostareli E, Holzinger D, Bogatyrova O, Hielscher T, Wichmann G, Keck M, Lahrmann B, Grabe N, Flechtenmacher C, Schmidt CR, Seiwert T, Dyckhoff G, Dietz A, Hofler D, Pawlita M, Benner A, Bosch FX, Plinkert P, Plass C, Weichenhan D, Hess J (2013) HPV-related methylation signature predicts survival in oropharyngeal squamous cell carcinomas. J Clin Invest 123(6):2488–2501

Kostareli E, Holzinger D, Hess J (2012) New concepts for translational head and neck oncology: lessons from HPV-related oropharyngeal squamous cell carcinomas. Front Head Neck Cancer 2:1–10

Laurson J, Khan S, Chung R, Cross K, Raj K (2010) Epigenetic repression of E-cadherin by human papillomavirus 16 E7 protein. Carcinogenesis 31(5):918–926

Le JM, Squarize CH, Castilho RM (2014) Histone modifications: targeting head and neck cancer stem cells. World J Stem Cells 6(5):511–525

Lechner M, Fenton T, West J, Wilson G, Feber A, Henderson S, Thirlwell C, Dibra HK, Jay A, Butcher L, Chakravarthy AR, Gratrix F, Patel N, Vaz F, O'Flynn P, Kalavrezos N, Teschendorff AE, Boshoff C, Beck S (2013) Identification and functional validation of HPV-mediated hypermethylation in head and neck squamous cell carcinoma. Genome Med 5 (2):15

Lleras RA, Smith RV, Adrien LR, Schlecht NF, Burk RD, Harris TM, Childs G, Prystowsky MB, Belbin TJ (2013) Unique DNA methylation loci distinguish anatomic site and HPV status in head and neck squamous cell carcinoma. Clin Cancer Res 19(19):5444–5455

Lu D, Hoory T, Monie A, Wu A, Wang MC, Hung CF (2009) Treatment with demethylating agent, 5-aza-2'-deoxycytidine enhances therapeutic HPV DNA vaccine potency. Vaccine 27 (32):4363–4369

Mehanna H, Beech T, Nicholson T, El-Hariry I, McConkey C, Paleri V, Roberts S (2013) Prevalence of human papillomavirus in oropharyngeal and nonoropharyngeal head and neck cancer–systematic review and meta-analysis of trends by time and region. Head Neck 35 (5):747–755

Minarovits J, Demcsak A, Banati F, Niller HH (2016) Epigenetic dysregulation in virus-associated neoplasms. Adv Exp Med Biol 879:71–90

Ndiaye C, Mena M, Alemany L, Arbyn M, Castellsague X, Laporte L, Bosch FX, de Sanjose S, Trottier H (2014) HPV DNA, E6/E7 mRNA, and p16INK4a detection in head and neck cancers: a systematic review and meta-analysis. Lancet Oncol 15(12):1319–1331

Network CGA (2015) Comprehensive genomic characterization of head and neck squamous cell carcinomas. Nature 517(7536):576–582

Ohm JE, McGarvey KM, Yu X, Cheng L, Schuebel KE, Cope L, Mohammad HP, Chen W, Daniel VC, Yu W, Berman DM, Jenuwein T, Pruitt K, Sharkis SJ, Watkins DN, Herman JG, Baylin SB (2007) A stem cell-like chromatin pattern may predispose tumor suppressor genes to DNA hypermethylation and heritable silencing. Nat Genet 39(2):237–242

Poage GM, Houseman EA, Christensen BC, Butler RA, Avissar-Whiting M, McClean MD, Waterboer T, Pawlita M, Marsit CJ, Kelsey KT (2011) Global hypomethylation identifies Loci targeted for hypermethylation in head and neck cancer. Clin Cancer Res 17(11):3579–3589

Richards KL, Zhang B, Baggerly KA, Colella S, Lang JC, Schuller DE, Krahe R (2009) Genome-wide hypomethylation in head and neck cancer is more pronounced in HPV-negative tumors and is associated with genomic instability. PLoS ONE 4(3):e4941

Robertson KD (2005) DNA methylation and human disease. Nat Rev Genet 6(8):597–610

Rodriguez-Paredes M, Esteller M (2011) Cancer epigenetics reaches mainstream oncology. Nat Med 17(3):330–339

Sartor MA, Dolinoy DC, Jones TR, Colacino JA, Prince ME, Carey TE, Rozek LS (2011) Genome-wide methylation and expression differences in HPV(+) and HPV(-) squamous cell carcinoma cell lines are consistent with divergent mechanisms of carcinogenesis. Epigenetics 6 (6):777–787

Schlecht NF, Ben-Dayan M, Anayannis N, Lleras RA, Thomas C, Wang Y, Smith RV, Burk RD, Harris TM, Childs G, Ow TJ, Prystowsky MB, Belbin TJ (2015) Epigenetic changes in the CDKN2A locus are associated with differential expression of P16INK4A and P14ARF in HPV-positive oropharyngeal squamous cell carcinoma. Cancer Med 4(3):342–353

Schlesinger Y, Straussman R, Keshet I, Farkash S, Hecht M, Zimmerman J, Eden E, Yakhini Z, Ben-Shushan E, Reubinoff BE, Bergman Y, Simon I, Cedar H (2007) Polycomb-mediated methylation on Lys27 of histone H3 pre-marks genes for de novo methylation in cancer. Nat Genet 39(2):232–236

Sharma S, Mandal P, Sadhukhan T, Roy Chowdhury R, Ranjan Mondal N, Chakravarty B, Chatterjee T, Roy S, Sengupta S (2015) Bridging links between long noncoding RNA HOTAIR and HPV oncoprotein E7 in cervical cancer pathogenesis. Sci Rep 5:11724

Stransky N, Egloff AM, Tward AD, Kostic AD, Cibulskis K, Sivachenko A, Kryukov GV, Lawrence MS, Sougnez C, McKenna A, Shefler E, Ramos AH, Stojanov P, Carter SL, Voet D, Cortes ML, Auclair D, Berger MF, Saksena G, Guiducci C, Onofrio RC, Parkin M, Romkes M, Weissfeld JL, Seethala RR, Wang L, Rangel-Escareno C, Fernandez-Lopez JC, Hidalgo-Miranda A, Melendez-Zajgla J, Winckler W, Ardlie K, Gabriel SB, Meyerson M, Lander ES, Getz G, Golub TR, Garraway LA, Grandis JR (2011) The mutational landscape of head and neck squamous cell carcinoma. Science 333(6046):1157–1160

Subramaniam D, Thombre R, Dhar A, Anant S (2014) DNA methyltransferases: a novel target for prevention and therapy. Front Oncol 4:80

Suzuki H, Yamamoto E, Maruyama R, Niinuma T, Kai M (2014) Biological significance of the CpG island methylator phenotype. Biochem Biophys Res Commun 455(1–2):35–42

van Kempen PM, Noorlag R, Braunius WW, Stegeman I, Willems SM, Grolman W (2014)

Differences in methylation profiles between HPV-positive and HPV-negative oropharynx squamous cell carcinoma: a systematic review. Epigenetics 9(2):194–203

Wilting SM, Smeets SJ, Snijders PJ, van Wieringen WN, van de Wiel MA, Meijer GA, Ylstra B, Leemans CR, Meijer CJ, Brakenhoff RH, Braakhuis BJ, Steenbergen RD (2009) Genomic profiling identifies common HPV-associated chromosomal alterations in squamous cell carcinomas of cervix and head and neck. BMC Med Genomics 2:32

Worsham MJ, Chen KM, Ghanem T, Stephen JK, Divine G (2013) Epigenetic modulation of signal transduction pathways in HPV-associated HNSCC. Otolaryngol Head Neck Surg 149 (3):409–416

第三节　肿瘤免疫学与 HPV

Barbara Wollenberg

摘要

HNSCC 是位于口腔、口咽、下咽和喉部的异质性肿瘤组。最初，烟草和酒精暴露是 HNSCC 的主要风险因素。在过去的二十年中，HPV 感染已被确定为 HNSCC 的危险因素，尤其是口咽部肿瘤。尽管 HPV 诱导的口咽癌主要表达 HPV16 相关的 E6 和 E7 癌蛋白，但 HPV 阴性的 HNSCC 与 p53 的过表达相关。然而，如果比较 HPV 阴性和 HPV 阳性 HNSCC 的治疗成功率，HPV 阳性口咽部肿瘤的总存活率显著更高。了解这一现象对改善和适应治疗理念至关重要。

关键词

免疫学、免疫细胞浸润、微环境、免疫治疗

一、癌症免疫学和 HPV

HNSCC 是位于口腔、口咽、下咽和喉部的异质性肿瘤组。最初，烟草和酒精暴露是 HNSCC 的主要风险因素。在过去的二十年中，HPV 感染已被确定为 HNSCC 的危险因素，尤其是口咽部肿瘤，其中扁桃体区是 HPV 感染率最高的区域，HPV 阳性率为 45%~70%（Mellin et al.，2002；Ritta et al.，2013）。

迄今已鉴定出 180 多种乳头状瘤病毒,其中约有 120 种基因型从人类中分离得到。尽管 HPV 诱导的口咽癌主要表达与 HPV16 相关的 E6 和 E7 癌蛋白,但 HPV 阴性的 HNSCC 与 p53 的过表达相关(Bernard,2010)。

然而,如果比较 HPV 阴性和 HPV 阳性 HNSCC 的治疗成功率,与 HPV 阴性肿瘤相比,HPV 阳性口咽部肿瘤的总生存率显著更高(Gillison,2008;Ragin et al.,2007)。了解这一现象对改善和适应治疗理念至关重要。

二、免疫细胞浸润

已知人类实体肿瘤组织被各种各样免疫细胞浸润,这些细胞在肿瘤微环境中被调节(Hartmann et al.,2003;Heimdal et al.,2000;Pries et al.,2006;Veltri et al.,1986)。

在 HNSCC 中已经描述了几种 HPV 相关的免疫学特征。

一般而言,与 HPV 阴性 HNSCC 相比,HPV 阳性肿瘤已显示具有特征性免疫细胞浸润。最近,Partlova 等已经指出 HPV 阳性肿瘤被显著更多数量的 IFNgC CD8C T 淋巴细胞、IL-17C CD8C T 淋巴细胞、髓样树突细胞和促炎趋化因子浸润。此外,HPV 阳性肿瘤具有显著较低的 COX2 mRNA 表达和较高的 PD1mRNA 表达(Partlova et al.,2015)。

Spanos 等已经指出,对于人类和小鼠 HPV 转化的细胞系而言,无论是放射还是顺铂治疗均不能治愈免疫缺陷的小鼠,而在体内,HPV 阳性肿瘤对放射和顺铂治疗更敏感。令人惊讶的是,将野生型免疫细胞移植到免疫缺陷小鼠体内后,顺铂治疗恢复了 HPV 阳性的肿瘤清除率。这些数据表明 HPV 阳性肿瘤能够被更好地治愈不是因为对顺铂或放射治疗的上皮敏感性增加,而是因为 HPV 相关的免疫(Spanos et al.,2009)。

一项由 50 名未挑选的 HNSCC 患者组成的研究证实了 HPV 相关免疫的影响,其中从肿瘤和淋巴结中分离得到了 T 淋巴细胞。对 HPV16 特异性 T 细胞应答的全面研究揭示了对 HPV16 具有反应性的 CD41 T 辅助 1 型和 2 型细胞,CD41 调节性 T 细胞和 CD81 T 细胞的广泛存在。Heusinkveld 等人在 63.6% 的 HPV 阳性 HNSCC 中发现了循环的 HPV16 特异性 T 细胞,但只有 24.1% 的 HPV 阴性 HNSCC 中有这种细胞(Heusinkveld et al.,2012)。

同样,Albers 等发现在 HPV 阳性 HNSCC 患者中针对 HPV16 E7 的 T 细胞水平的增加(Albers et al.,2005)。

另外一项研究强调了 HPV16 特异性 T 细胞免疫在 HPV16 诱导的 HNSCC 中的局部存在,这表明在固态 HNSCC 中,$CD3^+$ 和 $FoxP3^+$ T 细胞的浸润增强,与 HPV16 拷贝数的升高有关(Ritta et al.,2013)。

相应地,已经表明靶向 CD137 是活化的 T 淋巴细胞上的一种诱导型受体,与 HPV 阳性 HNSCC 中的顺铂和放射治疗协同作用(Lucido et al.,2014)。

此外,在人类 HPV 阳性口咽鳞状细胞癌患者中发现效应记忆和效应 T 细胞数量增加,表明病毒诱导的 T 细胞活化(Turksma et al.,2013)。

另外,在 HPV 相关 HNSCC 中已经发现了不同类型的抗原呈递细胞数量的增加,例如髓样树突状细胞(myeloid dendritic cell,mDC)、浆细胞样树突状细胞(plasmacytoid dendritic cell,pDC)、巨噬细胞和单核细胞(Levovitz et al.)。使用 qRT-PCR 和免疫组化进行全面免疫分析,发现 $CD20^+$ B 细胞以及侵袭性边缘 $FoxP3^+$ Treg 显著增加了 HPV 阳性 HNSCC 的浸润(Russell et al.,2013)。

最近,在 HPV 相关宫颈癌中也得到了类似的发现,其中 HPV 感染与巨噬细胞分化、细胞免疫应答受损、1 型 T 辅助细胞(Th1)和 Th2 细胞之间的异常失衡、调节性 T 细胞浸润以及 DC 细胞激活和成熟的下调相关(Song et al.,2015)。

三、微环境调制

已知所有的这些不同类型的免疫细胞均能释放许多具有促血管生成和前转移作用的细胞因子和炎性介质,并且具有驱动肿瘤进展的潜力。

例如,IL-1 由单核细胞、巨噬细胞、树突细胞和各种其他细胞产生,并且在 HNSCC 中 IL-1a 和 IL-1b 也已被证明适度地诱导明胶的产生,所述明胶是基质金属蛋白酶的家族成员(matrix metalloproteinases,MMPs)并有助于肿瘤侵袭和转移(Mann et al.,1995)。

此外,IL-1a 被鉴定为促进已知参与癌症诱导和维持的各个方面的转录激活因子 NF-κB 的产生(Wolf et al.,2001)。

已知 TGFb 抑制了 T 和 B 淋巴细胞的增殖和功能,也抑制了巨噬细胞的功能(Chen et al.,1999;Mann et al.,1992)。

Levovitz 等(2014)研究发现了在 HPV 相关的口咽癌和宫颈癌中 TGFβR1 的过表达,这暗示了在两种癌症类型的发展中有 TGFβR1/TGFβ 信号传导参与(Levovitz et al.,2014)。

此外,HNSCC 细胞系最近已被证明表达 IL-18,其是在 NK 细胞活化和 Th1 细胞应答中起重要作用的促炎细胞因子(Martone et al.,2004)。

对于 HPV 阳性肿瘤,逃避有效免疫应答的关键参数是 HPV 与干扰素(interferons,IFNs)表达的干扰,干扰素由病毒感染的细胞产生并表现出免疫刺激特性。此外,HPV 与抗原呈递相互作用以减少适应性免疫应答并下调 HLA Ⅰ类(Ferris,2015)。

因此,癌症免疫学对肿瘤进展及其治疗反应具有巨大影响,并且必须区分 HPV 阳性和 HPV 阴性 HNSCC。

除了提到的 HPV 特异性 T 细胞概况之外,还讨论了 Warburg 现象对抗肿瘤免疫反应的作用,因为肿瘤衍生乳酸盐的积累抑制细胞毒性 T 细胞。口咽癌的免疫组化分析显示,在 HPV 阳性 HNSCC 中有抗肿瘤免疫反应(CD8/CD4 比率)的增强,以及参与跨膜代谢物转运(GLUT1 和 CD147)和呼吸代谢(COX5B)的蛋白质水平的增加(Krupar et al.,2014)。

关于 HPV 相关 HNSCC 的发生,一些出版物讨论了 HPV 特异性体液免疫反应。事实上,HPV 蛋白 E6 和 / 或 E7 抗体的存在已被证明与口咽癌风险显著增加有关。部分患者在癌症诊断前(超过 15 年)就已经检测到 HPV16 抗体的存在(Gillison et al.,2012)。

四、免疫治疗方法

一般而言,免疫疗法提供主动和被动以及特异性和非特异性的抗肿瘤活性形式。目前最接近临床应用的方法是不同的 HPV 相关疫苗接种。在 HNSCC 中,有几种方法正在开发中。使用特定的肽疫苗,如黑色素瘤抗原 A3/HPV-16 肽(NCT00257738)、HPV-16 E7 *Listeria* 疫苗(Sewell et al.,2004)或基于牛痘的 E6/E7 疫苗(Davidson et al.,2004)。

此外,目前采用 T 细胞移植对 HNSCC 免疫治疗进行评估,即 T 细胞首先从患者体内取出,在经过特定修饰后被重新引入,以便增强其抗 HPV 相关头颈癌的活性(NCT01585428)(Ferris,2015)。

总之,目前的认知状况表明,HPV 的存在可能诱导了免疫应答的增加,并可能导致 HPV 阳性 HNSCC 有更好的预后。

参考文献

Albers A, Abe K, Hunt J, Wang J, Lopez-Albaitero A, Schaefer C, Gooding W, Whiteside TL, Ferrone S, DeLeo A, Ferris RL (2005) Antitumor activity of human papillomavirus type 16 E7-specific T cells against virally infected squamous cell carcinoma of the head and neck. Cancer Res 65:11146–11155

Bernard HU, Burk RD, Chen Z, van Doorslaer K, zur Hausen H, de Villiers EM (2010) Classification of papilloma viruses (PVs) based on 189 PV types and proposal of taxonomic amendments. Virology 401:70–79

Chen Z, Malhotra PS, Thomas GR, Ondrey FG, Duffey DC, Smith CW, Enamorado I, Yeh NT, Kroog GS, Rudy S, McCullagh L, Mousa S, Quezado M, Herscher LL, Van Waes C (1999) Expression of proinflammatory and proangiogenic cytokines in patients with head and neck cancer. Clin Cancer Res 5:1369–1379

Davidson EJ, Faulkner RL, Sehr P, Pawlita M, Smyth LJ, Burt DJ, Tomlinson AE, Hickling J, Kitchener HC, Stern PL (2004) Effect of TA-CIN (HPV 16 L2E6E7) booster immunisation in vulval intraepithelial neoplasia patients previously vaccinated with TA-HPV (vaccinia virus encoding HPV 16/18 E6E7). Vaccine 22:2722–2729

Ferris RL (2015) Immunology and Immunotherapy of head and neck cancer. J Clin Oncol 33:3293–3304

Gillison ML (2008) Human papillomavirus-related diseases: oropharynx cancers and potential implications for adolescent HPV vaccination. J Adolesc Health 43:S52–S60

Gillison ML, Alemany L, Snijders PJ, Chaturvedi A, Steinberg BM, Schwartz S, Castellsague X (2012) Human papillomavirus and diseases of the upper airway: head and neck cancer and respiratory papillomatosis. Vaccine 30(5):F34–F54

Hartmann E, Wollenberg B, Rothenfusser S, Wagner M, Wellisch D, Mack B, Giese T, Gires O, Endres S, Hartmann G (2003) Identification and functional analysis of tumor-infiltrating plasmacytoid dendritic cells in head and neck cancer. Cancer Res 63:6478–6487

Heimdal JH, Aarstad HJ, Olofsson J (2000) Peripheral blood T-lymphocyte and monocyte function and survival in patients with head and neck carcinoma. Laryngoscope 110:402–407

Heusinkveld M, Goedemans R, Briet RJ, Gelderblom H, Nortier JW, Gorter A, Smit VT,

Langeveld AP, Jansen JC, van der Burg SH (2012) Systemic and local human papillomavirus 16-specific T-cell immunity in patients with head and neck cancer. Int J Cancer 131:E74–E85

Krupar R, Robold K, Gaag D, Spanier G, Kreutz M, Renner K, Hellerbrand C, Hofstaedter F, Bosserhoff AK (2014) Immunologic and metabolic characteristics of HPV-negative and HPV-positive head and neck squamous cell carcinomas are strikingly different. Virchows Arch 465:299–312

Levovitz C, Chen D, Ivansson E, Gyllensten U, Finnigan JP, Alshawish S, Zhang W, Schadt EE, Posner MR, Genden EM, Boffetta P, Sikora AG (2014) TGFbeta receptor 1: an immune susceptibility gene in HPV-associated cancer. Cancer Res 74:6833–6844

Lucido CT, Vermeer PD, Wieking BG, Vermeer DW, Lee JH (2014) CD137 enhancement of HPV positive head and neck squamous cell carcinoma tumor clearance. Vaccines (Basel) 2:841–853

Mann EA, Spiro JD, Chen LL, Kreutzer DL (1992) Cytokine expression by head and neck squamous cell carcinomas. Am J Surg 164:567–573

Mann EA, Hibbs MS, Spiro JD, Bowik C, Wang XZ, Clawson M, Chen LL (1995) Cytokine regulation of gelatinase production by head and neck squamous cell carcinoma: the role of tumor necrosis factor-alpha. Ann Otol Rhinol Laryngol 104:203–209

Martone T, Bellone G, Pagano M, Beatrice F, Palonta F, Emanuelli G, Cortesina G (2004) Constitutive expression of interleukin-18 in head and neck squamous carcinoma cells. Head Neck 26:494–503

Mellin H, Dahlgren L, Munck-Wikland E, Lindholm J, Rabbani H, Kalantari M, Dalianis T (2002) Human papillomavirus type 16 is episomal and a high viral load may be correlated to better prognosis in tonsillar cancer. Int J Cancer 102:152–158

Partlova S, Boucek J, Kloudova K, Lukesova E, Zabrodsky M, Grega M, Fucikova J, Truxova I, Tachezy R, Spisek R, Fialova A (2015) Distinct patterns of intratumoral immune cell infiltrates in patients with HPV-associated compared to non-virally induced head and neck squamous cell carcinoma. Oncoimmunology 4:e965570

Pries R, Wollenberg B (2006) Cytokines in head and neck cancer. Cytokine Growth Factor Rev 17:141–146

Ragin CC, Taioli E (2007) Survival of squamous cell carcinoma of the head and neck in relation to human papillomavirus infection: review and meta-analysis. Int J Cancer 121:1813–1820

Ritta M, Landolfo V, Mazibrada J, De Andrea M, Dell'Oste V, Caneparo V, Peretti A, Giordano C, Pecorari G, Garzaro M, Landolfo S (2013) Human papillomavirus tumor-infiltrating T-regulatory lymphocytes and P53 codon 72 polymorphisms correlate with clinical staging and prognosis of oropharyngeal cancer. New Microbiol 36:133–144

Russell S, Angell T, Lechner M, Liebertz D, Correa A, Sinha U, Kokot N, Epstein A (2013) Immune cell infiltration patterns and survival in head and neck squamous cell carcinoma. Head Neck Oncol 5:24

Sewell DA, Shahabi V, Gunn GR 3rd, Pan ZK, Dominiecki ME, Paterson Y (2004) Recombinant Listeria vaccines containing PEST sequences are potent immune adjuvants for the tumor-associated antigen human papillomavirus-16 E7. Cancer Res 64:8821–8825

Song D, Li H, Dai J (2015) Effect of human papillomavirus infection on the immune system and its role in the course of cervical cancer. Oncol Lett 10:600–606

Spanos WC, Nowicki P, Lee DW, Hoover A, Hostager B, Gupta A, Anderson ME, Lee JH (2009) Immune response during therapy with cisplatin or radiation for human papillomavirus-related head and neck cancer. Arch Otolaryngol Head Neck Surg 135:1137–1146

Turksma AW, Bontkes HJ, van den Heuvel H, de Gruijl TD, von Blomberg BM, Braakhuis BJ, Leemans CR, Bloemena E, Meijer CJ, Hooijberg E (2013) Effector memory T-cell frequencies in relation to tumour stage, location and HPV status in HNSCC patients. Oral Dis 19:577–584

Veltri RW, Rodman SM, Maxim PE, Baseler MW, Sprinkle PM (1986) Immune complexes, serum proteins, cell-mediated immunity, and immune regulation in patients with squamous cell carcinoma of the head and neck. Cancer 57:2295–2308

Wolf JS, Chen Z, Dong G, Sunwoo JB, Bancroft CC, Capo DE, Yeh NT, Mukaida N, Van Waes C (2001) IL (interleukin)-1alpha promotes nuclear factor-kappaB and AP-1-induced IL-8 expression, cell survival, and proliferation in head and neck squamous cell carcinomas. Clin Cancer Res 7:1812–1820

第六章

正在研究中的 HPV 预防接种疫苗

第一节　HPV 去强化和强化研究的最新进展

Hisham Mehanna

摘要

在本节中,我们将讨论对 HPV 阳性疾病患者的降级治疗。我们讨论降级的依据(为什么降级?)、患者选择标准(谁降级?)以及什么样的治疗方案可以降级,以及目前正在这些领域进行的研究(如何降级?)。临床医生在临床试验之外不应改变对口咽癌患者的管理,我们强调了这点的重要性,并鼓励他们招募患者到正在进行的研究。

关键词

HPV 降级治疗、HPV 流行病学、头颈癌、HPV 分子生物学、HPV 检测、HPV 治疗

正如在前几章中看到的,Ang 等(2010)的开创性论文证实,在口咽癌中存在几个预后组,这种预后分类器已在其他队列中得到验证。还有其他预后分类器也已经开发出来,显示出有类似的发现和一些变化。然而,他们一致证明 HPV 阳性疾病比 HPV 阴性疾病有更好的预后(Huang et al.,2015)。此外,无论治疗类型如何,HPV 阳性疾病似乎都能维持其预后效果(Haughey et al.,2012)。因为 HPV 阳性患者有良好的预后,世界各地的许多临床医生和研究人员已经考虑并正在

考虑对 HPV 阳性疾病进行去强化治疗。目前已经完成或正在对此适应证进行几项研究。在本节,我们将讨论以下几个方面。

- 为什么要去强化治疗?
- 为谁去强化治疗?
- 如何去强化治疗?

一、为什么要去强化治疗?

从预后分类器可以看出,低风险的 HPV 阳性患者具有良好的存活率。这些患者往往比传统头颈癌患者更年轻。这意味着,由于他们有较高的治愈机会,他们将在治疗的实质效果下活得更久。事实上,我们知道放化疗会产生相当大的早期和晚期毒性(Trotti et al., 2007),晚期毒性是累积性的(Machtay et al., 2008)。因此,试图降低这些长期存活率极高的患者的毒性似乎是合理的,并以此改善他们的整体生活质量和减少长期的治疗负担。

此外,患者似乎支持 HPV 阳性低风险疾病放化疗方案的去强化。但是,只有在很少或根本不会损害其整体生存率的情况下,他们中的大多数才是支持的。而且,应该指出的是,超过四分之一的人不希望去强化治疗。另外,大多数赞成去强化的患者是希望减少化疗部分的治疗,只有 20% 希望减少放疗(Brotherston et al., 2013)。

二、为谁去强化治疗?

指导治疗的总体原则是:首要以不伤害患者——无损于患者为先。这些患者具有良好的存活率,并且主要是治愈了他们的疾病。许多研究(包括上述引用的 Brotherstone 的研究)表明,患者治疗的最重要目标是治愈,然后延长生存期。因此,在我们所有关于去强化治疗的讨论中,维持患者很高的治愈率应该是最重要的。

在考虑高风险患者治疗失败的原因时,有人认为最常见的是在局部病灶上的失败,这在 Ang 等(2010 年)的 RTOG 0129 研究中表现得很明显。在该研究中,远处转移性失败在 HPV 阳性和 HPV 阴性疾病之间没有显著差异。其他研究例如 O'Sullivan 等（2013）已经指出，HPV 阳性疾病和 HPV 阴性疾病具有相似的远程控制率。Toronto（多伦多）同一研究小组的工作表明，仅接受单纯放疗的 HPV 阳性患者远处转移的风险最高（有 N_{2b} 期疾病、吸烟量大、有 N_{2c} 或 N_3 期疾病的患者）。HPV 阳性 T_4 期患者的远处转移率也很高。因此，在这些主要构成中度 HPV 阳性风险类别的患者中，我们应该考虑去强化治疗，特别是通过消除化疗的方式。

三、去强化的选择是什么？

对于去强化治疗有几种选择：使用毒性较小的化疗方案、取消化疗、减少放疗剂量，并结合手术和减少术后放化疗方案。幸运的是，人们非常重视确保在临床试验中对这些去强化方案进行测试，临床医师不会在临床试验之外改变对 HPV 阳性患者的管理。在下一节中，我们将讨论去强化的不同选择和该领域正在进行的试验。

主要非手术治疗

1. 低毒性放化疗方案　一些试验已经探索使用生物疗法取代化疗来减轻毒性负担。特别是，西妥昔单抗已被发现在头颈癌中有效（Bonner et al.，2006），最近发现在 HPV 阳性患者中特别有效（Rosenthal，参见最近的 JCO 出版物）。此外，西妥昔单抗被认为毒性低于铂类方案（Bonner et al.，2006）。因此，与顺铂和放疗相比，三项大型试验正在探索西妥昔单抗和放疗的使用。

RTOG 1016 研究包括了所有 HPV 阳性患者（低风险和中等风险）。主要结果是总体生存率。它招募了近千名患者，目前正在跟进随访，并将于 2019 年发出报告。

我们小组在 InHANSE 开展的 De-ESCALaTE 研究最近也完成了304 名患者的招募。主要结果是总体（急性和晚期）毒性和成本效益。也将在 2019 年发出报告。

TROG 小组也有类似的研究，旨在招募 200 名患者。其主要结果是吞咽功能，同时也正在观察两种治疗的每周毒性概况。De-

ESCALaTE 和 TROG 研究都仅限于低风险的 HPV 阳性患者。

2. 取消化疗——（单纯放疗）　根据 Toronto（多伦多）研究的数据，确定最低风险的 HPV 阳性患者是那些不吸烟者且没有 N_3 或 T_4 期疾病的患者。在那些风险最低的患者中，化疗加放疗似乎并不能显著提高总体生存率。这表明在这个非常低风险的患者组中可以完全忽略化疗。

NRG 002 研究期望募集 HPV 阳性、不吸烟，但不包括 T_4 和 N_3 期疾病的患者。在 6 周内将患者随机给予 60Gy 加每周顺铂 $40mg/m^2$ 的放化疗方案，而另一种方案是在 5 周内稍微加速放疗 60Gy，每周 6 次。目前正在进行第二阶段试验。

3. 减少放疗剂量　增加放射治疗的剂量会导致整体毒性相当高。因此，通过减少总体放疗剂量，可能会降低总体的长期毒性。研究小组已经假设，通过增加化疗，尤其是诱导模式下，可能会减少整体放疗剂量。

ECOG 1308（Cmelak et al., 2014）是一项 II 期临床试验，招募患者进行 3 个周期的顺铂、西妥昔单抗和紫杉醇诱导治疗。那些显示完全反应的患者随后给予西妥昔单抗并减少放疗剂量（54Gy 共 27 次）。那些没有显示完全反应的患者给予西妥昔单抗加上标准放疗剂量即 69Gy 共 33 次。这项研究没有达到其整体两年无病生存的最低阈值。然而，那些被认为预后最好的患者（$T_1 \sim T_3 N_1 \sim N_{2b}$，吸烟少于 10 包年）表现良好，尽管应用了低剂量的放射疗法，但总体两年存活率为 97%。然而，对于接受全剂量调强放疗的高危患者，总生存率为 87%，2 年无进展生存率为 65%。结果表明，低风险患者可以接受较少的放射治疗，并且仍可获得良好的生存率。因此，III 期研究（四分卫研究）已经启动。在这个试验中，患者接受诱导 TPF。那些完全或部分反应的患者随机分为卡铂加 70Gy 标准放疗或卡铂加 56Gy 减少剂量的放疗。未达到部分或完全反应的患者接受 70Gy 的放疗。这项研究目前正在进行中。

4. 外科术后患者　在手术治疗后的患者中，有充分的证据表明术后辅助治疗具有高度的保护性（Haughey et al.,2012；Sinha et al.,2012）。此外，一些研究表明，接受术后放疗的患者与接受术后放化疗的患者的总生存率可能没有差异。然而，这些亚组分析中包含的样本数非常小，因此非常容易出现 2 型错误。一些研究已经表明，在接受术后辅助治疗的 HPV 阳性患者中，与 HPV 阴性患者一样，包膜外扩散可能没有那么重要。对于 <1mm 的最小的包膜外扩散尤其如此（Haughey et al.,2012；Sinha et al.,2012）。但是，这些研究尚未在大型研究中进行前瞻性验证。这些数据已被用来产生关于在经口和机器人手术后减少放疗或放化疗剂量这方面的假设。

ECOG 1311 招募有过经口机器人或经口激光机器人手术并需要术后放疗或放化疗的 HPV 阳性患者。这项研究限制了 T_1~T_3、N_1~N_{2b} 期疾病的 HPV 阳性患者的招募，低风险且不需要辅助治疗的患者也被排除在外。那些高风险且边缘阳性或包膜外扩散 >1mm 或有 4 个或更多转移淋巴结的患者接受标准放化疗。那些中度疾病、边缘清晰、<1mm 包膜外扩散或 2~3 个转移淋巴结、神经浸润或淋巴血管侵犯的患者被随机分配到标准调强放射治疗（60Gy，共 30 次）或减少调强放射治疗（50Gy，共 25 次）。主要终点是 2 年无进展生存期。这项研究现已完成招募并正在进行跟进随访。

英国 Cardiff 临床试验部门进行的 PATHOS 试验已经将研究更进一步。他们还将高危患者随机分为顺铂联合放疗（60Gy，共 30 次）或无顺铂的单独放疗（60Gy，共 30 次）。该 Ⅱ 期研究的终点是吞咽功能。如果证实与对照组相比，患者的吞咽功能改善，那么将进行更大的 Ⅲ 期研究。

华盛顿大学进行的 ADEPT 研究将 496 例接受经口切除术且有包膜外淋巴结转移和边缘阴性的 T_1~T_{4a} 期 HPV 阳性疾病患者随机分为标准放化疗组（调强放疗 60Gy 联合每周顺铂）与单纯放疗实验组（调强放疗 60Gy）。其终点是无病生存和无进展生存。

5. 升级试验　还应该注意的是，虽然对降级有很大的兴趣，但许多团队现在正在将他们的想法转向中等风险的 HPV 阳性组和 T_4 或

N_3 期疾病的 HPV 阳性患者。在这一组中，三年的总体生存率约为 70%。许多人已经注意到，这个结果与低风险患者的结果没有可比性，特别是当考虑到这些患者是年轻人时。因此，一些研究组已经考虑对这类特殊高风险患者群进行升级治疗。

在英国，我们小组在 InHANSE 开展的 COMPARE 试验将患者随机分为标准放化疗组（70Gy，共 35 次），与三组实验组相比较，即 TPF+放化疗组、顺铂加剂量增加放疗组、手术加放化疗组。结果是总体生存率。650 名患者的试验刚刚开始招募，该试验采用高效多臂多模式试验设计。其他组织也在考虑其他形式的升级，包括使用免疫治疗联合放化疗。

四、结论

很明显，在 HPV 阳性患者中，有几种可能的方法可以实现治疗的降级和真正升级。未来几年将揭示许多有趣的试验结果，这将有助于指导我们对这些患者群体进行管理。我们再次鼓励临床医生不要改变对 HPV 阳性患者管理，要像治疗其他口咽癌患者一样继续治疗这些患者，而且强烈建议将这些患者招募到相关的临床试验中，以确保我们能迅速找到治疗这些患者的最佳方法。

参考文献

Ang KK, Harris J, Wheeler R et al (2010) Human papillomavirus and survival of patients with oropharyngeal cancer. N Engl J Med 363(1):24–35

Bonner JA, Harari PM, Giralt J et al (2006) Radiotherapy plus cetuximab for squamous-cell carcinoma of the head and neck. N Engl J Med 354(6):567–578

Brotherston DC, Poon I, Le T et al (2013) Patient preferences for oropharyngeal cancer treatment de-escalation. Head Neck 35(2):151–159

Cmelak A, Li S, Marur S, et al (2014) E1308: reduced-dose IMRT in human papilloma virus (HPV)-associated resectable oropharyngeal squamous carcinomas (OPSCC) after clinical complete response (cCR) to induction chemotherapy (IC). In: ASCO annual meeting proceedings 2014, p LBA6006

Haughey BH, Sinha P (2012) Prognostic factors and survival unique to surgically treated p16+ oropharyngeal cancer. Laryngoscope 122(Suppl 2):S13–S33

Huang SH, Xu W, Waldron J et al (2015) Refining American joint committee on cancer/union for international cancer control TNM stage and prognostic groups for human papillomavirus-related oropharyngeal carcinomas. J Clin Oncol 33(8):836–845

Machtay M, Moughan J, Trotti A et al (2008) Factors associated with severe late toxicity after concurrent chemoradiation for locally advanced head and neck cancer: an RTOG analysis. J Clin Oncol 26(21):3582–3589

O'Sullivan B, Huang SH, Siu LL et al (2013) Deintensification candidate subgroups in human papillomavirus-related oropharyngeal cancer according to minimal risk of distant metastasis. J Clin Oncol 31(5):543–550

Sinha P, Lewis JS, Piccirillo JF, Kallogjeri D, Haughey BH (2012) Extracapsular spread and adjuvant therapy in human papillomavirus-related, p16-positive oropharyngeal carcinoma. Cancer 118(14):3519–3530

Trotti A, Pajak TF, Gwede CK et al (2007) TAME: development of a new method for summarising adverse events of cancer treatment by the radiation therapy oncology group. Lancet Oncol 8(7):613–624

第二节　头颈部鳞状细胞癌的疫苗接种期望

Stina Syrjänen, Jaana Rautava

摘要

在工业化国家,HPV 相关的头颈部鳞状细胞癌(HNSCC),更具体地说是口咽癌的发病率显著增加。根据从肛门生殖预防接种计划中了解到的情况,有理由相信当前的 HPV 疫苗也可能对 HNSCC 有效。然而,在获得 HNSCC 的具体结果之前,必须记住头颈部区域的致癌作用可能与肛门生殖道的不同。此外,目前的证据认为 HPV 感染比单纯性传播疾病复杂得多。HPV 存在于精液、胎盘和新生儿体内,新生儿的这些感染产生针对 HPV 的细胞介导免疫(cell-mediated immunity,CMI),包括 T 记忆细胞。早期获得 HPV 感染会引发 HPV 疫苗接种领域一系列新的问题。

关键词

HPV、头颈部鳞状细胞癌(HNSCC)、接种疫苗

一、HPV 疫苗

1992 年,Kirnbauer 和他的同事利用杆状病毒载体在昆虫细胞中表达 HPV16 的 L1 主要衣壳蛋白,描述了如何在体外制备人乳头状瘤

病毒样颗粒(virus-like particles,VLP)的新技术。在这个系统中,L1 蛋白以高水平表达,并令人惊讶地组装成与 PV 病毒粒子非常相似的结构(Kirnbauer et al.,1992),其免疫原性与感染性病毒粒子的免疫原性相似。这种新型 L1 VLP 制剂立即被认为是测量构象病毒粒子表位抗体的血清学检测以及预防 HPV 感染的疫苗的潜在候选物(Kirnbauer et al.,1992)。随后对这些生产线的研究已经开发出第一代抗 HPV6、11、16、18(Gardasil®,Merck Sharp ＆ Dohme Corp.,Whitehouse Station,NJ,USA)或抗 HPV16 和 HPV18 的预防性疫苗(Cervarix®,GlaxoSmithKline Biologicals,Rixensart,Belgium)。2015 年,美国食品和药物管理局批准了一种新的非共价 HPV 疫苗 Gardasil 9®(HPV6、11、16、18、31、33、45、52 和 58),并获得了有前景的初步结果(Fruscalzo,et al.,2016)。表 6-2-1

表 6-2-1　Cervarix®、Gardasil® 和 Gardasil 9® 疫苗的特点

项目	Cervarix	Gardasil	Gardasil 9
HPV 范围	16、18	6、11、16、18	6、11、16、18、31、33、45、52、58
制造商	葛兰素史克	默克	默克
产生细胞	镍毛孢菌(Hi 5)L1 重组杆状病毒感染昆虫细胞系	表达 L1 的酵母(面包酵母)	表达 L1 的酵母(面包酵母)
佐剂	羟基磷酸硫酸铝	氢氧化铝,3-O- 脱酰基 -4'- 单磷酸酯 A	氢氧化铝,3-O- 脱酰基 -4'- 单磷酸酯 A
给药方式	肌肉内注射	肌肉内注射	肌肉内注射
注射计划	出生时、1、6 月龄	出生时、2、6 月龄	出生时、1~2、6 月龄
使用适应证(HPV 相关疾病)	宫颈癌、癌前病变和原位腺癌	9~26 岁女性:宫颈癌、外阴癌、阴道癌、肛门癌和癌前病变;生殖器疣。9~26 岁男性:肛门癌和癌前病变;生殖器疣	9~26 岁女性:宫颈癌、外阴癌、阴道癌、肛门癌和癌前病变;生殖器疣。9~26 岁男性:肛门癌和癌前病变;生殖器疣

总结了当前 HPV VLP 疫苗的特征及其使用适应证。

第一代预防性疫苗均表现出优异的安全性和有效性。然而，这两种疫苗都没有显示出对流行性感染的疗效（Schiller et al.，2012）。在 HPV VLP 疫苗试验中没有评估免疫原性的标准试验，使得直接比较变得困难。然而，无论使用何种分析方法，研究都表明抗体反应在6~8 年内强而持久（Brotherton et al.，2016；Einstein et al.，2014；Roteli-Martins et al.，2012；Olsson et al.，2007）。

HPV 疫苗接种的关键问题之一是 HPV 疫苗提供最大限度的保护 HPV– 幼稚型个体的最佳时机（Malagon et al.，2012）。最近的研究已经证实，HPV 存在于精液、胎盘和新生儿体内（Rintala et al.，2004，2005；Sarkola et al.，2008；Laprise et al.，2014；Skoczynski et al.，2015；Chisanga et al.，2015）。来自芬兰家庭 HPV 队列的数据表明，母亲的胎盘 HPV 阳性预测了新生儿中持续的口腔 HPV 感染（Koskimaa et al.，2012）。这意味着 HPV 疫苗接种的时机需要重新评估。在已感染的妇女中，尽管 HPV 疫苗接种诱导产生了更高的 HPV IgG 抗体滴度，但不会改变妇女生殖道感染的过程。在妊娠期间，可能会更有效地将母亲的 HPV 抗体经胎盘转移，以防止在分娩过程中新生儿感染HPV。第一次 HPV 暴露的自然史尚未阐明，但有可能 HPV 进入的第一个部位是口腔黏膜（Syrjänen et al.；Rintala et al.，2005）。

二、头颈部 HPV 感染的自然史

头颈部 HPV 感染的发病率和自然史尚未确定。我们关于家族成员中 HPV 动力学的前瞻性 HPV 队列（芬兰家庭）研究表明，HPV 感染可以在分娩前、分娩中和分娩后由垂直传播给新生儿，并且 HPV 可以在口腔和生殖器黏膜中均被发现（Sarkola et al.，2008；Rintala et al.，2004，2005；Syrjänen et al.，已提交）。与生殖器黏膜相比，第一次 HPV 感染的部位更可能是口腔黏膜。新生儿的这些感染产生了抗 HPV 的细胞介导免疫（CMI），包括 T 记忆细胞（Koskimaa et al.，2014，2015）。在成人，口腔黏膜中 HPV 感染率似乎低于生殖器部位（Chung

et al., 2013)。使用漱口水 / 漱口液进行的研究发现，HPV 感染率在
0.9%~7.5% 之 间（Edelstein et al., 2012；Gillison et al., 2012；Pickard et
al., 2012；Smith et al., 2007；Summersgill et al., 2001)。使用黏膜拭子样
本和使用更敏感的 HPV 检测方法，HPV 流行率要高得多（Kero et al.,
2012, 2014；Rautava et al., 2012ab)。

　　了解 HPV 感染的整体自然史，特别是导致头颈部感染和癌症的
事件，是在得出结论之前需要解决的关键问题，即目前的青少年 HPV
疫苗策略是否也能预防 HNSCC。

三、唾液中的 HPV 抗体

　　口腔有其特定的环境，包括唾液。唾液具有分泌型免疫球蛋白
A（secretory immunoglobulin A, sIgA）的功能，其在控制口腔黏膜表面
上的感染物质方面很重要。一项研究表明，低水平的 sIgA 可能会使
个体更容易感染口腔 HPV（Gonçalves et al., 2006)。唾液检测可能是
HPV 抗体血清检测的非侵入性检测方法（Cameron et al., 2003)。宫颈
肿瘤的女性显示 HPV16 的 sIgA 显著高于无宫颈肿瘤的女性（Marais
et al., 2006)。然而，Kemp 及其同事（2012）在对哥斯达黎加女性的研
究中报道了相反结果。免疫球蛋白水平可能比黏膜部位之间的分隔
更具位点特异性（Passmore et al., 2007)。持续口腔 HPV 感染的女性
比没有口腔 HPV 感染的女性显示出更高水平的唾液 IgG 和溶菌酶
（Haukioja et al., 2014)。在这项研究中，显示吸烟是持续口腔 HPV 感
染的风险，也显示了预防性 HPV 疫苗接种可诱导产生唾液中的中和
抗体（Handisurya et al., 2016)。由于黏膜表面是 HPV 感染的部位，所
以也探讨了黏膜 HPV 免疫的方法（Kichaev et al., 2013)。在瑞典，结
果显示，在 2007—2012 年间逐渐引入公共 HPV 疫苗接种后，2013—
2014 年期间，73% 的女性接种了 HPV 疫苗，但这并不一定都是在她
们的初次性行为之前，其口腔 HPV 感染率下降至 1.4%，而 2009—
2011 年还是 9.3%（$P<0.000\ 01$）（Grun et al., 2015)。

四、接种疫苗预防 HPV 相关头颈癌

在工业化国家,HPV 相关的 HNSCC,更具体地说是口咽癌的发病率显著增加(Gooi et al.,2016;Marur et al.,2016),但是没有关于口腔抗 HPV 感染疫苗功效的数据(Chaturvedi et al.,2011)。表 6-2-2 总结了从包括荟萃分析在内的系统综述得出的 HNSCC 中 HPV 的发病率。由于在头颈部恶性肿瘤中发现的最常见的致癌性 HPV 基因型

表 6-2-2　包括荟萃分析在内的头颈癌的系统性综述

参考文献	样本量	肿瘤	HPV 阳性	人群
Gama et al., 2016	7 347 例	喉鳞状细胞癌	1 830 例(25%)	全球
Shaikh et al.,2015	7 280 例	头颈癌	36%	亚太地区
Zhang et al., 2014	3 429 例	食道癌	HPV16 患病率 0.381(95%CI: 0.283,0.479)	中国
Aboqunrin et al.,2014	3 649 例	头颈癌	40%	欧洲
Hardefeldt et al.,2014	132 项研究	食管鳞状细胞癌	24.8%	全球
Syrjänen et al.,2013	492 例	鼻腔鼻窦鳞状细胞癌	133 例(27.0%)	全球
Syrjänen, 2013	10 234 例	食管鳞状细胞癌	3 135 例(30.6%)	全球
Mehanna et al.,2013	19 368 例(5 396 例口咽;13 972 例非口咽)	口咽/非口咽鳞状细胞癌	口咽 47.7%;非口咽 21.8%	全球
Termine et al.,2008	4 852 例	头颈部鳞状细胞癌/口腔鳞状细胞癌	34.5%/38.1%	全球

（HPV16 和 HPV18）与宫颈癌相同，所以问题是：预防性 HPV 疫苗是否有效预防 HPV 相关的头颈部病变（Beachler et al.，2015；Herrero et al.，2013）。而 HNSCC 也可能拥有在生殖器恶性肿瘤中不常见的 HPV 基因型（Rautava et al.，2012ab）。此外，除了宫颈癌外，Gardasil（宫颈癌疫苗）还表现出抗生殖器疣和阴茎/外阴/阴道/肛门肿瘤的保护作用（Schiller et al.，2012；Garland et al.，2010；Goldstone et al.，2013）。当受试者已经持续感染 HPV 时，疫苗接种效力就会较低（Lu et al.，et al.，2011）。这些数据表明，给男性接种疫苗也能保护他们免受大多数疫苗的 HPV 型相关的肛门生殖器疾病的侵袭，这导致了在一些国家也为男性注册和使用这些疫苗（Palefsky et al.，2011；Giuliano et al.，2011）。对于男性来说，通过口腔黏膜免疫可能比女性更重要，因为男性的最大黏膜面积在口腔中（Marais et al.，2006）。四价疫苗接种还诱导口腔黏膜液中产生中和抗体（Handisurya，2016）。成本效益分析显示，12 岁男孩接种 HPV 疫苗可能是预防口咽癌的一个具有成本效益的策略（Graham et al.，2015）。

目前，在口咽癌发生的连续过程中，我们对前期病变没有了解。然而，已经显示 HPV16 E6 抗体在检测到口咽癌之前 10 年即可被检测到（Lang et al.，2016；Anderson et al.，2015；Kreimer et al.，2013）。

五、治疗性 HPV 疫苗与 HNSCC

治疗性 HPV 疫苗可以消除先前存在的病变和感染的细胞。在使用 HPV 疫苗治疗某个患者之前，应该确定 HPV 状态和组织学结果。但是，目前还没有公认的 HPV 标准检测方法。大多数治疗性疫苗已经用 HPV16 开发，来针对其癌蛋白。治疗性干预的目标是 HPV E6 和 E7 癌蛋白，因为它们在 HPV 感染上皮的所有水平表达并在 HPV 相关癌症的诱导和维持中起作用。

有几项关于不同分子靶点的试验正在进行。MAGE-A3 和 HPV16 特异性肽免疫调节疫苗 GL-0810 和 GL-0817 的 Ⅰ 期剂量递增试验显示，大多数 HNSCC 患者（$n=16$）中有 T 细胞和抗体应答

（Zandberg et al., 2015）。HPV 相关口咽癌 E6/E7 过表达的一个后果是细胞蛋白 p16^{INK4a} 的强表达（Reuschenbach et al., 2016）。最近一项关于针对细胞周期蛋白依赖性激酶抑制剂 p16^{INK4a} 的 HPV DNA 疫苗的第 1/2a 期首次人体试验的报道显示，在无严重毒性的晚期肿瘤中可诱导细胞和体液免疫应答（Reuschenbach et al., 2016）。这项研究包括 26 例患者，其中 7 例为 HNSCC。在小鼠模型中，局部照射和接种志贺毒素 B 来源的 HPV 疫苗对治疗 HNSCC 显示出良好的效果，并且正在接近早期临床试验（Mondini et al., 2015）。在另一项用小鼠进行的研究中，当 Toll 样受体（toll-like receptor, TLR）7 和 TLR9 激动剂结合时，形成 E7 重组逆转录病毒样颗粒（pVLP-E7）的皮内 DNA 疫苗治愈了已形成肿瘤的小鼠（Lescaille et al., 2013）。此外，PD-1/PD-L1 通路已经显示了对来自扁桃体癌患者的组织样品进行治疗性封锁的可能性（Lyford-Pike et al., 2013）。比较而言，在低风险的 HPV 引起的呼吸道乳头状瘤病中，四价疫苗的有效性既没有对儿童产生影响（Hermann et al., 2016），也没有延长手术干预的间隔时间（Hocevar-Boltezar et al., 2014）。

六、结论

如何防止头颈部致癌 HPV 的传播和表达是一个悬而未决的问题。或者是早期 HPV 感染是正常自然病程的一部分，更多的焦点应该放在了解 HPV 感染易发生恶变的原因上，答案可以从个体的免疫状态中找到。根据从肛门生殖道免疫接种计划中了解到的情况，有理由相信接种疫苗可能对头颈肿瘤也有潜在的疗效（Takes et al., 2015）。然而，在获得 HNSCC 的具体结果之前，必须记住头颈部区域的致癌作用可能与肛门生殖道的不同。此外，目前的证据表明，HPV 感染比单纯的传播性疾病复杂得多。早期获得 HPV 感染会引发 HPV 疫苗接种领域一系列新的问题。

参考文献

Aboqunrin S, Di Tanna GL, Keeping S, Carroll S, Iheanacho I (2014) Prevalence of human papillomavirus in head and neck cancers in European populations: a meta-analysis. BMC Cancer 14:968

Anderson KS, Gerber JE, D'Souza G, Pai SI, Cheng JN, Alam R, Kesiraju S, Chowell D, Gross ND, Haddad R, Gillison ML, Posner M (2015) Biologic predictors of serologic responses to HPV in oropharyngeal cancer: the HOTSPOT study. Oral Oncol 51(8):751–758

Beachler DC, Kreimer AR, Schiffman M, Herrero R, Wacholder R, Rodriguez AC, Lowy DR, Porras C, Schiller JT, Quint Q, Jimenez S, Safaeian M, Struijk L, Schussler J, HIlderheim A, Gonzalez P, Costa Rica HPV Vaccine Trial (CVT) Group (2015) Multisite HPV16/18 vaccine efficacy against cervical, anal and oral HPV infection. J Natl Cancer Inst 108(1)

Brotherton M, Jit M, Gravitt PE, Brisson M, Kreimer AR, Pai SI, Fakhry C, Monsonego J, Franceschi S. (2016) Eurogin roadmap 2015: how has HPV knowledge changed our practice: vaccines. Int J Cancer (Epub ahead of print)

Cameron JE, Snowhite IV, Chaturvedi AK, Hagensee ME (2003) Human papillomavirus-specific antibody status in oral fluids modestly reflects serum status in human immunodeficiency virus-positive individuals. Clin Diagn Lab Immunol 10(3):431–438

Chaturvedi AK, Engels EA, Pfeiffer RM, Hernandez BY, Xiao W, Kim E, Jiang B, Goodman MT, Sibug-Saber M, Cozen W, Liu L, Lynch CF, Wentzensen N, Jordan RC, Alterkruse S, Anderson WF, Rosenberg PS, Gillison ML (2011) Human papillomavirus and rising oropharyngeal cancer incidence in the United States. J Clin Oncol 29:4294–4301

Chisanga C, Eggert D, Mitchell CD, Wood C, Angeletti PC (2015) Evidence for placental HPV infection in both HIV positive and negative women. J Cancer Ther 6(15):1276–1289

Chung CH, Bagheri A, D'Souza G (2013) Epidemiology of oral human papillomavirus infection. Oral Oncol S1368-8375(13):00685-4

Edelstein ZR, Schwartz SM, Hawes S, Hughes JP, Feng Q, Stern ME et al (2012) Rates and determinants of oral human papillomavirus infection in young men. Sex Trans Dis 39:860–867

Einstein MH, Takacs P, Chatterjee A, Sperling RS, Chakhtoura N, Blatter MM, Lalezari J, David MP, Lin L, Struyf F, Dubin G; HPV-101 Study Group (2014) Comparison of long-term immunogenicity and safety of human papillomavirus (HPV)-16/18 AS04-adjuvanted vaccine and HPV-6/11/16/18 vaccine in healthy women aged 18–45 years: end-of-study analysis of a phase III randomized trial. Human Vaccin Immunother 10(12):3435–3445

Fruscalzo A, Londero AP, Bertozzi S, Lelle RJ (2016) Second-generation prophylactic HPV vaccines: current options and future strategies for vaccines development. Minerva Med 107:26–38

Gama RR, Carvalho AL, Filho AL, Scorsato AP, Lopez RV, Rautava J, Syrjänen S, Syrjänen K (2016) Detection of human papillomavirus in laryngeal squamous cell carcinoma: systematic review and meta-analysis. Laryngoscope 126(4):885–893

Garland SM, Smith JS (2010) Human papillomavirus vaccines: current status and future prospects. Drugs 70:1079–1098

Gillison ML, Broutian T, Pickard RK, Tong ZY, Xiao W, Kahle L, Graubard BI, Chaturvedi AK (2012) Prevalence of oral HPV infection in the United States, 2009–2010. JAMA 307:693–703

Giuliano AR, Palefsky JM, Goldstone S, Moreira ED Jr, Penny ME, Aranda C, Vardas E, Moi H, Jessen H, Hillman R, Chang YH, Ferris D, Rouleau D, Bryan J, Marshall JB, Vuocolo S, Barr E, Radley D, Haupt RM, Guris D (2011) Efficacy of quadrivalent HPV vaccine against HPV infection and disease in males. N Engl J Med 364(5):401–411

Goldstone SE, Jessen H, Palefsky JM, Giuliano AR, Moreira ED Jr, Vardas E, Aranda C, Hillman RJ, Ferris DG, Coutlee F, Marshall JB, Vuocolo S, Haupt RM, Guris D, Garner E (2013) Quadrivalent HPV vaccine efficacy against disease related to vaccine and non-vaccine HPV types in males. Vaccine 31:3849–3855

Gonçalves AK1, Giraldo P, Barros-Mazon S, Gondo ML, Amaral RL, Jacyntho C (2006) Secretory immunoglobulin A in saliva of women with oral and genital HPV infection. Eur J

Obstet Gynecol Reprod Biol 124(2):227–231

Gooi Z, Chan JY, Fakhry C (2016) The epidemiology of the human papillomavirus related to oropharyngeal head and neck cancer. Laryngoscope 126(4):894–900

Graham DM, Isaranuwatchai W, Habbous S, de Oliveira C, Liu G, Siu LL, Hoch JS (2015) A cost-effectiveness analysis of human papillomavirus vaccination of boys for the prevention of oropharyngeal cancer. Cancer 121:1785–1792

Grun N, Åhrlund-Richter A, Franzen J, Mirzaie L, Marions L, Ramqvist T, Dalianis T (2015) Oral human papillomavirus (HPV) prevalence in youth and cervical HPV prevalence in women attending a youth clinic in Sweden, a follow up-study 2013-2014 after gradual introduction of public HPV vaccination. Infect Dis 47(1):57–61

Handisurya A, Schellenbacher C, Haitel A, Senger T, Kirnbauer R (2016) Human papillomavirus vaccination induces neutralizing antibodies in oral mucosal fluids. Br J Cancer 114:409–416

Hardefeldt HA, Cox MR, Eslick GD (2014) Association between human papillomavirus (HPV) and oesophageal squamous cell carcinoma: a meta-analysis. Epidemiol Infect 124 (6):1119–1137

Haukioja A, Asunta M, Söderling E, Syrjänen S (2014) Persistent oral human papillomavirus infection is associated with smoking and elevated salivary immunoglobulin G concentration. J Clin Virol 61(1):101–106

Hermann JS, Weckx LY, Monteiro NJ, Santor GF Jr, Campos PAC, Nagata PSS (2016) Effectiveness of the human papillomavirus (types 6, 11, 16 and 18) vaccine in the treatment of children with recurrent respiratory papillomatosis. Int J Pediatr Otorhinolaryngol 83:94–98

Herrero R, Quint W, HIldesheim A, Gonzalez P, Struijk L, Katki HA, Porras C, Schiffman M, Rodriguez AC, Solomon D, Jimenez S, Schiller JT, Lowy DR, van Doorn LJ, Wacholder S, Kreimer AR, CVT Vaccine Group (2013) Reduced prevalence of oral human papillomavirus (HPV) 4 years after bivalent HPV vaccination in a randomized clinical trial in Costa Rica. PLoS ONE 8(7):e68329

Hocevar-Boltezar I, Maticic M, Sereq-Bahar M, Gale N, Poljak M, Kocjan B, Zargi M (2014) Human papilloma virus vaccination in patients with an aggressive course of recurrent respiratory papillomatosis. Eur Arch Otorhinolaryngol 271:3255–3262

Kemp TJ, Safaeian M, Miner S, Williams MC, Rodrigues AC, Herrero R, Hildesheim A, Pinto AL (2012) Oral immunoglobulin levels are not a good surrogate for cervical immunoglobulin levels. Front Oncol 2:61

Kero K, Rautava J, Syrjänen K, Grenman S, Syrjänen S (2012) Oral mucosa as a reservoir of human papillomavirus: point prevalence, genotype distribution, and incident infections among males in a 7-year prospective study. Eur Urol 62(6):1063–1070

Kero K, Rautava J, Syrjänen K, Willberg J, Grenman S, Syrjänen S (2014) Smoking increases oral HPV persistence among men: 7-year follow-up study. Eur J Clin Microbiol Infect Dis 33 (1):123–133

Kichaev G, Mendoza JM, Amante D, Smith TR, McCoy JR, Sardesai NY, Broderick KE (2013) Electroporation mediated DNA vaccination directly to a mucosal surface results in improved immune responses. Hum Vaccin Immunother 9(10):2014–2018

Kirnbauer R, Booy F, Cheng N, Lowy DR, Schiller JT (1992) Papillomavirus L1 major capsid protein self-assembles into virus-like particles that are highly immunogenic. Proc Natl Acad Sci USA 89(24):12180–12184

Koskimaa HM, Waterboer T, Pawlita M, Grenman S, Syrjänen K, Syrjänen S (2012) Human papillomavirus genotypes present in the oral mucosa of newborns and their concordance with maternal cervical human papillomavirus genotypes. J Pediatr 160(5):837–843

Koskimaa HM, Paaso AE, Welters MJ, Grenman SE, Syrjänen KJ, van der Burg SH, Syrjänen SM (2014) J Transl Med 12:44

Koskimaa HM, Paaso A, Welters MJ, Grenman S, Syrjänen K, van der Burg SH, Syrjänen S (2015) Human papillomavirus 16-specific cell-mediated immunity in children born to mothers with incident cervical intraepithelial neoplasia (CIN) and to those constantly HPV negative. J Transl Med 13:370

Kreimer AR, Johansson M, Waterboer T, Kaaks R, Chang-Claude J, Drogen D, Tjonneland A, Overvad K, Quiros JR, Gonzalez CA, Sanchez MJ, Larranaga N, Navarro C, Barricarte A,

Travis RC, Khaw KT, Wareham N, Trichopoulos A, Lagiou P, Trichopoulos D, Peeters PH, Panico S, Masala G, Grioni S, Tumino R, Vineis P, Bueno-de-Mesquita HB, Laurell G, Hallmans G, Manjer J, Ekström J, Skele G, Lund E, Weiderpass E, Ferrari P, Byrnes G, Romineu I, Riboli E, Hildesheim A, Boeing H, Pawlita M, Brennan P (2013) Evaluation of human papillomavirus antibodies and risk of subsequent head and neck cancer. J Clin Oncol 31 (21):2708–2715

Lang Kuhs KA, Pawlita M, Gibson SP, Schmitt NC, Trivedi S, Argiris A, Kreimer AR, Ferris RL, Waterboer T (2016) Characterization of human papillomavirus antibodies in individuals with head and neck cancer. Cancer Epidemiol 42:46–52

Laprise C, Trottier H, Monnier P, Coutlee F, Mayrand MH (2014) Prevalence of human papillomavirus in semen: a systematic review and meta-analysis. Hum Reprod 29(4):640–651

Lescaille G, Pitoiset F, Macedo R, Baillou C, Huret C, Klatzmann D et al (2013) Efficacy of DNA vaccines forming E7 recombinant retroviral virus-like particles for the treatment of human papillomavirus-induced cancers. Hum Gen Ther 24:533–544

Lu B, Viscidi RP, Lee JH, Wu Y, Villa LL, Lazcano-Ponce E, da Silva RJ, Baggio ML, Quiterio M, Salmeron J, Smith DC, Abrahamsen M, Papenfuss M, Stockwell HG, Giuliano AR (2011) Human papillomavirus (HPV) 6, 11, 16 and 18 seroprevalence is associated with sexual practice and age: results from the multinational HPV infection in men study (HIM study). Cancer Epidemiol Biomark Prev 20:990–1002

Lyford-Pike S, Peng S, Young GD, Taube JM, Westra WH, Akpeng B, Bruno TC, Richmon JD, Wang H, Bishop JA, Chen L, Drake CG, Topallan SL, Pardoll DM, Pai SI (2013) Evidence for a role of the PD-1: PD-L1 pathway in immune resistance of HPV-associated head and neck squamous cell carcinoma. Cancer Res 73(6):1733–1741

Malagon T, Drolet M, Bolly MC, Franco EL, Jit M, Brisson J, Brisson M (2012) Cross-protective efficacy of two human papillomavirus vaccines: a systematic review and meta-analysis. Lancer Infect Dis 12(10):781–789

Marais DJ, Sampson C, Jeftha A, Dhaya D, Passmore JA, Denny L, Rybicki EP, Van Der Walt E, Stephen LX, Williamson AL (2006) More men than women make mucosal IgA antibodies to Human papillomavirus type 16 (HPV-16) and HPV-18: a study of oral HPV and oral HPV antibodies in a normal healthy population. BMC Infect Dis 6:95

Marur S, Forastiere AA (2016) Head and neck squamous cell carcinoma: update on epidemiology, diagnosis, and treatment. Mayo Clin Proc 91(3):386–396

Mehanna H, Beech T, Nicholson T, El-Hariry I, McConkey C, Paleri V, Roberts S (2013) Head Neck 35(5):747–755

Mondini M, Nizard M, Tran T, Mauge L, Loi M, Clemenson C, Dugue D, Maroun P, Louvet E, Adam J, Badoual C, Helley D, Dransart E, Johannes L, Vozenin MC, Perfettini JL, Tartour E, Deutsch E (2015) Synergy of radiotherapy and a cancer vaccine for the treatment of HPV-associated head and neck cancer. Mol Cancer Ther 14:1336–1345

Olsson SE, Villa LL, Costa RL, Petta CA, Andrade RP, Malm C, Iversen OE, Hoye J, Steinwall M, Riis-Johannssen G, Andersson-Ellstrom A, Elfgren K, von Krogh G, Lehtinen M, Paavonen J, Tamms GM, Giacoletti K, Lupinacci L, Esser MT, Vuocolo SC, Saah AJ, Barr E (2007) Induction of immune memory following administration of a prophylactic quadrivalent human papillomavirus (HPV) types 6/11/16/18 virus-like particle (VLP) vaccine. Vaccine 21 (25):4931–4939

Palefsky JM, Giuliano AR, Goldstone S, Moreira ED Jr, Aranda C, Jessen H, Hillman R, Ferris D, Coutlee F, Stoler MH, Marshall JB, Radley D, Vuocolo S, Haupt RM, Guris D, Garner EI (2011) HPV vaccine against anal HPV infection and anal intraepithelial neoplasia. N Engl J Med 365(17):1576–1585

Passmore JA, Marais DJ, Sampson C, Allan B, Parker N, Milner M, Denny L, Williamson AL (2007) Cervicovaginal, oral, and serum IgG and IgA responses to human papillomavirus type 16 in women with cervical intraepithelial neoplasia. J Med Virol 79:1375–1380

Pickard RK, Xiao W, Broutian TR, He X, Gillison ML (2012) The prevalence and incidence of oral human papillomavirus infection among young men and women, aged 18-30 years. Sex Transm Dis 39:559–566

Rautava J, Willberg J, Louvanto K, Wideman L, Syrjänen K, Grenman S, Syrjänen S (2012a)

Prevalence, genotype distribution and persistence of human papillomavirus in oral mucosa of women: a six-year follow-up study. PLoS ONE 7(8):e42171

Rautava J, Kuuskoski J, Syrjänen K, Grenman R, Syrjänen S (2012b) HPV genotypes and their prognostic significance in head and neck squamous cell carcinomas. J Clin Virol 53:116–120

Reuschenbach M, Pauligk C, Karbach J, Rafiyan MR, Kloor M, Prigge ES, Sauer M, Al-Batran SE, Kaufmann AM, Schneider A, Jäger E, von Knebel Doeberitz M (2016) A phase 1/2a study to test the safety and immunogenicity of a p 16^{INK4a} peptide vaccine in patients with advanced human papillomavirus-associated cancers. Cancer 112(9):1425–1433

Rintala MA, Grenman SE, Pöllänen PP, Suominen JJ, Syrjänen SM (2004) Detection of high-risk HPV DNA in semen and its association with the quality of semen. Int J STD AIDS 15 (11):740–743

Rintala MA, Grenman SE, Järvenkylä ME, Syrjänen KJ, Syrjänen SM (2005) High-risk types of human papillomavirus (HPV) DNA in oral and genital mucosa of infants during their first 3 years of life: experience from the Finnish HPV Family Study. Clin Infect Dis 41(12):1728–1733

Roteli-Martins C, NAud P, De Borba P, Teixeira J, De Carvalho N, Zahaf T et al (2012) Sustained immunogenicity and efficacy of the HPV-16/18 As04-adjuvant vaccine: up to 8.4 years of follow-up. Hum Vaccin Immunother 8(3):1

Sarkola ME, Grenman SE, Rintala MA, Syrjänen KJ, Syrjänen SM (2008) Human papillomavirus in the placenta and umbilical cord blood. Acta Obstet Gynecol Scand 87(11):1181–1188

Schiller JT, Castellsague X, Garland SM (2012) A review of clinical trials of human papillomavirus prophylactic vaccines. Vaccine 20(30):5

Shaikh MH, McMillan NA, Johnson NW (2015) HPV-associated head and neck cancers in the Asia Pacific: a critical literature review and meta-analysis. Cancer Epidemiol 39(6):923–938

Skoczynski M, Gozdzicka-Jozefiak A, Kwasniewska A (2015) The prevalence of human papillomavirus between the neonates and their mothers. Biomed Res Int 2015:126417

Smith EM, Swarnavel S, Ritchie JM, Wang D, Haugen TH, Turek LR (2007) Prevalence of human papillomavirus in the oral cavity/oropharynx in large population of children and adolescents. Pediatr Infect Dis J 26:836–840

Summersgill KF, Smith EM, Levy BT, Allen JM, Haugen TH, Turek LP (2001) Human papillomavirus in the oral cavities of children and adolescents. Oral Sug Oral Med Oral Pathol Oral Radiol Endod 91:62–69

Syrjänen K (2013) Geographic origin is a significant determinant of human papillomavirus prevalence in oesophageal squamous cell carcinoma: systematic review and meta-analysis. Scand J Infect Dis 45:1–18

Syrjänen K, Syrjänen S (2013) Detection of human papillomavirus (HPV) in sinonasal carcinoma: systematic review and meta-analysis. Hum Pathol 44:983–991

Syrjänen S, Rintala M, Willberg J, Rautava J, Koskimaa H, Paaso A, Kero K, Louvanto K, Syrjänen K, Grenman S. Oral HPV infections in nonsexually active children six-year incidence, clearance and persistence. Submitted

Takes RP, Wierzbicka M, D'Souza G, Jackowska J, Silver CE, Rodrigo JP, Dikkers FG, Olsen KD, Rinaldo A, Brakenhoff RH, Ferlito A (2015) HPV vaccination to prevent oropharyngeal cancer: What can be learned from anogenital vaccination programs? Oral Oncol 51(21):1057–1060

Termine N, Panzarella V, Falaschini S, Russo A, Matranga D, Lo Muzio L, Campisi G (2008) HPV in oral squamous cell carcinoma vs head and neck squamous cell carcinoma biopsies: a meta-analysis (1988–2007). Ann Oncol 19(10):1681–1690

Zandberg DP, Rollins S, Goloubeva O, Morales RE, Tan M, Taylor R, Wolf JS, Schumaker LM, Cullen KJ, Zimrin A, Ord R, Lubek JE, Suntharalingam M (2015) A phase I dose escalation trial of MAGE-A3- and HPV16-specific peptide immunomodulatory vaccines in patients with recurrent/metastatic (RM) squamous cell carcinoma of the head and neck (SCCHN). Cancer Immunol Immunother 64:367–379

Zhang SK, Guo LW, Chen Q, Zhang M, Liu SZ, Quan PL, Lu JB, Sun XB (2014) Prevalence of human papillomavirus 16 in esophageal cancer among the Chinese population: a systematic review and meta-analysis. Asian Pac J Cancer Prev 15(23):10143–10149